혈 당 을 알 면

당뇨병 없이 산다

앤 피탄트, 프리벤션 매거진 편집부 지음
안철우(영동세브란스병원 당뇨병센터 전문의), 전제아 옮김

HANEON.COM

혈당을 알면 당뇨병 없이 산다

펴 냄   2007년 6월 20일 1판 1쇄 박음 / 2007년 12월 1일 1판 3쇄 펴냄
지은이   앤 피탄트, 프리벤션 매거진 편집부
옮긴이   안철우, 전제아
펴낸이   김철종
펴낸곳   (주)한언
         등록번호 제1-128호 / 등록일자 1983. 9. 30
주 소   서울시 마포구 신수동 63-14 구 프라자 6층(우 121-854)
         TEL. 02-701-6616(대) / FAX. 02-701-4449
책임편집   백진이 jypek@haneon.com
디자인   김신애 sakim@haneon.com
홈페이지   www.haneon.com
이메일   haneon@haneon.com
인쇄·제본   정민인쇄·정민문화

ISBN 978-89-5596-427-1   03510

혈당을 알면
당뇨병 없이 산다

••• Prevention's
The Sugar Solution

이 세상에서 가장 좋은 의사는 식이요법,
안정, 명랑이라는 의사이다.

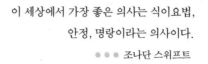● ● ● 조나단 스위프트

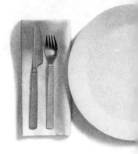

TO

FROM

CONTENTS,

옮긴이의 글

지난 50여년간 우리나라의 급속한 사회 경제적 발달과 생활습관의 서구화에 따라 우리나라의 질병 양상이 크게 바뀌었다. 과거에 감염성 질환의 관리 및 치료가 의료의 주축을 이루었다면, 점점 만성질환, 소위 생활습관병이라고 불리는 당뇨병, 이상 지혈증, 고혈압, 비만, 심혈관 및 뇌혈관 질환들의 중요성이 커지고 있다. 그 중 당뇨병 발병률이 1970년대 1~2%에서 2000년대에 8~11%로 증가하였고, 2030년에는 15% 수준으로 급증할 것으로 예상되고 있다. 초기부터 제대로 관리하지 않을 경우 실명, 족부 절단, 말기신부전, 심혈관 질환, 뇌혈관 질환 등의 심각한 합병증으로 이어질 수 있기 때문에 이에 대한 예방과 조기 치료가 매우 중요하다.

1988년에 제럴드 리븐 *Gerald Reaven* (미국 스탠포드 대학 교수)은 당뇨병을 비롯한 이들 만성질환들 사이에 연관성이 있다는 가설을 제시하였고 'X 증후군'이라는 용어로 표현하였다. 이후 이에 대한 많은 연구들이 진행되어온 결과, 내당능 장애, 고혈압, 비만, 이상 지혈증이 심혈관 질환 발생의 중요한 요소임이 밝혀졌고, 1999년 세계

보건기구는 그 명칭을 '대사증후군'이라고 통일하였다. 대사증후군에 속한 질환들은 인슐린 저항성을 항상 동반하기 때문에 인슐린 저항성을 초기에 극복하여 당뇨병 및 심혈관, 뇌혈관 질환을 예방하는 것이 중요하다.

이 책은 당뇨병 이전 단계의 상태에 있는 내당능 장애 환자 혹은 당뇨병에 걸릴 확률이 높은 대사증후군 환자들을 대상으로 혈당을 조절하는 방법을 크게 세 가지로 제시하고 있다. 식이 요법, 운동 요법, 정신 요법이 그것인데, 최종적으로는 슈거솔루션 프로그램으로 완성되어야 하지만 미국 실정에 맞는 프로그램이므로 생략하였다. 대신 한국 실정에 맞도록 연세대학교 영동세브란스병원 당뇨병 센터에서 시행하고 있는 프로그램으로 대체하였다. 또한 일반인들(당뇨병 증세가 없거나 건강하다고 생각하는 사람들)도 혈당 조절의 중요성을 깨닫고 글리세믹 지수(GI)가 낮은 재료로 요리를 하며, 걷기 운동을 꾸준히 하고, 스트레스를 그때그때 해소하는 생활 습관을 기른다면 성인병에 걸리는 것을 예방할 수 있다고 이야기하고 있다. 본인은 많은 독자들이 이 책에서 제시하는 생활 습관을 실천함으로써 더 건강하고 높은 삶의 질을 가지게 되길 바란다.

아울러 번역의 완성도를 높여주신 전제아 선생님과 힘이 되어주셨던 영동세브란스병원 당뇨병 교실의 박종숙, 남지선 선생님께도 감사의 말씀을 전하는 바이다.

2007. 05. 안철우

만일 불과 몇 시간 사이에 기운을 재충전하고 짜증을 가라앉히고, 게다가 하루만에 피로를 풀고, 몸무게도 줄일 수 있다면, 나아가 심장마비, 뇌졸중, 치매의 위협을 획기적으로 감소시킬 수 있는 약이 있다면, 그것은 마술이거나 특효약일 것이다.

다행히도 이 놀라운 '무엇'은 실제로 존재한다. 더욱이 이 '무엇'은 약을 먹거나 마법에 걸리지 않아도 삶을 바꾸어 놓을 수 있다. 그저 혈당만 잘 다루면 된다.

혈당 조절은 당뇨병 환자들만의 이야기가 아니다. 혈당 조절은 누구나 해야 한다. 남녀노소를 불문하고 누구든지 날씬하고 건강하고 행복하게 살고 싶다면 반드시 신경을 써야 한다. 운 좋게도 여기 혈당 조절을 향한 맛있고 재미있고 흥미진진한 여정, 프리벤션의 슈거 솔루션이 있다.

이 책은 다음과 같은 독자를 위해 씌어졌다.

● 오후만 되면 슬럼프에 빠지는 사람들. 이 슬럼프에서 빠져 나오기 위해서 설탕이 듬뿍 들어간 간식이나 음료수가 필요한 사람들. 그런데 아무리 간식을 먹어도

오후 다섯 시만 되면 도로 피곤해지는 사람들.

● 종일 살 빼겠다고 굶다가 야밤에 냉장고를 뒤지는 사람들.

● 심장마비, 뇌졸중, 치매에 걸릴 위험을 조금이라고 줄이고 싶은 사람들.

● 불임 문제로 고민하거나 과거 임신성 당뇨병으로 힘들었던 여성들.

● 약간 과체중에다 혈당이 약간 높고 콜레스테롤과 트리글리세라이드 수치가 약간 높은 사람들. 의사들이 무시하고 넘어가기 쉬운 이런 증상이 있는 사람들.

● 단백질, '몸에 좋은' 지방, 탄수화물이 적절히 균형을 이룬 이상적인 식단을 알고 싶은 사람들. 원래 좋아하던 음식들을 계속 즐겨 먹어도 괜찮은지 알고 싶은 사람들.

이 책은 혈당, 인슐린 저항성, 당뇨병, 또는 관련 증상들에 대한 최첨단 의학 연구를 풍부하게 소개한다. 최고 수준의 의학자들에 따르면, 혈당이 위험 수위까지 올라갔다는 의학적 진단이 나오기 이전에도 이미 심장마비나 뇌졸중─미국인의 최고 사망 원인 세 가지 가운데 두 가지─이 나타날 위험 가능성이 얼마든지 있다는 것이다. 더욱이 새로 입증된 바에 따르면, 혈당 조절이 되지 않거나 인슐린 저항성을 가지게 되면 정신 상태에도 영향을 미쳐 암을 키울 수도 있다고 한다. 숨겨진 인슐린 저항성이라는 상황은 정신 기능을 상실하거나 심지어 암에도 관련이 있다.

이 책을 통해서 글리세믹 지수(GI)가 낮은 음식으로 구성된 건강한 식단에 대하여 배우게 될 것이며, 여러분 각자에게 적절한 수준의 운동과 혈당 조절에 도움이 될 만한 스트레스 해소법도 배울 것이다. 한번 도전해 보자. 체중을 줄이고 건강을 지키고 바쁜 생활 속에서도 활기가 넘치게 살 수 있다.

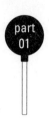

왜 혈당이 문제인가?

'설탕' 대란

슈거솔루션 퀴즈 · 당신의 위험은 무엇인가?

이제는 살을 빼자!

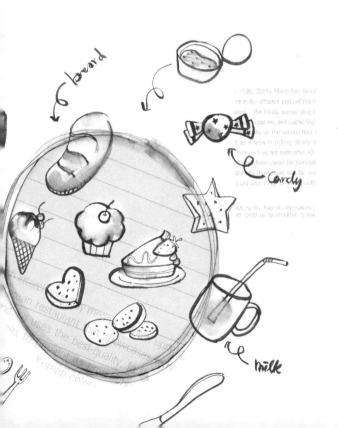

01

'설탕' 대란

2.25kg의 설탕을 입에 쏟아 넣는다면 어떨까? 말도 안 되는 짓이라고? 하지만 2.25kg의 설탕을 미국의 성인 남녀, 어린이 한 명이 한 달 동안 섭취하고 있다. 물론 2.25kg의 설탕을 직접 설탕 그릇에서 가져다 먹는 것은 아니지만 말이다. 설탕 같은 단 맛을 내는 성분은 그 이름만 해도 50가지 이상이며, 사실상 거의 모든 가공 식품에 설탕이 들어 있다고 보면 된다. 아침 식사로 먹는 도넛에서 점심 때 먹는 콩 통조림, 과일 맛 요구르트, 핫도그에 뿌려 먹는 케첩에 이르기까지, 설탕은 우리가 섭취하는 음식 곳곳에 숨어 있다.

1900년대 초반 이후 미국인의 식단에 설탕을 가미된 음식의 수가 그 이전에 비해 약 2,100%가 늘어났다. 설탕은 열량을 높이기만 할 뿐 다른 영양분을 빼앗아 버린다. 연구자들은 우리가 먹는 음식이 달콤할수록 과체중과 혈당 문제가 생기는 것은 당연한 일이라고 말한다. 우리의 몸이 '달콤함'을 원할수록 인슐린 저항성(insuline resistance), 대사증후군, 당뇨병 전 단계, 완전히 진행된 2형 당뇨병, 심지어 임신성 당뇨병(gestational disabetes mellitus) 등 여러 가지 병을 불러일으킨다.

설탕은 사람과 애증 관계에 놓여 있다. 몸은 지속적인 혈당을 원한다. 왜냐하면 혈당은 세포에서 가장 중요한 연료이기 때문이다. 혈당은 육체적, 정신적 안정을 위해서 핵심적인 역할을 한다. 예를 들어, 인간의 뇌는 거의 전적으로 혈당에 의존하여 활동한다. 근육은 지방을 태우면 순간적인 힘을 낼 수 있지만, 원래는 혈당을 더 좋아한다. 엄마의 뱃속에서 자라나고 있는 태아도 혈당에 의존해서 자란다.

그러나 우리가 먹고 마시는 탄수화물-사실상 모든 혈당의 원천-이 그 어느 때보다 크게 반란을 일으키고 있다. 정제된 탄수화물(흰빵, 케익, 각종 과자)은 혈당 수치를 순식간에 위험한 수준까지 올린다. 과당이 많이 함유된 옥수수시럽(HFCS, high-fructose corn syrup)은 현재 미국에서 가장 보편적으로 사용하는 단맛을 내는 성분으로서, 미국의 두 가지 유행병, 즉 과체중과 당뇨병에 직접적으로 관련이 있다. 이 옥수수시럽은 몸이 "배부르다"라는 느낌을 모르게 만든다. 최근 하버드 대학교 공중보건 정책 대학원에서 93,000명의 여성을 대상으로 실험한 결과를 보면, 옥수수시럽을 먹음으로써 몸무게가 약 4.5kg 증가하였으며 당뇨병에 걸릴 위험도 83%가 증가하는 것으로 나타났다.

체중과 혈당 문제에 영향을 미치는 또 다른 21세기적 요소들-대량 포장, 기름진 패스트푸드, 움직임이 적은 생활방식-까지 합하면 혈당에 위기가 생길 수밖에 없다. 최대한 미국인의 절반 정도가 **'인슐린 저항성'** 이라고 하는 당뇨병 전 단계에 놓여 있다. 이 단계는 혈당 조절 체계에 문제가 발생한 당뇨병 초기 단계인데 혈당 검사로는 잘 발견되지 않는다. 4,100만 명이 당뇨병 전 단계(혈당이 정상 수치보다 높

> * 인슐린 저항성
> 인슐린이 혈당을 흡수하라고 신호를 보내도 신체 세포들이 이를 무시하는 것

은 상태)이며, 2,100만 명이 완전히 진행된 2형 당뇨병 환자이다.

2형 당뇨병이 있는 어린이와 십대 청소년도 1994년 이후 약 6배 내지 10배가 높아졌는데, 이는 유행처럼 번진 소아 비만 양상을 그대로 보여주는 수치다. 요컨대 혈당에 문제가 생기면 경악을 금치 못할 정도의 다양한 건강 문제를 유발할 수 있다. 심근 경색, 뇌졸중, 알츠하이머병, 암 종류 일부, 불임, 실명, 신부전증, 족부 절단, 성기능 장애 등 혈당에 문제가 생기면 더 이상 설탕처럼 달콤한 이야기가 될 수 없다.

Sugar Solution

의사 선생님, 제 혈당은 어떤가요?

수많은 미국인들이 2형 당뇨병이 있으면서도 진단을 받지 않은 채 살아가고 있으며, 또한 당뇨병 전 단계이면서도 이를 인식하지 못한 채 지내기도 한다. 그 결과 생명을 위협받을 수 있는 심각한 합병증을 불러오기도 한다. 2형 당뇨병에 해당하는 다음 요소가 있으면 가능한 한 빨리 혈당 검사를 하라.

- 가족 가운데 2형 당뇨병이 있을 경우
- 과체중일 경우
- 임신 중에 당뇨가 왔던 경우(임신성 당뇨) 또는 아기를 낳을 때 아기의 체중이 4kg 이상이었던 경우
- HDL 콜레스테롤 수준이 낮은 경우(여성은 50미만, 남성은 40미만인 경우)
- 고혈압(130/85 이상)
- 45세 이상
- 생활 방식이 비활동적인 경우

■ 아프리카 - 아메리카인, 라틴 아메리카인, 아시아인, 아메리칸 원주민, 태평양 섬
  원주민

현재 대한당뇨병학회에서 권고하는 기준은 다음과 같다.

■ 비만인 경우(체질량지수 ≥ 23 kg/m² (미국당뇨병학회 기준은 25))

■ 직계 가족 중 당뇨병이 있는 경우 (부모, 형제, 자매)

■ 임신성 당뇨병 또는 거대아 (4kg 이상) 출산 과거력

■ 고혈압 (≥ 140/90 mmHg)

■ 이상지질혈증 (HDL - 콜레스테롤 ≤ 35 mg/dL, 중성지방 ≥ 250 mg/dL)

■ 공복혈당장애 또는 내당능장애 과거력

■ 혈관질환의 과거력 (뇌졸중, 관상동맥질환 등)

■ 인슐린저항성 (다낭성 난소증후군, 흑색가지세포증 등)

1 자신에게 최선인 테스트를 선택하자 ─── 대부분의 독자들에게 공복
시 혈당 측정을 권장하는 바이다. 이 검사를 받으려면 우선 8시간에서
12시간 동안 금식을 해야 한다. 그 다음 병원에 가서 피를 뽑는다. 검
사 결과 혈당 수치가 99mg/dl 이하라면 정상이고, 100에서 125사이
라면 당뇨병 이전 단계일 가능성이 있고, 125가 넘는다면 당뇨병일 가
능성이 있다(이 정도가 되면 의사가 2형 당뇨병이라고 진단을 내리기에 앞
서서 우선 다른 날 재검사를 해보라고 할 것이다).

임신중이거나 불임이나 유산 경험이 있는 사람, 또는 정상 범위의 공
복 혈당 수치가 나왔지만 당뇨병 전 단계를 걱정하고 있는 사람이라
면 의사가 '당부하검사'를 실시해 줄 것이다. 일단 금식을 한 다음
75g 정도의 포도당이 함유된 설탕혼합물을 마신다 (임신부는 50g으로
선별 검사를 한 후 이상하다고 판단될 때, 100g의 포도당을 마신다). 혼
합물을 마시기 전에 피를 한번 뽑고, 혼합물을 마신 다음에는 최대 네

번까지 피를 뽑는다. 약 2시간 후에 혈당 수치가 140에서 199 사이라면 당뇨병 전 단계일 가능성이 있다. 수치가 200 이상이면 당뇨병이 완전히 진행된 것으로 본다. 그리고 다음 가운데 두 가지 정도 결과가 나오면 임신성 당뇨병이 있는 것으로 본다.

- 공복시 혈당 수치가 95mg/dl 이상
- 설탕이 함유된 음료수를 마신 지 1시간 후 혈당 수치가 180mg/dl 이상
- 설탕이 함유된 음료수를 마신 지 3시간 후 혈당 수치가 140mg/dl 이상.

만일 금식을 할 수 없거나 아니면 혈당 검사를 미리 생각하지 않고 병원을 방문한다면 식후 혈당 검사(random plasma glucose test)를 해볼 수 있다. 이는 금식하지 않고 받는 혈당 검사로서 민감도가 가장 낮은 편인 혈당 검사다. 혈당 수준이 약간 높은 정도라면 이 검사로는 밝혀내지 못할 수도 있다. 그래서 당뇨병 전 단계를 걱정하는 사람에게는 이 검사가 그리 바람직하지 않다. 만일 이 검사 결과가 140 이하이면 정상으로 간주하고, 200 이상이면 당뇨병으로 간주한다. 더 정확한 결과를 알고 싶다면 추후에 공복시 혈당 측정을 해보도록 한다.

2 아침에 검사하자 ────── 혈당 검사는 오후에 하는 것보다 오전에 하는 것이 실제 혈당을 제대로 파악할 가능성이 높다. 이것은 국립당뇨병및소화신장질병연구소에서 12,800명을 대상으로 공복 시 혈당 검사를 해본 결과를 비교해서 얻은 결론이다. 아침에 검사를 했을 때 당뇨병을 진단받은 사람이 오후에 검사받으면 그 가운데 절반 정도만이 당뇨병이라는 진단이 나왔었다.

3 테스트를 다시 해 보자 ────── 만일 혈당이 정상이라면, 의사는 1년에

서 3년 사이에 다시 테스트를 받아보라고 권할 것이다. 그러나 당뇨병의 위험에 있는 경우라면, 혈당 수치가 얼마나 올라가는지 조기에 파악하기 위해서 매년 정기 검사를 하라고 할 것이다. 이 단계에서는 생활 방식을 바꾸는 것만으로도 혈당 조절이 대부분 가능하다.

선사시대부터 내려오는 몸, 초현대식 생활방식

"인간의 몸은 근본적으로 4만 년 전 인간의 몸과 다르지 않다. 그러나 먹고 몸을 움직이는 습관은 엄청나게 달라져 버렸다."

켄터키에 위치한 루이즈빌대학교의 건강증진센터 소장인 브라이언트 스탠포드 박사의 말이다. 그는 또 이렇게도 말한다. "선사시대 인간들이 하루 종일 걸려 사냥하면서 모았던 열량의 원천을 우리는 이제 전화 한 통화로 배달받을 수 있다. 정말로 우리는 너무 많이 먹고 너무 조금 움직인다."

슈거솔루션은 당신의 몸이 정말로 필요로 하는 것과 당신의 생활방식이 서로 조화를 이룰 수 있도록 도움을 주고자 한다. 슈거솔루션을 따르면 간단하고도 맛있는 식사를 할 수 있으며, 약 먹을 필요 없이 혈당을 조절할 수 있다. 혈당을 낮추거나 조절하는 가장 중요한 호르몬인 인슐린의 수준을 일정하게 유지해 주기 때문이다. 슈거솔루션의 장점은 마치 롤러코스터처럼 '미친 듯 올라갔다가 급격하게 떨어지는' 혈당 상태를 바로잡아서 끊임없이 되풀이되는 체중 증가, 만성피로, 우울, 식탐 등을 떨쳐낼 수 있다는 것이다. 즉, 슈거솔루션을 통해서 당신은 고 인슐린, 고 혈당이 불러 오는 치명적인 결과로부터 스스로 보호할 수 있다.

슈거솔루션의 기본은 최고의 영양 전문가와 전문 잡지에서 추천하는 '좋은 탄수화물' 식단에 있다. 이 식단은 **무정백곡물**, 신선한 과일과 야채, 좋은 지방을 섭취하며 양을 적절하게 조절함으로써 배가 고프지 않으면서도 체중을 줄일 수 있는 점이 특징이다(이 식단에서는 파스타, 치즈, 심지어 초콜릿도 먹을 수 있다). 슈거솔루션에서는 또한 당신의 신체적 특성과 일정에 맞추어 적당한 운동을 찾아내어 일상적으로 적용할 수도 있고, 스트레스를 풀기 위해서 스파와 같은 기분 전환 프로그램도 있으며 잠을 푹 잘 수 있게 해주는 방법도 찾을 수 있

> **＊무정백곡물**
>
> 원서에 나온 'whole grain'을 '무정백곡물'이라고 번역했다. 다른 말로는 '전곡물' 혹은 '통곡물'이라고 번역이 가능하다. 우리가 보통 밥을 해 먹는 쌀은 바로 벼에서 나온 것이 아니다. 정미소에서 껍질을 벗겨내는데, 벼에서 왕겨를 벗겨내면 현미가 되고, 현미의 껍질을 벗겨내면 오분도쌀이 되고, 더 깎아내면 칠분도 쌀이 된다. 우리가 흔히 먹는 백미는 12분도 쌀이다. 껍질을 더 깎아 내면 깎아 낼수록 쌀은 하얗게 되는데 우리가 '정백미'라고 부르는 쌀은 벼에서 껍질을 많이 깎아낸 상태를 가리키는 것이다. 그런데 이렇게 많이 깎으면 그만큼 영양소도 깎여 나간다. '무정백곡물'이란 이런 과정을 거치지 않은 곡물을 말하며 그만큼 영양소를 풍부하게 가지고 있다.

다. 연구 결과를 통해서 밝혀졌듯이 이런 모든 방법은 제멋대로 치솟는 혈당을 조절하는 데 도움이 된다. 슈거솔루션을 이용하면 당신에게 지금 당장 도움이 될 뿐만 아니라 앞으로도 지속적으로 큰 도움을 주는 강력한 혈당 조절 전략을 세울 수 있다.

혈당 균형이 주는 일곱 가지 혜택

2장에 나오는 퀴즈는 당신의 위험 정도를 파악하는 데 도움이 될

것이다. 그러나 우선 혈당을 낮추고 균형을 잡는 일이 어떤 점에서 유익한지 알아보자.

1 먹고 싶은 갈등에 크게 시달리지 않으면서도 체중 감량이 쉬워진다 ——
혈당 조절 체제가 제대로 돌아가지 않으면 인슐린 분비가 많아져서 열량을 조금밖에 취하지 않는다 하더라도 몸에서 지방을 태우는 능력이 떨어진다. 그리고 혈당이 떨어지면-말하자면 인슐린이 역할을 지나치게 잘하는 바람에 혈당이 떨어진다면-뭔가 먹고 싶어서 못 견디게 된다. 그러면 폭식을 하여 결과적으로 체중이 늘어나는 악순환에 빠지고 만다. 혈당과 인슐린을 건강한 수준으로 유지하고 싶은 욕망을 절제하지 못하고 오후 3시쯤 과자를 먹거나, 한밤중에 텔레비전을 보면서 감자스낵을 집어 먹는 일은 하지 않을 것이다.

2 에너지를 태울 수 있다 —— 당신이 무엇을 먹느냐 하는 문제는 체중뿐만 아니라 에너지 수준에도 영향을 미친다. 흰 빵이나 달착지근한 과자, 설탕이 많이 들어간 음료수 등 고혈당 탄수화물을 과다하게 섭취하면 혈액 내에 당분이 지나치게 많아지고 이 당분을 몰아내기 위해 혈액 안에 인슐린이 지나치게 많아진다. 그 결과 저혈당이 생기고 피로를 느낀다. 그러니까 좀 더 몸에 이로운 연료, 예를 들면 섬유소가 풍부한 과일이나 야채, 몸에 좋은 기름 등을 먹어서 몸을 깨어 있게 하고 오랫동안 에너지가 몸 속에 남아 있도록 하는 것이 좋다.

3 임신 가능성을 높일 수 있다 —— 다낭성 난소증후군(polycystic ovary syndrome, PCOS)은 여성 불임의 가장 큰 원인이다. 다낭성 난소증후군은 혈당 조절에 심각한 문제가 있는 경우로서 현재 전문가들은 이

것이 인슐린 저항성과 인슐린 분비 과다에 관련되어 있다고 이야기한다(또한 연구에 따르면 다낭성 난소증후군은 난소낭종이 있을 경우와 없을 경우 모두 발생할 수 있다). 인슐린 수치가 높으면 난소는 배란을 방해한다. 그렇게 되면 머리카락과 피부가 안 좋아지고, 허리에 잘 없어지지 않는 지방층이 쌓인다. 또한 당뇨병, 심장질환, 암에 걸릴 위험이 높아진다. 따라서 혈당을 안정적으로 유지하고 인슐린에 대한 민감성을 개선하는 일이 중요하다.

4 건강하게 임신하고 건강하게 아기를 낳다 —— 건강한 식단과 규칙적인 운동으로 혈당의 균형을 유지하면 임신성 당뇨병을 예방하는 데 도움이 되며, 이는 결과적으로 나중에 2형 당뇨병에 걸릴 위험을 낮추는 일이다. 또한 출산 시에는 아기가 다치는 일이 없도록 보호하며, 출산 이후에는 산모가 혈당 문제로 고통을 겪지 않을 수 있다.

5 아이들이 보다 날씬하고 보다 건강해진다 —— 1980년대 이후 미국은 비활동적인 생활, 패스트푸드, 설탕과 지방 덩어리로 이루어진 식단 때문에 과체중 어린이 인구가 2배나 늘어나고, 2형 당뇨병 인구가 순식간에 늘어나게 되었다. '24장, 소아 당뇨병' 편에서는 아이들이 일상생활에서 운동량을 늘릴 수 있는 방법을 제시함으로써 과체중과 혈당 문제에 노출될 위험을 낮추는 데 도움을 줄 것이다.

6 건강 전체가 황폐해질 위험을 낮출 수 있다 —— 혈당과 인슐린 수치가 높아지면 사실상 인체의 모든 세포와 기관에 손상을 준다. 심장마비, 뇌졸중, 고혈압, 2형 당뇨병, 암, 실명, 신부전증, 당뇨병성 괴저 등이 발생할 가능성이 크게 높아진다. 생활 방식으로 혈당을 조절하는 일

은 이런 잠재적인 합병증의 가능성을 낮추는 일이다.

7 기억력이 좋아진다 —— 혈당을 정
상적으로 조절하지 못하는 사람은
기억력에 문제가 생기고 심지어 기
억을 담당하는 부위의 뇌세포가 축
소되기도 한다. 하지만 이 책에서 제
시하는 건강한 생활 방식은 나이에
따라 기억력이 쇠퇴하는 것, 나아가

*알츠하이머

뇌의 신경세포가 죽어서 대뇌가
위축되거나 줄어드는 퇴행성 뇌
질환이다. 알츠하이머병은 노인
성치매의 주요 요인 중의 하나인
데, 이 병에 걸리면 언어장애, 심
한 단기 기억상실 등의 증상이 나
타난다. 20세기말까지 효과적인
치료법이 없는 상태이다.

알츠하이머로부터도 당신을 지켜줄 수 있다.

체중은 줄고 기분은 더 좋아진다

이 책에서 제시하는 '슈거솔루션 라이프스타일'은 시애틀에 있
는 유명한 혈당 관리 전략 전문으로 유명한 죠슬린 당뇨병센터의 영
양전문가가 고안한 것으로서 세 가지 핵심적인 원리에 기반을 두고
있다. 바로 건강한 식사, 규칙적인 운동, 스트레스 관리가 그것이다.

건강한 식사는 혈당 조절에 있어서 중요한 첫 번째 토대다. 이 책
에서 제시하는 식단은 글리세믹 지수(glycemic index, GI : 혈당지수)
를 활용한다. 글리세믹 지수는 어떤 음식이 몸에 들어왔을 때, 그것
이 '얼마나 빨리 혈액 안에 섞여 혈당을 올리는가'를 측정해서 순위
를 매긴 것이다. 이 책의 7장에서는 글리세믹 지수 체계를 활용하여
어떻게 식탐을 없애고, 탄수화물 과다 섭취를 막고, 체중 감량을 이
룰 것인가를 배울 수 있다.

또한 이 책을 읽으면 건강에 좋으면서도 맛있게 그리고 만족스러운 식사를 할 수 있다. 이 책은 글리세믹 지수가 낮은 식품과 하루 다섯 차례 맛있고 만족스러운 식사와 간식으로 구성된 것이 특징이다 (미국 실정에 맞춰 구성된 식단 대신 한국 실정에 맞는 프로그램으로 대체하였다-부록 참조). 그러니까 먹을 것을 못 먹고 굶는다는 생각이 들지는 않을 것이다.

두 번째 규칙적인 운동 역시 혈당 조절에 결정적인 역할을 한다. 예를 들어 근육을 만들어 놓으면 몸이 인슐린을 좀 더 효율적으로 사용할 수 있다. 그래서 혈당과 인슐린 수치를 낮춰주고 체중 감량에 도움이 되며 건강에 적신호가 생기는 것을 막을 수 있다. 또한 이 책에서 제시하는 방법을 따르면 일상생활에서 좀 더 많이 움직이는 습관을 기를 수 있다.

적절한 수준의 편안한 수면과 스트레스 감소 또한 균형적인 혈당 조절의 세 번째 방법이다. 잠을 너무 적게 자거나 스트레스를 너무 많이 받으면 스트레스 호르몬을 높이고 혈당 수치를 높이게 된다. 균형 잡힌 생활을 하려면 그저 스트레스를 피하는 수준에 그치는 것이 아니라 적극적으로 즐겁게 사는 자세가 필요하다.

이제 여러분은 보다 건강한 생활을 위한 발걸음을 내딛기 시작하였다. 항상 혈당 관리가 얼마나 중요한가를 마음속에 새겨두기 바란다. 당신은 더 많은 에너지를 사용할 수 있고 체중은 줄어들 것이다. 혈당이 올라가지 않도록 미리 예방하자. 혈당이 올라가면 피로나 무력감, 우울증 등이 생기고 삶의 질은 떨어지고 만다. 앞으로 질병이 발생할 위험을 낮춤으로써 병이 당신의 소중한 시간을 빼앗아버리지 못하도록 노력하자.

02

슈거 솔루션 퀴즈

당신의
위험은 무엇인가?

혈당이 높거나 그 밖의 혈당 문제를 가지고 산다는 것은 집안에 흰개미를 둔 채 사는 것과 같다. 무슨 문제가 생겼는지 알아차리기도 전에 심각한 손상을 입을 수도 있는 것이다. 하지만 결정적으로 손상당하기 전에 혈당 문제의 대부분은 바로 잡을 수 있다.

혈당 문제를 예방하는 것이 항상 쉽지는 않지만 노력할 수 있는 일은 많다. 당신의 혈당이 이미 정상 수치보다 높거나 **대사증후군**이라고 부르는 당뇨병 전 단계 상태라면, 그 때문에 심각한 문제, 심지어 생명을 위협할 수도 있는 병이 생기는 결과를 초래하기 전에 조치를 취해야 한다. 혈당이 높아서 생기는 병에는 완전히 진행된 당뇨병, 심장마비, 뇌졸중, 불임, 실명, 심부전증, 족부 절단, 게다가 치매와 암도 있다.

"연구 결과에 따르면 혈당으로 생기는

> *** 대사 증후군**
>
> 신진대사에 이상이 생기는 것인데, 제일 큰 원인은 인슐린 저항성 때문이다. 그래서 인슐린저항증후군이라고도 불린다. 대사증훈군이 있는 사람은 심장병, 중풍, 당뇨병에 걸릴 위험이 정상인보다 높다.

문제의 대부분은 일상생활 방식을 바꿈으로써 해결할 수 있다. 특히 혈당 문제를 조기에 발견하면 더욱 그렇다"라고 데이비드 네이던 박사(미국 국립 당뇨병 예방 프로그램 책임자)는 말한다.

DPP(Diabetes Prevention Program, DPP : 당뇨병 예방 프로그램)는 혈당이 높은 사람 3,234명을 대상으로 식단, 운동, 약물 투여, 플라시보 등의 효과를 관찰했던 획기적인 연구다. DPP가 증명한 바에 의하면 일상생활 방식을 조금 바꾸는 것만으로도 혈당을 조절하는 데 강력한 효과가 있었다. DPP 연구에 참가했던 사람들은 체중을 3.2kg 정도 줄이고 거의 매일 30분 정도 운동하는 것만으로도 당뇨병으로 진행될 가능성을 58%나 줄였다. 반면에 연구에 참여했던 사람 가운데 약물 투여를 받았던 사람은 당뇨병으로 진행되는 가능성을 31% 정도만 줄일 수 있었다.

다음 퀴즈를 한번 풀어보고 당신의 생활 방식이 고혈당의 위험으로부터 안전한지, 아니면 오히려 당뇨병을 키우고 있는지 알아보자. 퀴즈를 다 풀고 나면 정답에 대한 간단한 설명을 읽어보자. 혈당은 낮추고 몸매는 한결 정돈된, 보다 건강한 미래를 향한 첫걸음을 내딛는 기회가 될 것이다.

슈 거 솔 루 션 퀴 즈

1 평소에 아침으로 무엇을 먹는가?

A. 섬유소가 많은 무정백곡물 시리얼이나 오트밀. 신선한 과일과 무지방 우유를 곁들인다.

B. 스크램블 에그, 버터 바른 토스트

C. 패스트리와 커피 한잔

2 TV를 얼마나 보는가?

A. 하루 1시간

B. 하루 2시간

C. 하루 2시간 이상

3 다음 우유 종류 가운데 가장 자주 마시는 것은?

A. 무지방 우유

B. 2% 저지방 우유

C. 일반 우유

4 아파트 3층까지 가야 할 일이 있을 때 당신은 다음 가운데 어떤 수단을 선택하는가?

A. 계단으로 걸어 올라가면서 간단한 운동을 한 셈 친다.

B. 계단으로 걸어 올라가지만 힘들어 한다.

C. 엘리베이터를 탄다.

5 일주일에 몇 시간 정도 땀이 날 정도로 운동하는가?

A. 적어도 일주일에 2.5시간 이상

B. 일주일에 약 1.5시간 정도

C. 거의 하지 않는다

6 토스트를 굽거나 샌드위치를 만들 때

A. 무정백곡물이나 잡곡 식빵을 사용한다.

B. 호밀 식빵을 사용한다.

C. 흰 식빵을 사용한다.

7 야채를 요리할 때

A. 올리브 오일을 사용한다.

B. 식물성 오일을 사용한다.

C. 버터를 사용한다.

8 웨이트 트레이닝을 하거나 어떤 다른 저항력 운동(저항력 밴드, 웨이트 머신 등을 사용하는 운동)을 하는가?

A. 적어도 일주일에 두 번 이상

B. 일주일에 두 번 미만

C. 전혀 하지 않는다.

9 당신은 어느 정도로 스트레스를 잘 다루는가?

A. 스트레스가 있더라도 대체로 차분함을 유지하며 생산적으로 생활하는 편이다.

B. 이따금 냉정함을 잃고 흥분한다.

C. 일이 생각과 다르게 풀리면 즉시 화를 내고 초조해 한다.

10 당신은 콩을 얼마나 자주 먹는가?

A. 상당히 자주 – 일주일에 다섯 번 이상

B. 자주 – 일주일이나 이주일에 한 번 이상

C. 거의 먹지 않는다.

11 당신은 담배를 피우는가?

A. 피우지 않는다.

B. 하루에 몇 번 피운다.

C. 하루에 열 번 이상 피운다.

12 하루에 몇 번 음식을 먹는가(간식도 포함한다) 그리고 한번 먹을 때 어느 정도 분량으로 먹는가?

A. 세 번 적당하게 식사를 하고, 여러 번 약간의 간식을 먹는다.

B. 하루 세 번 정확하게 식사만 한다.

C. 식사를 거를 때가 많고 하루 한 번이나 두 번 거하게 먹는다.

13 음주 습관은 어떠한가?

A. 전혀 술을 마시지 않는다.

B. 와인을 마신다.

C. 이것저것 섞어 마시거나 맥주를 마신다.

14 평소에 몇 시간 정도 자는가?

A. 7.5 시간이나 그 이상

B. 6 시간에서 7.5시간 사이

C. 6시간 미만

15 과거에 공복 시 혈당검사를 해 본 경험이 있다면, 그 결과는 어떠했는가?

A. 100mg/dl 이하

B. 100 ~ 125mg/dl

C. 126mg/dl이거나 그 이상

16 콜레스테롤, 트리글리세리드, 혈압은 어떠한가?

A. 건강한 수준이다.

B. 약간 위험하다. - 혈압은 130/85mgHg, 트리글리세리드(중성지방)는 150mg/dl 보다 약간 높고, 좋은 콜레스트롤인 HDL 콜레스트롤은 50mg/dl (여성의 경우) 미만이거나, 40 mg/dl (남성의 경우)이다.

C. 위험한 수준이다. - HDL콜레스테롤 수치는 200 이상, 나쁜 콜레스트롤인 LDL은 130 이상(당뇨병이나 심장 질환이 있는 사람의 경우에는 100 이상), HDL은 50 미만(여성의 경우)이나 50 미만(남성의 경우), 혈압은 130/85 mmHg 이상이다.

17 줄자를 가지고 허리를 재어 보라.

A. 여성인 경우 허리둘레가 31inch 미만, 남성은 35inch 미만.

B. 여성인 경우 허리둘레 31inch 이상

C. 남성인 경우 허리둘레 35inch 이상

A : 3점   B : 2점   C : 1점

check box		
문제번호	답	점수
1		
2		
3		
4		
5		
6		
7		
8		
9		
10		
11		
12		
13		
14		
15		
16		
17		
총합		

| 채점결과 |

45점~ 41점 : 훌륭하다. 혈당이 일정하게 유지될 수 있도록 몸을 잘 관리하고 있다.

40점~36점 : 괜찮은 편이다. 체중이 많이 나가거나 다른 혈당 문제가 있다면 조금만 고치면 된다.

35점~31점 : 조심해야 한다. 위험 수준에 상당히 가까워져 있다. 특히 혈당 수치가 높은 편이라면 위험 지대에 근접해 있다.

30점 미만 : 빨리 병원에 가서 혈당을 측정하고, 생활 방식을 바꾸어야 한다.

슈 거 솔 루 션 정 답 과 해 설

앞의 퀴즈에서 가장 좋은 답변은
항상 A다.
그 이유는 다음과 같다.

1 섬유소를 먹자. 연구 결과에 따르면, 섬유소가 풍부한 식품, 특히 오트밀에 들어 있는 분해 가능한 섬유소는 포도당이 혈액 속에 흡수되는 것을 늦춰서 혈당 조절에 도움이 된다. 포도당은 사람 몸에 있는 세포 하나하나에서 연료가 되는 당 분자다. 섬유소에 대해서, 그리고 섬유소를 일상생활에서 더 많이 섭취할 수 있는 방법에 대해서 알고 싶으면 8장과 9장을 찾아보기 바란다.

2 몸을 움직여서 혈당을 낮추자. 적당한 운동은 근육이 인슐린에 대한 민감성을 유지할 수 있게 해준다. 인슐린은 혈당을 세포로 들어가도록 돕는 호르몬이다. 소파에 드러누워 움직이지 않고 감자스낵을 먹으면

당신의 세포가 인슐린에 저항하게 만들어, 혈당 자체 내에 문제가 생기고 당뇨, 심장혈관계 질병, 고질적인 과체중에 걸릴 위험을 높일 수 있다. 그렇다면 가장 좋은 운동 전략은 무엇일까? 걷기나 에어로빅, 수영처럼 열량을 많이 소모할 수 있는 운동과 일상생활에서 많이 움직이는 것, 2가지를 병행하는 것이다. 이 부분에 대해서는 4장에서 더 자세하게 다룬다.

3 우유를 조금씩 자주 마시자. 과체중인 사람이라도 저지방 유제품, 예컨대 무지방 우유와 같은 제품을 보다 많이 섭취하면, 인슐린 저항성이 생길 위험을 줄일 수 있다. 연구에 의하면, 과체중이면서 유제품을 많이 먹

는 사람은 인슐린 저항성이 생길 가능성이 70% 낮은 것으로 나타났다. 유당(락토즈)은 혈당으로 변환되는 속도가 상대적으로 느린 편이기 때문에 혈당 조절과 인슐린 수치를 낮추는 데 좋다. 유제품에 들어 있는 칼슘, 마그네슘, 포타슘 등의 영양소도 도움이 된다(저지방이나 무지방 종류를 선택하도록 하자). 이 책에서는 칼슘을 비롯해서 당신이 필요로 하는 영양소를 얻는 방법이 나와 있다.

4 때와 장소를 가리지 말고 운동할 기회를 찾자. 계단 오르기는 여분의 열량을 태울 수 있는 방법이며 심장에도 운동할 기회를 준다. 비활동적인 생활 방식이나 과체중으로 인한 혈당 문제가 발생하지 않도록 실천 가능한 쉬운 운동을 찾아야 한다.

5 30분 운동으로 해결 방법을 찾아보자. 중간 강도로 하루 30분, 일주일에 5회 운동하면(예를 들면 활발하게 걷기 정도의 강도) 2형 당뇨병으로 발전할 가능성을 58%에서 80%까지 줄일 수 있다. 건강한 식단을 병행한다면 운동이야말로 가장 확실한 방법이다. 전혀 운동을 하지 않는 사람들은 당뇨병으로 발전할 위험이 운동을 하는 사람보다 25% 증가한다.

6 글리세믹 지수가 낮은 곡물을 선택하자. 잡곡 빵은 섬유소가 더 풍부한데, 이는 당분이 혈액 속으로 들어가는 속도를 늦추어준다. 섬유소는 또한 체중을 건강 상태로 유지하는 데 도움이 된다. 잡곡을 제대로 선택하기 위해서는, 예를 들어 "100% 돌로 갈아 만든 무정백곡물 밀"이라는 표시를 확인하고 빵 한 쪽당 적어도 3g의 섬유소가 포함되었는지도 확인해야 한다. 그 외에 글리세믹 지수가 낮은 곡물에 대해서는 7장과 9장에서 다룰 것이다.

7 좋은 지방을 먹자. 올리브유와 단일불포화결합 지방처럼 좋은 기름은 혈당 문제와 심장혈관계에 문제가 생길 위험을 낮추는 데 도움이 된다.

여기에는 아마인 기름, 아보카도, 땅콩 종류 등이 포함된다. 이런 건강한 지방에 대해서는 9장에 넘어가면 좀 더 자세하게 나온다.

8 매끄럽고 섹시한 근육을 만들어라. 저항력 훈련은 근육의 밀도를 높여준다. 밀도 높은 근육이란 포도당을 더 많이 사용하는 튼튼한 근육을 말한다. 15장을 보면 이전에 강도 높은 트레이닝을 받아본 일이 없는 사람이라도 하루 10분씩 투자해서 멋진 근육을 만드는 방법이 나왔다.

9 마음을 편히 갖자. 만성적인 스트레스는 여러 모로 혈당을 높일 가능성이 있다. 스트레스는 여분의 혈당을 방출하게 만들고, 또한 복부에 지방을 쌓아두게 한다. 이는 결국 인슐린 저항성의 위험을 높이며 궁극적으로는 당뇨의 위험도 높이는 일이다. 5부를 읽어보면 만성적인 스트레스에서 벗어나 마음을 편히 하는 방법으로 요가에서 심호흡, 뜨개질에 이르기까지 다양한 전략이 나온다.

10 콩 한 깡통씩 먹자. 키드니 콩이든, 핀토 콩이든, 검은콩 흰콩 상관없이 콩은 분해성 섬유소로 가득 차 있다. 이 섬유소는 포도당이 혈중으로 흡수되는 속도를 느리게 만든다. 분해성 섬유소는 LDL 콜레스트롤이나 호모시스텐 등 심장 질환과 관련이 있는 혈중 화합물 등 유해 요소를 낮추어주는 데도 도움이 된다. 이 책의 식단은 콩을 맛있게 먹을 수 있는 새로운 방법을 다양하게 소개한다.

11 생활 범위를 금연 지역으로 만들자. 담배를 피우면 당뇨병 전 단계 상태로 만들 위험이 점점 높아진다. 2형 당뇨병을 가진 사람들의 경우, 흡연자는 비흡연자에 비해 심장혈관계 질병으로 사망할 확률이 3배 정도 높다.

12 더 자주 먹자. 식사량은 적게 하되 자주 먹는 편이 한번에 많이 먹는 것보다 혈당 조절에 좋다. 한 끼에 먹는 식사량이 많으면 보다 많은

양의 포도당이 보다 빨리 피 속에 흡수되기 때문에, 췌장을 혹사시켜 인슐린을 더 많이 분비하게 만든다. 연구에 의하면, 하루에 여러 번 조금씩 나누어 먹는 사람이 열량 섭취도 적고 음식도 건강한 종류로 선택한다. 식사량은 줄이고 간식량은 넉넉하게 만들어서 혈당의 균형을 유지하는 것이 좋다.

13 와인을 마시자(단, 조금만). 맥주나 그 외에 도수 높은 주류를 일주일에 1회에서 4회 사이로 마시는 8만 명의 여성을 대상으로 연구한 결과, 이런 여성은 전혀 술을 마시지 않는 여성에 비해 복부에 불필요한 지방을 쌓아두고 있었다. 그러나 와인은 허리둘레와 상관이 없는 것으로 나왔다. 또한 절제하면서 마시면 다른 알콜 음료와는 달리 심장 보호에 효과가 있다.

14 잠을 잘 자면 인슐린에 대한 민감성이 높아진다. 최근 연구가 밝혀낸 바에 따르면, 밤에 잠자는 시간이 평균 6.5시간 미만인 사람은 평균 7.5 시간 이상 자는 사람에 비해서 인슐린 저항성이 40% 이상 높았다. 인슐린 저항성이 있다는 것은 당뇨병으로 발전할 위험성이 높다는 뜻이다. 잠을 충분히 자지 않는 사람들이 인슐린에 대하여 둔감한 것은 60세 이상 연령대에서는 전형적으로 나타나는 일이지만, 이 연구에서 그런 증상을 보이는 사람들의 실제 연령은 23세에서 42세 사이였다. 잠을 잘 자기 위한 요령은 무엇일까? 18장을 참고하자.

15 혈당 검사 일정을 잡자. 검사 결과 혈당이 정상보다 높으면 혈당을 낮출 수 있는 방법을 찾아야 한다. 45세 이상이면서 과체중인 사람이라면 절대적으로 혈당 검사를 해야만 한다. 그 외에도 당뇨병에 대한 위험 요소가 있는 사람이라면 마찬가지다. 1장에서 가장 좋은 혈당 검사에 대한 구체적인 사항들을 이야기했다. 그러나 거기서 끝나면 안 된다. 혈당이 정상으로 보이면

서도 실제로는 대사증후군이라고 불리는 심각한 단계일 수도 있기 때문이다.

16 문제가 있음을 나타내주는 사소한 표시를 찾아라. 만일 허리가 두껍다는 것 외에도 당뇨병의 가능성을 2가지 이상 가지고 있다면 대사증후군을 가졌을 가능성이 높다. 당신 몸의 세포들은 혈당을 흡수하라는 인슐린의 신호에 저항을 하고 있을 것이고, 따라서 여분의 당분을 계속 내보내고 있을 것이다. 이런 상황이 계속되면 심장질환, 뇌졸중, 당뇨병 혹은 기타 장애의 위험이 생긴다. 전문가들은 미국인 가운데 4명 중 1명, 심하면 2명 중 1명은 대사증후군을 가지고 있다고 본다.

17 줄자로 잰 허리둘레 수치에 주의를 기울이자. 연구 결과에 따르면 복부 지방은 체중 그 자체보다 훨씬 당뇨병에 대한 잠재적인 위험을 보여준다. 왜 그런 것인지 전문가들이 확신하지는 못하지만, 일설에 의하면 인슐린 저항성이 있는 사람들의 몸은 적절하지 않은 곳에 음식물 지방을 쌓아두는 일이 많다고 한다. 예컨대 근육이나 간에 과다하게 음식물의 지방을 쌓아두는데, 이렇게 되면 그런 몸은 설탕을 연료로 사용하기가 어려워진다. 정말 마음에 드는 청바지가 있는데 지퍼가 잘 안 올라가는가? 더 이상 블라우스를 치마 안쪽으로 넣어 입을 수 없는가? 슈거솔루션의 구성 요소 3가지, 식사 프로그램, 운동, 스트레스 감소 요령을 참고하면 보다 쉽게 뱃살을 뺄 수 있을 것이다.

03

이제는
살을 빼자!

미국에서 체중 감량에 관한 최고 권위를 자랑하는 연구소들은 최신 연구를 통해서 아무리 힘든 체중 조절의 난관도 이겨낼 수 있는 간단한 비결을 내놓았다. 그 비결이란 다름 아니라 혈당을 낮추고 안정적으로 유지하는 일이다.

슈거솔루션에서 제안하는 식사 전략은 온가족이 다함께 먹을 수 있을 만큼 맛있게 만들어져 있다. 이 전략을 통해 어디서나 쉽게 구할 수 있고 섬유소와 유익한 지방, 항산화제, 그 외에도 영양 성분이 풍부하여 심장질환이나 뇌졸중, 당뇨병, 암 기타 등등 많은 질병으로부터 보호해 줄 식단을 제공할 것이다. 이 식사 전략의 핵심이 무엇일까? 바로 글리세믹 지수(GI)가 낮은 먹을거리를 선택함으로써 혈당이 오르락내리락 하는 것을 막는 것이다. 여기에다 맞춤형 운동 전략, 숙면을 취하면서 스트레스를 줄이는 요령을 합하면 몸이 훨씬 상쾌해질 것이다. 게다가 체중은 줄어들 것이다.

더욱이 최근 연구 경향에 따르면, 글리세믹 지수(GI)가 낮은 식품을 골라 먹는 다이어트 법은 (과일, 야채, 혈당을 순간적으로 높이는 일이 없는 무정백곡물 등 먹는 다이어트 법) 흔히 알고 있는 저탄수화물 다이어트 법, 저지방 다이어트 법에 비해서 훨씬 더 효과적이다. 그 장점을 한번 살펴보자.

1 몸무게가 줄어든다 —— 만일 당신이 인슐린 저항성을 가졌거나 대사증후군 환자라면 – 이는 당뇨병 이전 단계의 상태로서 미국 성인의 절반 정도는 여기에 해당한다 – 지방을 조금만 섭취하면서 글리세믹 지수가 낮은 식품을 골라먹는 다이어트를 하는 편이 낫다. 이 방법을 사용하면 지방은 거의 섭취하지 않으면서 정제된 탄수화물이 많이 들어 있는 음식을 먹으며 다이어트를 하는 것보다 60%가량 더 효과를 볼 수 있다.

2 요요현상이 없다 —— 누구나 일단 한번 체중을 줄이면 그 상태가 유지되기를 바랄 것이다. 글리세믹 지수 다이어트 법을 선택하면 이런 희망을 실현할 수 있다. 매사추세츠 주립대학교 의대 연구소는 다이어트를 하지 않고 있는 사람 572명을 1년 동안 지속적으로 관찰한 결과, 먹는 음식의 글리세믹 지수 평균이 10 정도 낮은 사람은 몸무게도 4.3kg 적은 것을 발견했다. 이것은 말하자면 군고구마(GI 54)를 먹느냐, 군 감자(GI 85)를 먹느냐의 차이다. "약 4.3kg 정도라면 큰 차이지요"라고 연구에 참가했던 매사추세츠 의대 강사이자 영양사인 바바라 올렌즈키*Babara Olendzki*는 말한다. "음식을 먹을 때 최선의 탄수화물을 선택하여 글리세믹 지수를 낮추는 것만으로도 체중을 줄일 수 있다. 글리세믹 지수가 낮은 음식은 식욕을 조절하는 데도 도움이 된다."

3 신진대사 부진을 해결한다 —— 체중 감량의 첫 번째 법칙은 먹는 것보다 더 많은 열량을 태워 없애는 것이다. 그러나 열량을 줄이면 대체로 신진대사가 활발하게 진행되지 않는다. 이에 따라서 몸의 근육이 차츰 없어지고 대신 지방이 쌓이게 된다. 결국 그 결과 체중이 줄어들지 않는다. 최근 보스턴 어린이병원과 브리검 여성병원은 이 문제를 해결하기 위한 방법으로 열량을 줄이고 좋은 지방은 섭취하면서 탄수화물을 현명하게 선택하는 식단을 내놓았다. 39명의 과체중 및 비만인 사람들이 저지방 다이어트 또는 저글리세믹지수 다이어트 가운데 하나를 선택해서 10주 동안 진행한 결과, 저글리세믹지수 다이어트를 한 사람들의 신진대사율은 지속적으로 높아진 것으로 나타났다. 그들은 매일 80kcal를 더 태워 없앨 수 있었는데, 이 말은 1년 동안 3.6kg을 더 줄일 수 있다는 뜻이다. 이 정도면 옷 치수 한 단계가 줄어든다.

4 가장 빼기 어려운 부분을 줄일 수 있다 —— 인슐린 저항성은 과체중인 사람들에게 광범위하게 나타나는 문제이다. 캘리포니아 주립대학교 의대 연구진에 의하면, 인슐린 저항성이 있으면 인슐린이 정상수치보다 10배 이상 올라가게 되며 몸으로 하여금 지방을 태우기는커녕 오히려 저장하게 만들기 때문에 체중 감량이 어려워진다고 한다 (이 연구진이 발견한 바로는 인슐린이 너무 많이 분비되면 카테콜아민이라는 지방 분해 호르몬을 억제한다). 그렇다면 해결 방법은 무엇일까? 글리세믹지수가 낮은 탄수화물을 골라 먹는 것이다.

5 지방과 설탕에 대한 식탐을 다스릴 수 있다 —— 정제 탄수화물은 혈당을 순식간에 올린 다음 순식간에 떨어뜨린다. 그렇게 되면 갑자기 게걸스럽게 식욕이 생겨서 고지방, 고탄수화물이 들어간 먹을거리를

과식하게 된다. 그렇다면 이 상태를 바로잡을 방법이 없을까? 글리세믹지수가 낮은 음식으로 구성된 식단을 통해, 군것질을 하지 않을 수 있는 체중 감량 계획을 세우는 것이다. 터프트 대학교 연구진들은 연구대상자들이 글리세믹 지수가 낮은 아침식사를 먹으면 글리세믹 지수가 높은 아침식사를 먹었을 때에 비하여 간식을 먹을 때 칼로리가 81% 적은 것을 먹는다는 것을 발견했다.

6 짜증스럽기는커녕 기운차게 느껴진다 —— 다이어트를 하다 보면 기분이 민감해서 화를 잘 내고 피곤한 기분이 들 수 있다. 그러면 곧 다이어트를 그만두기 십상이다. 그런데 저글리세믹지수 다이어트에 참가했던 사람들은 한층 활기찬 기분을 느꼈다는 보고가 나왔었다. "신진대사율이 떨어지지 않으면, 체중 감량을 한다고 해도 몸이 스트레스를 받지 않는다"라고 보스턴 어린이병원의 비만 프로그램 책임자이자 연구책임자였던 데이비드 루드윅 *David Ludwig* 박사는 말한다. "아마 더 건강해지고 더 에너지 넘치는 기분이 들면서, 웰빙이 무엇인지에 대해서 좀 더 잘 알게 될 것이다. 그 덕분에 다이어트를 계속할 수 있을 것이고 심지어 소파에 길게 누워 있는 대신 밖에 나가 운동하고 싶은 생각마저 들 것이다."

슈거솔루션 방식으로 체중을 줄여라

'슈거솔루션'은 혈당조절 전문가인 영양사가 고안한 식사 방법으로서, 여기서는 그 식사 방법의 이면에 놓인 기술과 과학적 특징을 소개한다.

좋은 탄수화물을 먹어라. 나쁜 탄수화물은 먹지 말자!

달콤한 시럽을 바른 도넛 대신 딸기와 요구르트를 먹자. 눈을 딱 감고 감자스낵 대신 아몬드 한 줌을 먹자. 농산물 코너에 가면 감자 대신 고구마를 선택하자. 고글리세믹 식품은 빼고 저글리세믹 식품 가운데 대안을 찾으면 체중감량에 성공할 가능성이 높아진다. 혈당과 인슐린 수치를 높이고, 나아가 식탐을 불러일으키고 몸에 혼란을 일으키고 피로를 느끼게 하며 살로 남아 꿈쩍도 않는 그런 음식들은 이제 버려야 한다. 포만감과 만족감을 주면서도 체중을 줄이는 데 도움이 되는 음식을 선택해야 한다.

루드윅 박사 같은 연구자들은 미국인의 비만이 지난 30여 년 동안 저지방 다이어트 식단을 너무 좋아했던 것에도 부분적으로 원인이 있는 것으로 보고 있다. 즉, 저지방이긴 하지만 정제 탄수화물이 잔뜩 들어 있는 식품들, 이런 식품은 글리세믹지수가 높은 종류의 것이기 때문이다. 정제 탄수화물을 지나치게 섭취하면(예를 들면 저지방 다이어트 쿠키, 저지방 다이어트 케익 등을 먹는 것) 인체가 예전부터 지켜오던 혈당 시스템이 엉망이 된다. 왜 그런 것일까?

글리세믹 지수가 높은 식사를 하면(말하자면 도넛, 커피, 사과주스를 아침 식사로 먹는 것), 글리세믹 지수가 낮은 식사를 했을 때 보다 혈당이 2배 가까이 올라간다(오트밀에 사과를 잘게 썰어 넣고 계피가루를 뿌린 것을 먹는 것). 인슐린 수치가 높이 올라가면서 당분을 근육과 간세포로 밀어 넣는다. 이렇게 되면 음식을 먹기 전보다 혈당은 오히려 내려간다! 그러면 시장기를 느끼면서 글리세믹 지수가 높은 음식을 찾게 된다. 그러는 동안 인슐린은 피 속에 남아 당신의 몸에 무리를 주게 된다. 그러면 지방세포에 여분의 열량을 보내게 되고, 나중에 지방세포는 필요할 순간일지라도 쌓아둔 에너지를 방출하지 못하게 방해한다(인슐린은 지방을 꺼내어 태워서 에너지로 쓰는 생화학적 시스템을 작동하지 못하게 막는다).

반대로 글리세믹 지수가 낮은 음식으로 식사를 하면, 혈당량은 천천히 많아진다. 인슐린 수치도 천천히 올라가기 때문에 세포가 포도당을 흡수하여 필요할 때 태워서 에너지로 쓰기에 적당하다. 혈당은 오랜 시간 낮게 안정을 유지한다.

"글리세믹 지수가 낮은 음식으로 식사를 하면 몸 안에서 일어나는 근본적인 생화학적 메카니즘을 건강하게 만들어 주어 혈당은 낮게, 포만감은 더 빨리 느끼게, 그리고 다이어트를 해도 몸은 스트레스를 크게 느끼지 않게 만들 수 있다"라고 루드윅 박사는 말한다. "이런 식으로 식사를 한다면 사람들은 체중 감량 식단을 오랫동안 유지할 수 있고 또 그리 힘들게 느끼지도 않을 것이다. 배고픔도 덜 느낄 것이고 신진대사율도 보통보다 약간 높은 수준을 유지할 것이고, 몸도 더 좋게 느껴질 것이다."

슈거솔루션은 체중 감량을 위해서 하루에 필요한 열량 1,500~1,600kcal를 배분해 다음과 같이 나누어 놓았다.

- 아침 식사 : 225kcal
- 점심 식사 : 425kcal
- 저녁 식사 : 550kcal
- 간식 : 80kcal 두 번, 150kcal 한 번
- 하루 섭취한 열량 = 225 + 425 + 550 + 80 × 2 + 150 = 1,510kcal

만일 당신이 식사를 거르기 시작한 지 오래되었다면, 이 정도의 열량 섭취는 무척 많아 보일 것이다. 우선 아침 식사를 할 시간을 따로 잡아 놓거나, 아니면 미리 계획을 세워서 식사거리를 싸가지고 갈 수 있게 준비하는 것부터 시작해 보자. 예를 들어 출근해서 책상에 앉아 먹을 수 있는 블루베리 요구르트 머핀이나 출근길에 조금씩 마실 수 있는 딸기 종류를 많이 넣은 스무디 같은 것 말이다. 그 다음에는 차분히 앉아서 점심을 먹을 수 있는 시간을 마련하자. 하나씩 정해 놓으면 일주일 이내에 간식 먹는 계획까지 세울 수 있을 것이다.

두 번째 전략
재미있게 운동을 즐길 수 있는 기회를 만들거나 계획을 세우자!

미국인의 60%가량은 규칙적인 운동을 포기하고 산다. 운동은 너무 지루하다든가, 아니면 너무 나이가 들어서, 너무 피곤해서, 너무 아파서 운동을 못하겠다고 생각한다. 아니면 별 필요를 못 느끼기도 한다. 당신이 이런 사람들 가운데 하나라면 슈거솔루션이 해답이다. 슈거솔루션에서는 지루하고 힘들고 따라하기 힘든 운동이나 에어로빅은 없다. 딱 달라붙는 스판덱스 반바지를 입느라 몸을 쥐어짤 필요도 없고, 춥고 어설픈 탈의실에서 떨 필요도 없다.

슈거솔루션을 따라하다 보면 당신의 일정이나 운동 수준, 심지어 성격에도 잘 맞는 운동을 찾아낼 수 있다. 우리의 목표는 당신이 일주일에 최소 다섯 번 이상, 한 번에 30분 이상 운동하게끔 만드는 것이다. 쇼핑센터를 걸어 다닐 수도 있고, 마당에서 아이들과 뛰어놀 수도 있고, 요가 비디오를 따라할 수도 있고, 오랫동안 꿈으로만 간직해 온 댄스 클래스에 등록할 수도 있고, 승마를 배우거나 태권도를 배울 수도 있다. "운동을 한다고 해서 반드시 힘들게 할 필요는 없다"라고 앨라배마의 오번 대학교 교수, 미쉘 올센 박사는 말한다. "중요한 것은 움직임의 총합이다."

당신의 속도에 맞추어서 즐기듯 운동하는 것만으로는 충분하지 않을까봐 걱정이 되는가? 사실은 중간 강도로 운동하는 편이 아주 높은 강도로 운동하는 것보다 더 많은 열량을 소모한다고 네덜란드 매스트리트 대학교의 연구진은 말한다. 30명을 대상으로 중간 정도의 신체 활동을 하는 사람(걷기나 자전거 타기 등)과 격렬한 운동을 하는 사람을 비교해 본 결과, 강도 높게 운동을 한 사람은 다른 일상생활에서 훨씬 덜 활동적으로 움직임으로써 결국은 운동을 한 효과를 별로 얻지 못한다는 것을 알아냈다. 곧 중간 강도의 운동을 하는 사람이 생활 전반으로 보면 더 활동적이라는 것이다.

또한 적당한 근육강화 운동이 몸을 더 날씬하게 만들고 근육 밀도를 더 치밀하게 만든다는 사실을 알게 될 것이다. 근육이 치밀하면 신진대사를 통해서 더 많은 열량을 태워 없앨 수 있다. 앨라배마 대학교의 연구에서 웨이트 트레이닝을 1주일에 3회 이상 6개월 동안 지속적으로 했던 남녀는 신진대사가 12%나 증가했음을 발견했다. 그들의 몸은 근육이 더 많이 생긴 덕분에 하루 230kcal 이상을 더 태워 없애는 것이다. 이런 변화만으로도 1년이면 10.8kg을 줄일 수 있다.

어렸을 때는 누구나 누렸을 신체 운동의 기쁨을 다시 경험함으로써 미국인의 고질적인 병, 비만의 원인 가운데 하나, 단추 하나만 누르면 해결되는 21세기 생활 방식을 싸워 이길 수 있다. 50년 전 미국인들은 현재 사람들보다 하루 700kcal 이상을 소모하면서 살았다. 조깅을 했기 때문이 아니라 그저 일상생활을 하는 것만으로도-

손으로 설거지를 하고 수동식 타자기를 사용하고 고장난 세탁기를 고쳐가며 빨래를 하는—그렇게 많은 열량을 소비했던 것이다. 엘리베이터를 타지 않고 계단을 걸어 올라가기, 아이들과 운동장에서 뛰어놀기, 또는 회사 입구에서 가장 먼 곳에 차를 주차시키는 것만으로도 열량을 많이 태워 없애는 활동을 하게 되는 것이다. 구체적인 방법을 이제 소개하겠다.

세 번째 전략
스트레스는 덜 받고 잠은 더 많이 자자

잠을 얼마나 많이 자고 편안하게 잤는가에 따라 스트레스의 정도가 결정된다. 정서적으로 스트레스를 받아서 잠이 부족하게 되면 신체적으로도 스트레스를 받아서 그 다음에는 과식을 하게 된다. 그러나 잠이 부족한 것만으로 무절제한 식탐이 생기는 것은 아니다. 연구에 의하면 잠을 불편하게 잤을 때 몸의 정상적인 대사 과정과 혈당 조절, 체중과 관련 있는 호르몬인 코티졸이나 에피네프린에 혼란이 생긴다. 이런 불균형 때문에 인슐린 저항성이 생기고 인슐린 수준이 올라가면 세포로 하여금 불필요한 지방을 태워버리지 않고 그대로 쌓아두게 만든다.

최근 콜롬비아 대학교 공중보건 및 비만 연구소의 연구 결과가 보여준 바, 32세에서 59세 사이의 성인 남녀 가운데 4시간 이하의 수면을 취하는 사람들은 더 잠을 많이 자는 사람들에 비해서 비만일 확률이 73%나 높았던 것도 그런 이유에서일 것이다. 수면 시간을 5시간으로 늘리면 비만 확률을 50%로 낮출 수 있고, 6시간 자는 경우에는 23%, 7시간 반을 자면 그 위험 확률이 0%로 떨어진다.

편하게 자는 것도 중요하다. 미국인 가운데 1,800만 명은 수면 중 호흡 중지 증상을 보이고 있는데, 이런 사람들은 하룻밤에 열두 번도 더, 아니 심지어 수백 번도 더 수면을 방해받는다. 불편하게 자면 인슐린 저항성이 50%나 높아질 수 있다.

그렇다면 어떻게 고칠 수 있을까? 잠을 제대로 못 잔 것이 원인이 되어 혈당 수치나 호르몬 불균형을 치료하자면 밤에 9시간씩 사흘만 깨지 않고 자면 된다. 18장을 보면 밀린 잠을 잘 잘 수 있는 여러 가지 방법을 알 수 있다. 훨씬 기분도 좋아지고, 아침에 상쾌한 기분으로 일어나면 체중 감량이 훨씬 쉬워짐을 깨닫게 될 것이다.

이제 날마다 할 수 있는 간단한 스트레스 해소 방법도 소개할 것이다. 이런 것은 스트레스가 높고, 혈당도 따라서 높아지는 악순환, 즉 당뇨병 전 단계와 당뇨병으로 가는 악순환을 깨뜨리는 데 도움이 되며, 당신을 효과적인 체중 감량의 길로 인도할 것이다.

Sugar Solution

스트레스와 지방의 관계

만일 당신이 걱정거리와 불안이 많은 사람이라면, 과식을 하지 않는다고 해도 치명적인 위험이 있는 셈이다. 샌프란시스코 소재 캘리포니아 주립대학교 연구진은 만성적인 스트레스는 코티졸의 수치를 올린다는 사실을 밝혀냈다. 코티졸은 스트레스 호르몬으로서 인체 복부에 불필요한 지방을 쌓아두게 만든다. 코티졸이 분비되면 스트레스를 받는 동안에 고지방, 고탄수화물 음식이 자꾸 먹고 싶어진다.
해결 방법 한 가지는, 마음을 가라앉히는 내적인 통제 방법을 개발하
여 간식을 먹지 않으면서 스트레스를 해결하는 것이다. 적극적인 스
트레스 대처를 시작하자. 예컨대 신용카드 사용고지서가 스트레스의
원인이라면, 카드회사에서 보내 온 고지서 봉투를 열어보지 않고 그
냥 우물쭈물 미루는 것과 같은 소극적인 방법 말고, 아예 돈을 내는
적극적인 방법을 생각해 보자. 또는 5분 정도 조용한 심호흡을 하는
방법도 있고 동네를 가볍게 한 바퀴 돌아보는 방법을 써보아도 좋다.

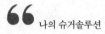

나의 슈거솔루션

재클린 대니얼즈

재클린 대니얼즈는 외과수술을 받은 후, 40대 초반의 나이로 원래의
직업이었던 가정방문 간호사 일을 다시 시작했는데 뭔가 심각한 문
제가 있다는 느낌이 들었다.

"일을 시작한 지 이틀 정도 지났는데, 너무 기운이 없게 느껴져서 다
른 간호사에게 내 혈당을 체크해 달라고 했어요."

정상인의 혈당 수치는 공복이 아닐 때 125 미만이어야 하는데 재클
린의 혈당 수치는 380이었다. 재클린은 그녀가 돌보던 당뇨환자들처
럼 되지는 않겠다고 굳게 마음 먹었다.

"나는 당뇨병 환자들이 사지를 잃고, 시력을 잃고, 끝내 죽는 것을 보았
어요. 나한테도 그런 일이 일어날 수 있다고 생각하니 정말 끔찍했죠."

직장에 다시 돌아가면서 재클린은 도움을 청했다.

"간호사 한 사람은 '적게 먹고 혈당을 자주 체크하라. 사과 하나를 다 먹지 말고 4분의 1쪽만 먹으면서 어떻게 되는지 지켜보라' 고 말했어요."

그녀는 또 직장에서 목사와 함께 기도를 했다.

" '하느님께서는 내게 평안함을 주셨다…' 라는 구절이 기억났는데 그 말이 내게는 큰 힘이 되었습니다."

재클린은 당뇨병 교육담당자를 만나서 실제로 따라할 수 있는 식단과 운동 계획표를 받았다. 그녀는 자기 자신의 생활뿐만 아니라 가족 전체의 생활도 기꺼이 바꾸었다.

"나는 고기를 좋아했었어요. 특히 돼지고기 다리 살을 좋아했고 흰 빵도 좋아했죠. 이제는 샐러드, 닭고기, 생선, 야채 버거 등을 더 많이 먹습니다. 집안에는 언제나 설탕이 잔뜩 든 음료수와 감자스낵이 있었는데 그런 모든 것을 바꿨어요. 아이들도 처음에는 좋아하지 않았죠. 하지만 이제는 나보다 더 건강한 음식을 좋아합니다."

이제 그녀가 부엌에 채워 놓은 음식은 다이어트 음료수, 과일과 야채, 살코기, 구운 칩, 저지방 팝콘 등이다.

"나는 매일 30분씩 걸으려고 노력해요. 또 애들도 함께 걷게 하려고 애씁니다. 토요일에는 남동생이 운영하는 농산물 가게에 가서 과일과 야채를 사와요."

재클린은 하루 일곱 번 간단한 식사와 간식을 먹는다. 그녀는 몸무게를 19kg 가량 줄였다. 이제 그녀는 탄수화물 섭취량을 일일이 기록하고 건강에 좋은 정도의 음식 분량을 그녀의 손에 올려놓고 비교할 정도다.

"140g짜리 단백질은 내 손바닥 크기에요. 파스타 한 컵은 내 손으로 한 주먹이죠."

그 결과는 어떠했을까?

"이제는 '당뇨병쯤은' 하고 웃어요. 직장에서는 사람들이 나를 '미스
당뇨병' 이라고 부른답니다." 🎵🎵

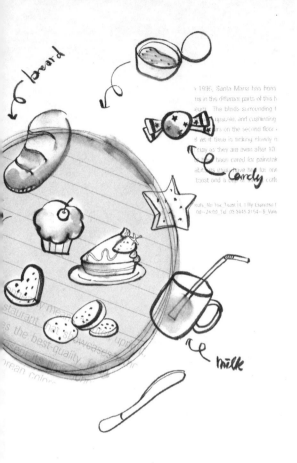

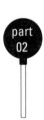

part
02

균형 잡힌 혈당을 위하여

당신 몸의 혈당 조절 시스템

현대인의 생활, 우리의 몸

기억력과 사고력을 위한 음식을 찾자!

04

당신 몸의
혈당 조절 시스템

혈당은 나쁜 게 아니다. 사실 이 달착지근한 물질은 인체에 가장 소중한 친구이다. 근육이나 두뇌 세포가 열을 내며 일해야 할 때 땔감이 되어주고, 몸 안에 에너지로 쌓여 있다가 에너지가 필요한 바로 그 순간에 힘을 발휘해 준다.

단, 문제는 혈당이 너무 올라가거나 너무 떨어지는 현상이다. 그런 경우 혈당은 사람의 기분, 체중, 에너지, 건강 전반, 심지어는 생명에까지 부정적인 영향을 미치게 된다. 혈당이 좋은 역할만 계속하도록 조절하는 방법은 사실 아주 간단하다. 바로 복잡하고도 지적인 이해를 요구하는 인체의 생화학 시스템을 거스르지 말고 그 시스템을 따라서 움직이는 것이다. 그리하여 혈당이 건강하게 조절되도록 만드는 것이다. 그러기 위해서 당신이 제일 먼저 해야 할 일은 무엇일까? 다음에 소개할 방법을 읽으면서 혈당 조절 시스템을 잘 이해하는 일이 슈거솔루션 전략의 첫걸음이다.

올바른 연료를 사용하자

인체 세포를 움직이는 혈당의 거의 대부분은 우리가 먹는 탄수화물에서 나온다. 탄수화물은 과일, 야채, 곡식, 설탕 등이 인체 소화기관을 거치면서 '포도당'이라는 아주 작은 당 분자로 바뀐다.

어떤 의미에서는 탄수화물은 사탕과 비슷하다. 옥수수 칩을 먹든, 초콜릿 무스 케이크를 먹든, 아니면 브로콜리를 먹든 탄수화물 식품은 모두 설탕 분자의 사슬을 포함하고 있다. 이 사슬 가운데 일부는 짧고 일부는 길다. 또 일부는 설탕 포도당이나 과당처럼 거의 소화과정도 필요 없이 혈액 속으로 스며들 수 있다. 그런가하면 일부는 오트밀에 들어 있는 섬유소처럼 아주 견고하기 때문에 사람 몸에서 소화 과정을 통해 그 사슬을 끊기가 어렵다.

그런데 사과 파이, 으깬 감자를 한 입 먹는 순간 효소가 이러한 식품에 포함된 설탕 분자의 사슬을 끊기 시작한다. 최종적으로 모든 탄수화물은 포도당, 과당, 갈락토오스 등 아주 미세한 설탕 분자로 바뀌어서 인체의 장벽으로 손쉽게 들어가 결국에는 혈액에 이른다. 이러한 새로운 혈당이 굶주려 있는 세포에 도달하기 전에 한 군데 더들리는 곳이 있는데 바로 간이다. 간에는 나중에 필요할 때에 대비해서 포도당을 어느 정도 남겨 놓는다(이 때는 글리코겐, 즉 당원이라고불리는 형태로 저장한다). 그리고 과당과 갈락토오스는 포도당으로 바뀐다. 마치 여름날 휴가를 떠나기 위해서 차에 연료를 채워 놓은 것처럼 혈액 속에서 흐르고 있는 포도당은 사람의 정신, 근육, 신진대사를 위해 사용할 준비가 되어 있는 셈이다.

단순탄수화물에 관한 잘못된 통념

최근까지만 해도 영양전문가들은 복합탄수화물이 혈당을 낮은 상태로 유지시켜주고 안정적으로 잡아주기 때문에 '좋은' 탄수화물이라고 생각했다. 또 반면에 '나쁜' 탄수화물은 단순탄수화물로서 사슬이 짧아서 쉽게 혈액으로 흡수된다고 생각했다. 그러나 이는 낡은 생각이다. 전문가들이 새롭게 밝혀낸 바에 의하면 일부 단순탄수화물은 혈액 속으로 쉽게 흡수되는 반면, 일부 복합탄수화물은 곧 혈당으로 바뀐다고 한다.

이제는 탄수화물의 순위를 제대로 매겨야 한다. 혈당에 영향을 미치는 영양소의 순위는 추측으로 정할 것이 아니라 실제 실험실 테스트를 거쳐서 정해야 한다. 이 책은 이렇게 새롭게 정한 시스템을 기초로 해서 혈당 해결책을 제안한다. 앞으로 이 혈당 순위에 대한 언급을 이 책에서 여러 번 볼 수 있을 것이다.

▎달콤한 교훈, 첫째
저혈당 탄수화물을 먹자

탄수화물이라고 다 똑같은 게 아니다. 일부 탄수화물은 소화 속도가 빠르다. 만일 어느 탄수화물이 먼저 혈당을 올리는가라는 경주를 두고 내기를 할 생각이라면 토끼에게 걸 것이 아니라 거북이에게 걸어야 한다. 고혈당 탄수화물은 흰쌀이나 흰 밀가루 빵이 여기에 속하는데, 영양 사슬이 손쉽게 끊기고 신속하게 흡수되기 때문에 혈당을 올리는 속도도 빠르다. 저혈당 탄수화물은 소화기관을 거치는 속도가 느리고 당분을 혈액 속으로 보내는 속도도 느리다.

탄수화물이 혈당으로 전환되는 속도를 결정하는 데에는 여러 가지 요인이 영향을 미친다. 그 가운데 다음과 같은 것이 있다. 산성 성분이 있는 음식(예를 들어 식초가 섞인 샐러드 드레싱)도 먹었는가, 지방이 많은 음식(예를 들어 버터 바른 빵)을 먹었는가도 영향을 미친다. 이 두 가지는 모두 혈액에 흡수되는 속도를 늦춘다. 음식에 들어 있는 탄수화물이 완전히 익은 것인가도 관련이 있다(완전히 조리된 전분일수록 빠르게 흡수된다). 콩이나 씨앗처럼 탄수화물을 둘러싼 껍질이 단단할수록 흡수가 느리다. 밀가루처럼 곱게 갈아놓은 탄수화물이냐 아니냐도 관련이 있다(입자가 고울수록 흡수가 빠르다). 또 탄수화물을 먹을 때 소화가 천천히 이루어지게 만드는 점착성 섬유질을 함께 섭취하느냐에 따라서도 달라진다(오트밀이나 콩이 이 경우에 해당한다).

달콤한 교훈, 둘째
먹는 만큼 사용하자, 그렇지 않으면 살집으로 남는다

사람 몸 전체에 걸쳐서 근육 세포와 기관 조직이 제 기능을 하기 위해서는 포도당을 에너지로 사용한다. 걷고, 숨 쉬고, 땀 흘리고, 음식물을 소화하고, 새로운 세포를 만들어내고, 임신부가 아기를 뱃속에서 키우고, 그 외에도 수천 가지 미세한 세포의 기능은 전부 작디작은 당분에 의해서 이루어진다.

인체에서 포도당을 가장 게걸스럽게 먹어치우는 곳은 바로 뇌와 신경 체계다. 이 곳은 혈액 속에 흐르는 포도당의 거의 절반을 소모한다. 심지어 사람이 휴식을 취하는 순간에 뇌는 몸이 활동할 때보다 포도당을 더 많이 사용한다.

사람이 하루 동안 세포를 움직이는 데 필요한 순수 포도당은 하루 198g으로 한 컵도 채 되지 않는다. 하지만 근검절약을 외치는 보이스카웃 단원들처럼, 사람의 몸에 있는 포도당은 항상 '준비'를 모토로 한다. 한 끼 식사를 마친 다음, 섭취한 포도당의 약 40%는 간과 근육에 글리코겐의 형태로 비축된다. 아침 식사와 점심 식사 중간에 또는 음식 섭취를 하지 못할 때에 혈당이 떨어지면, 간은 필요한 당분을 포도당의 형태로 만들어 혈액 속으로 내보낸다. 또 근육 세포는 자체적으로 글리코겐을 비축해 두었다가 필요할 때 사용한다. 그리고 사람 몸은 동원할 수 있는 포도당이 다 떨어지면 그 때는 지방세포가 지방산을 방출해서 골격근, 심장, 그밖에 다른 조직들이 이 지방산을 사용할 수 있게 해준다.

사람은 날마다 새롭게 포도당을 비축해야 한다. 우리 몸은 한 번에 포도당을 1,900kcal 정도밖에 비축하지 못한다. 이 포도당으로 약 16시간 정도를 견딜 수 있다. 포도당 수치가 낮아지면 지방을 태워서 연료로 쓰거나 단백질을 태워서 포도당으로 바꾸어 활용한다. 그러나 대부분의 미국인들은 몸이 필요로 하는 것보다 훨씬 더 많은 양의 포도당을 섭취한다. 그 이유는 과식, 운동부족, 정제 탄수화물에 길들여진 입맛 때문이다. 포도당을 과다하게 섭취해 간과 근육에 비축해 놓을 장소가 부족해지면 남는 설탕이 '지방'으로 저장되는 것이다.

그러나 운동을 하면 몸에 있는 포도당이 더 많이 연소될 뿐만 아니라 인슐린의 도움을 받지 않고도 혈당을 세포로 보내는 작용을 한층 활발하게 할 수 있다. 즉, 운동을 하면 두 가지 장점을 모두 누릴 수 있다. 인슐린을 과다 분비할 필요가 없고, 포도당 수치도 낮출 수 있는 것이다.

달콤한 교훈, 셋째
당신의 인슐린 분비 및 감지 시스템을 보호하자

정상적인 혈당은 식사 전에 60에서 90mg/dl 사이이며, 식사 후에는 120에서 160 사이로 오른다. 전문가들은 사람의 몸이 이 좁은 범위를 시간의 흐름에 따라 어떻게 그렇게 정밀하게 유지하는지 감탄하면서, 이는 뇌에 당분을 공급하는 것을 일정하게 유지하기 위해서일 것이라고 생각하고 있다(뇌세포는 여분의 포도당을 최소 분량으로밖에 저장할 수 없고, 지방산을 에너지원으로 사용할 수 없다. 뇌세포는 끊임없이 피를 조금씩 '찔끔 찔끔 먹어야' 한다).

만일 혈당이 균형 잡는 일을 한다면, 호르몬은 줄타기 곡예사가 쥐고 있는 막대기의 역할을 하는 셈이다. "혈당 조절 체계는 혈중 포도당을 올리는 호르몬과 내리는 호르몬의 균형과 관련이 있다." 신시내티 대학교 의과대학 내분비대사내과 교수이자, 신시내티 대학병원의 당뇨병 클리닉 책임자인 코헨 교수의 말이다. 이 상황의 주인공은 인슐린과 글루카곤이다. 인슐린은 세포로 하여금 당분을 흡수하게 만들고, 글루카곤은 간으로 하여금 저장해 둔 포도당을 방출하게 만든다.

인슐린은 췌장에서 베타 세포에 의해 만들어진다. 건강한 상태라면 이 베타 세포들은 혈중 포도당 수치를 영리하게 알아차리고 거기에 맞추어서 인슐린을 방출한다. 식후에는 인슐린 수치가 올라간다. 인슐린은 일단 방출되면, 혈중 포도당을 몰아내고 몸 전체에 걸쳐 포도당을 기다리고 있는 세포로 보낸다. 혈당이 떨어지면 인슐린 분비도 멈춘다.

그러나 만일 과체중에다 활동량도 부족하면, 몸 전체에 걸쳐서 근육, 간, 신체 기관의 세포가 인슐린이 전해주는 신호에 둔감해진다. 그러면 췌장의 베타세포는 계속 인슐린을 분비해 내고, 과체중 상태가 계속되면 건강 문제가 생길 위험도 높아진다. 반복해서 기름지고 설탕이 잔뜩 들어간 음식을 지나치게 먹으면 베타세포는 혈당 수치의 변화를 알아차리는 똑똑한 능력을 상실하고 인슐린을 적절한 시기에 적절한 분량으로 분비해 내지 못한다. 결국 혈당 수치는 위험한 정도까지 올라간다.

> ## 나의 슈거솔루션
> ### 앨리스 맥컬진

앨리스 맥컬진은 자연적인 방법, 즉 식단과 운동만으로 혈당을 조절한다. 몇 년 전, 인디애나에 살고 있던 53세의 회계사인 앨리스는 몸이 좋지 않았다. 앨리스는 몸이 너무 피곤하고 목이 말랐으며 시야가 흐렸다. 그리고 화장실도 너무 자주 가야했다. 식은 땀도 흘렸다. 그녀가 심한 방광염에 걸렸을 때 의사는 그녀의 혈당을 검사했다.
"그 결과, 내 혈당이 400이 넘는 상태였죠."
앨리스는 말했다.
"나는 그 어느 때보다도 뚱뚱하고 움직임도 별로 없는 생활을 하고 있었답니다. 그 대가를 치룬 거죠."

혈당을 빠른 시간 내에 낮추기 위해서 의사는 약을 처방해서 앨리스의 몸 세포가 인슐린에 민감하게 반응할 수 있게 했다. 그러나 앨리스는 약에 의존하지 않겠다고 결심하고 스스로 문제를 해결하기로 결정했다. 그녀는 일주일에 4, 5회 10분에서 15분 걷기로 했다.

"내가 6주 만에 혈당을 내리자 의사는 크게 놀랐지요."

그녀는 말했다.

"그때 이후로 가족들과 친구들이 격려해 주고, 운동은 내 생활의 일부가 되었지요."

앨리스는 정제 설탕을 삼갔고, 열량과 지방 섭취를 신경썼다. 먹고 싶은 유혹을 견디기 위해서 그녀는 이렇게 했다고 한다.

"내 자신에게 말했어요. 이 세상에는 내가 하고 싶은 일이 너무나 많은데, 단것을 먹으면 내 생명이 단축될 것이라고요."

현재 앨리스는 50분 내지 55분을 운동한다. 걷기, 고정 자전거 타기, 노르딕트랙 등을 이용하여 일주일에 4, 5일 정도 한다. 이제는 몸무게도 13.6kg 정도 줄였다. 약은 조금씩 줄여나가다가 이제는 완전히 먹지 않는다.

"요새는 힘도 넘치고, 잠도 더 잘 자고 생각도 더 또렷하게 하는 것 같아요."

2형 당뇨병을 가진 사람은 거의 누구나 혈당 조절을 위해 약이 필요하다. 그러나 몸무게를 줄이고 운동하고 제대로 식사를 한다면, 약을 먹어야 하는 불가피한 상황을 조금이라도 늦출 수 있고, 건강을 지킬 수 있으며, 어떤 약도 제공하지 못할 이점을 누릴 수 있다. **99**

05

현대인의 생활,
우리의 몸

사람의 몸은 원래 자주 굶을 수도 있고 흡족하게 먹을 일이 드물며 게다가 신체적으로 힘든 선사시대의 규칙에 맞게 설계되어 있다. 그래서 심신이 모두 포도당 공급이 부족할 수도 있는 상태에 대비하고 있다. 몸은 먹는 음식에서 설탕을 최후의 한 방울까지 쥐어짜낸 다음 포도당 이전 단계로 보관한다. 즉, 근육이나 간세포에 에너지로 축적해 두었다가 정말로 필요한 순간에 사용할 수 있게 한다.

그렇지만 현대인은 딸기 대신 사탕을 먹고, 싱싱한 나무 뿌리와 좋은 지방이 풍부한 야생 사냥감 대신에 곡물을 먹여서 키운 소고기와 대형 감자튀김을 먹는다. 열량 섭취는 천정부지로 솟구쳤는데, 일상적으로 하는 움직임이라고 해봤자 집 앞에서 자동차까지 걷는 정도다. 이제는 샘물을 찾아서 24km의 길을 걷는 일 따위는 하지 않는다.

세상은 바뀌었다. 그러나 우리의 몸은 옛날 그대로다. 많은 연구에서 현대 사회의 혈당 관련 건강 문제가 놀랄 만큼 다양한 형태로 나오는 근본적인 원인은 이러한 부적합한 조화 때문이라는 결론을 내리고 있다. 혈당 때문에 생기는 건강 문제로는 심장마비, 뇌졸중, 고혈압,

당뇨병, 암, 불임, 심지어 알츠하이머, 선천적 장애, 성기능 장애, 시력 상실, 신부전증에 사지를 잃는 일까지 포함된다. 이보다 더 심각한 것은 혈당 수치가 정상처럼 보이는 경우에도 고대로부터 전해 내려온 혈당 조절 체제가 사람을 위험에 처하게 할 수도 있다는 점이다. 물론 혈당 수치가 당뇨병 전 단계 수준까지 올라가 있다면 위험은 더욱 크며, 2형 당뇨병 수준까지 올라가 있다면 한층 더 위험하다.

인슐린 저항성에서 당뇨병에 이르기까지

인슐린은 세포로 하여금 혈당을 흡수하게 하는 역할을 한다. 인슐린은 아주 강력한 단백질로 만들어져 극히 소량으로도 작용하는 기본적인 호르몬이다. 그러나 몸을 별로 움직이지 않는 생활을 하고, 복부에 지방이 쌓이고, 고지방 고당분 음식을 먹다보면 세포가 인슐린에 대하여 저항성을 가지게 된다. 이런 상황은 미국인 두 사람 가운데 한 사람에게서 일어나고 있다. 즉, 세포가 당분을 흡수하게 하기 위해서 몸은 정상보다 2~3배 이상의 인슐린을 분비하게 된다. 일이 되기는 된다. 말하자면 세포는 필요한 당분을 받기는 한다(그리고 이런 상황일 때에는 공복시 혈당 검사를 해 보아도 혈당이 정상인 것처럼 보인다). 그러나 과다한 인슐린 분비는 혈압을 높게 만들고, 동맥의 흐름을 방해하고, 췌장을 혹사시키고(이것이 당뇨 위험을 가중시킨다), 암세포를 자라게 하고, 배란을 중지시키며 기억력을 떨어지게 만든다.

이 숨겨진 상태의 고혈당이 인체에 손상을 입히기 시작하면 대사증후군을 부르는 상황이 초래된다. 이는 인슐린 저항성이 몸 전체에 걸쳐서 생화학적 변화 체제를 바꾸어 놓는 것을 말한다. 대사증후군은 수십 년 동안 진행되고 있어도 알지 못할 수도 있다(19장을 보면 신진대사 부진을 나타내는 경고 증상이 무엇인지 나온다). 췌장이 더 이상은 인슐린 저항성을 견뎌낼 만한 인슐린을 분비할 수 없는 단계가 되면, 혈당 수치는 당뇨병 전 단계 수준, 그 다음에는 당뇨병 수준까지 올라갈 것이다.

당뇨병은 새로운 건강상의 위험을 만들어낸다. 거기에는 시력 문제, 신부전증, 몸 전체에 걸친 신경 손상 등의 문제가 따른다. 최근에 밝혀진 바에 따르면, 이런 합병증 문제는 당뇨병 전 단계에 있을 때에는 생기기 시작한다고 한다(즉 공복 혈당이 100에서 125 사이일 때를 말한다). "당뇨병에 의한 합병증은 당뇨병이라고 진단받기 전에, 이미 시작되고 있다"고 미국 당뇨병 협회 회장 리차드 칸 박사는 말한다. "이런 변화가 언제 생기는지 모르기 때문에 항상 신경을 쓰고 있어야 한다."

다음은 혈당 조절이 건강에 얼마나 중요한지 밝혀주는 최근 연구 결과를 소개한 것이다.

▌심장 질환과 뇌졸중

최근 스웨덴에서 1,826명을 20년 동안 계속적으로 관찰한 연구를 보면, 대사증후근을 가진 사람들은 심장마비에 걸릴 위험이 69% 높은 것으로 나타났다. 어떤 연구자들은 대사증후군이 심장마비 위험을 3배나 높인다고 본다. 혈당 수치가 높으면 동맥을 힘들게 만들기 때문에 당뇨병이 있는 사람들은 없는 사람들에 비해서 심장마비나 뇌졸중에 걸리고 또 사망에 이를 위험이 4배나 더 많다고 하버드 의과대학교 연구진은 말한다. 당뇨병 환자 가운데 약 80%의 사망 원인이 동맥경화증이기도 하다.

인슐린 수치가 높으면 피에 좋지 않는 지방이 쌓이기 십상이다. 즉, 트리글리세리드를 높이고, 동맥을 막는 LDL 콜레스테롤을 없애주는 유익한 HDL 콜레스테롤을 낮추며, LDL 콜레스테롤의 크기를 극도로 작게 만들어서 동맥 벽에 침투하기 좋게 한다. 이들은 피브리노겐 수치를 높이고, 이는 피에 덩어리가 생기게 만들고 신장이 나트륨을 처리하는 과정을 바꾸어 놓음으로써 고혈압이 될 위험을 높인다. 대사증후군을 경험하는 사람들은 만성적으로 미약한 수준의 염증이 좀 더 자주 생긴다. 마치 면역 체계에 항상 경계등이 켜져 있기라도 하는 것처럼 말이다. 염증 반응의 지표라고 알려져 있는 C 반응성 단백질은 동맥 내 응고된 혈전(핏덩어리)을 불안정하게 만들고 이로 인해 심장이 멈출 위험성을 높인다.

2형 당뇨병

신진대사 부진을 겪는 경우 3명 중 1명은 2형 당뇨병으로 발전한다. 그렇게 발전하는 전환점은 DNA에 이미 새겨져 있다.

아이슬란드의 디코드 지네틱스(Decode Genetics)라는 유전자 연구 회사의 연구진이 최근에 발표한 바에 의하면, 놀랍게도 전 세계에 약 45%의 사람들이 '당뇨병 유전자'를 가지고 있었다. 그러므로 유전자 자체만으로는 반드시 당뇨병에 걸릴 운명이라고 할 수 없다. 전문가들은 말하기를, 생활 방식이 이 유전자가 작용하게 만드는 방아쇠 역할을 한다고 한다. 유전적인 '약점'은 췌장의 인슐린 분비 세포를 혹사시켜서 혈당 수치를 높일 수 있다(당신이 2형 당뇨병으로 진행되고 있는 것은 아닌지 알고 싶다면 공복시 혈당 검사를 받아라).

혈당의 시간표

혈당은 사람의 생활 방식에 따라 크게 달라진다. 다음을 살펴보자.

■ 사춘기

USC Keck 의과대학 예방의학과의 마이클 고란 *Michael Goran* 박사에 의하면 사춘기에는 체중이나 지방과 아무 상관없이 인슐린 저항성이 올 수 있다고 한다. 그 원인은 아마도 몸이 급격하게 성장하면서 더 많은 에너지를 원하며, 성호르몬이 갑자기 많아지는 것 두 가지가 복합적으로 작용하기 때문이라고 보고 있다.

"사춘기를 겪으면서 인슐린 저항성이 생기는 어린이들은 살이 쪘거나 말랐거나 작거나 크거나 상관이 없다"라고 고란 박사는 말한다. 만일 몸이 야윈 편이라면, 몸은 인슐린 저항성을 잘 감당해 낼 수 있고 더 이상 장기적인 영향은 없을 것이다. 그러나 만일 과체중이라면 사춘기에 췌장에 가해지는 스트레스는 전체적인 혈당 시스템을 한계 상황까지 이르게 만들 수 있고, 그러면 장기적으로 인슐린 저항성이 생기거나 당뇨병을 초래할 수 있다.

■ 임신기

임신부는 거의 대부분 어느 정도 인슐린 저항성으로 발전할 수 있다. 말하자면, USC Keck 의과대학의 토마스 뷰캐넌 *Thomas Buchanan* 교수에 따르면, 임신부의 몸세포는 인슐린이 혈당을 흡수하라는 신호를 보내도 여기에 잘 따르지 못한다는 것이다. "몸이 인슐린에 대하여 저항하면 할수록, 음식을 먹은 뒤 포도당과 다른 영양소들의 순환이 정상적인 경우보다 더 길어진다. 왜냐하면 그것은 태아에게 보낼 영양분을 얻는 방법이기 때문이다." 다시 말해서 아기를 위해서 비축하는 게 더 많아진다는 소리다.

■ 월경과 폐경

위스콘신 밀워키 의과대학의 가브리엘 소넨버그*Ganriele E. Sonnenberg* 교수는 자신의 환자들 가운데 1형 당뇨병이 있는 사람들은 월경이 시작하기 직전에 혈당 관리가 어려워진다고 말했다(1형 당뇨병은 면역체계가 인슐린 생성 세포를 파괴한 것을 말한다. 이 경우 날마다 인슐린 투입을 해야만 한다). 일부 환자는 배란에 문제가 있는가 하면, 또 어떤 경우는 월경 기간 동안에 그런 변화가 생긴다고 하기도 했다. 사실상, 소넨버그 교수의 환자들 가운데 여러 명은 월경 주기 동안 일어나는 몸의 변화에 맞추어서 인슐린 복용량을 달리 한다.

월경과 혈당의 상관관계를 뒷받침해 주는 연구들도 있다. 우리가 1형 당뇨병에 걸린 여성 406명을 대상으로 조사한 바로는, 그 가운데 67%가 월경 직후에 혈당 조절이 달라진다는 것을 경험했다고 말했으며 70%는 월경 기간 동안 달라진다고 말했다. 또 다른 연구는 당뇨병이 없는 여성들조차도 배란과 월경 사이의 2주 동안에는 식후에 혈당이 높게 나타난다는 것을 발견하기도 했다.

생리주기의 후반부에는 인슐린이 세포 표면에 있는 인슐린 수용체와 효과적으로 결합하지 못하거나, 에스트로겐이 인슐린과 상호작용하면서 혈당을 높이거나 낮추기 때문일 수도 있다.

이처럼 월경과 관련한 주기 변화, 호르몬 변화는 폐경이 찾아오면서 끝날 수도 있다. 그러나 이때는 새로운 요소가 생긴다. 즉, 체중이 증가하면서 인슐린 저항성을 높이고 궁극적으로는 혈당 수치를 높일 가능성이 크다.

나이가 들면서 몸이 인슐린을 생산해 내는 능력과 혈당을 흡수하는 능력은 점차 떨어진다. 몸을 너무 많이 써서 제대로 그 능력을 발휘하지 못하기 때문일 수도 있고, 유전적인 요인 때문일 수도 있고, 많이 먹고 오래 앉아 있는 습관 때문일 수도 있다. 또한 세포 속에 있는 아주 작은 조직인 미토콘드리아가 부분적인 원인일 수도 있다. 미토콘드리아는 작은 발전소와 같아서 포도당을 에너지로 변환시키는 역할을 한다. 미토콘드리아는 나이가 들면서 효율성이 점차 떨어지는데, 40세 이상이 되면 당뇨병의 위험이 더 커지고 60세 이후에는 한층 더 커진다.

해결책은 운동이다. 소넨버그 교수에 의하면, 근육은 포도당을 주로 사용하는 곳이므로 저항력 훈련을 하고 에어로빅을 하면 나이가 몇 살이든 혈당의 상태를 좋게 만들 수 있다고 한다.

암

인슐린과 암의 관계는 한층 밀접해지고 있다. 토론토 대학교에서 198명의 여성을 대상으로 실시한 연구에 의하면, 인슐린 수치가 높으면 유방암 확률이 3배로 높았다. 유방암이 있는 여성들 가운데 인슐린 수치가 높은 여성은 암이 재발할 확률도 3배가 높았다.

또한 연구자들은 인슐린 수치와 전립선 암, 대장암 사이의 관련성도 높다는 것을 발견했다. 최근 미국 국립 암센터는 당뇨병을 가진 흡연자들의 췌장암에 걸릴 가능성이 2배라는 내용의 문건을 내놓았다. 이런 사람들은 인슐린 수치와 인슐린 저항성이 제일 높은 부류였다.

인슐린은 암세포가 신속하게 광범위하게 퍼지도록 하는 암세포 성장 요소 역할을 한다는 것이 토론토의 마운트 시내 병원의 유방암 연구자 파멜라 굿윈 박사의 말이다.

▎불임 및 선천성 결손

다낭성 난소증후군(polycystic ovary syndrome : PCOS)이라는 흔한 불임 문제를 안고 있는 여성들은 인슐린 저항성이 있거나 정상보다 높은 인슐린 수치를 보인다. 인슐린 수치가 높다는 것만으로 PCOS를 일어나는 것은 아니나, 적어도 중요한 요소는 된다. 또한 PCOS가 있는 여성 가운데 절반 이상이 40세 이상이 되면 당뇨병으로 발전하며, 45세에 이르면 40%가 심각한 동맥경화 증상을 보인다.

휴스턴 소재 베일러 의과대학의 생식기계통 내분비 전문의인 샌드라 카슨에 의하면, PCOS가 있는 여성의 경우, 인슐린 수치가 높으면 배란을 방해하며, 또한 난소에서 여분의 남성 호르몬을 배출하도록 신호를 보냄으로써 유산을 촉진할 수 있다. PCOS의 징후로는 월경주기가 6주 이상 계속되거나 지속적인 체중 증가, 여드름, 얼굴과 몸에 비정상적으로 털이 많이 나는 것 등이 있다.

한편, 임신 전에 당뇨병이 있으면 아기가 선천성 결손으로 태어날 위험이 정상인 경우보다 2배에서 5배까지 더 높다. 특히 심장과 척수에 결손이 있을 수 있다. 임신 기간 중에 당뇨병이 생긴 경우에는 임신성 당뇨병이라고 부르는데, 과체중 아기를 출산할 위험, 자간전증(子癎前症 : 임신중독증의 한 시기로 혈압 상승, 단백뇨 등이 따른다. 옮긴이 주)이 생길 위험, 임신성 고혈압(pregnancy-related elevation in blood pressure)의 위험성이 커진다.

치매 및 알츠하이머

과체중과 당뇨병은 두 가지 모두 치매 가능성을 높게 만든다. 최근 연구자들은 뇌세포의 인슐린 저항성이 그 이유 가운데 하나라고 보고 있다.

보스턴에 있는 조슬린당뇨병센터(Joslin Diabetes Center)의 실험을 통해 밝혀진 바에 따르면, 인슐린 저항성이 있는 쥐의 뇌세포에서 만들어지는 단백질은 알츠하이머를 앓고 있는 사람들의 뇌손상 부위에서 발견되는 단백질과 같았다. 최근 연구 결과에서는, 당뇨와 인슐린 저항성은 기억력을 관장하는 뇌 부위의 기능을 위축시키며, 일부 경우에는 심각할 정도로 축소시키는 것으로 나타났다.

시력 문제 및 실명

당뇨병이거나 당뇨병 전 단계일 경우, 혈당 수치가 높으면 눈의 모세혈관에 손상을 입히고 파괴한다. 모세혈관이 부풀어 오르고 약해지며 뭉치고 터지기도 하는 것이다. 이런 상태를 가리켜 당뇨병성 망막병증(diabetic retinopathy)이라고 부르는데, 시야가 흐려지고 때로는 실명까지 되기도 한다. 당뇨병은 20세 이상 성인이 실명하게 되는 주요 원인이다.

또한 만성적으로 혈당이 높으면 프로테인 키나아제 C(protein kinase C)라는 물질을 발생시키는데, 이는 눈에 비정상적인 수준으로 새로운 혈관을 생성시킨다. 문제는 사람의 눈은 새로운 혈관이 필요 없으며, 눈의 혈관은 자꾸 새거나 터지기 쉽다는 점이다.

신경 손상과 절단

미국건강관리연구소의 발표에 의하면, 2003년에 시행된 하지 절단 시술의 70%는 당뇨병 환자들이었다. 혈중 포도당 수치가 높아지면 신경에 손상을 주고 순환이 잘 되지 않으면서 아주 사소한 상처나 물집도 돌이킬 수 없는 상처로 발전할 잠재적 가능성을 가지고 있기 때문이다.

신경 손상은 발기부전, 각성, 여성의 오르가즘 장애, 부정맥, 소화 장애, 비뇨기관 문제 등의 원인이 된다.

치아

혈당이 높으면 치아 건강이 3배로 나빠진다.

첫째, 혈당이 높으면 감염에 맞서 싸울 수 있는 능력이 떨어진다. 따라서 입 주변에 아주 작은 발진이 생기거나 잇몸 아래 작은 박테리아만 생겨도 심각한 질병으로 발전할 수 있다.

둘째, 캘리포니아 주립대학교 의과대학 구강의학 교수이자 미국 치과의사협회의 대변인인 솔 실버맨 *Sol Silverman Jr.*에 따르면, 혈당이 높아지면 침 속의 포도당 수치도 높아진다. 한마디로 '다디단' 침이 세균이나 박테리아의 감염을 도와주는 셈이다.

셋째, 원래 침은 몸이 필요로 할 때 감염에 맞서 싸우는 중요한 습기인데, 혈당이 높으면 침이 마르기 쉬워 습기가 부족하게 된다.

그 결과는 무엇일까? 최근 이탈리아 사사리 대학교의 치의학 연구소에서 212명의 환자를 대상으로 실시한 연구를 통해 밝혀진 바로는, 당뇨병이 있는 사람들에게서는 정상인보다 잇몸 질병을 일으키는 박테리아가 3배나 더 많았다. 또한 치석도 훨씬 더 많았고, 잇몸에서 피가 나는 경우도 많았고, 이와 잇몸 사이에 벌어진 틈새도 훨씬 깊었는데, 이 모두가 잇몸 질환을 나타내는 신호다.

▌신장병

적어도 당뇨병이 있는 미국인 가운데 41,000명은 신장에 문제가 있어서 정기적으로 투석을 받아 피에서 노폐물을 걸러낸다. 일부는 심지어 신장 이식을 받기도 한다. 더 놀라운 점은 호주의 코울필드국제당뇨병연구소(International Diabetes Institute in Caulfield)의 연구로 밝혀진 바, 당뇨병 전 단계의 사람들 가운데 10%는 소변에서 단백질인 알부민 수치가 정상 수치보다 훨씬 높다는 사실이며, 이는 초기 신장 질환을 나타내는 신호다.

건강한 신장에서는 사구체라고 부르는 수백만 개의 모세혈관이 잡아당기는 역할을 함으로써, 몸 속에 있는 노폐물을 잡아내서 최종적으로는 소변을 통해 몸 밖으로 배출하게 한다. 그러나 혈당이 높으면 사구체가 손상된다. 그 결과 사구체가 조금씩 새고 결과적으로 제 역할을 하지 못하고 끝내는 신장병에 걸리게 된다.

06

기억력과
사고력을 위한
음식을 찾자!

두뇌는 당분을 훔쳐가는 도둑이다. 당신이 어려운 수학 문제를 풀고 있든, 취미 생활에 골몰해 있든, 공상에 잠겨 있든 아니면 잠에 곯아떨어지든 2,000억 개의 뉴런-뉴런은 인간의 생각과 커뮤니케이션을 책임지는 뇌세포이며 신경을 통해 온몸 전체로 전달된다-은 당분을 열심히 태워 없앤다. 뉴런은 전기 신호를 만들어내고 그 신호를 수 킬로미터에 이르는 신경 통로를 따라서 몸 전체로 내보낸다. 또한 뉴런은 신경전달물질을 방출하여 서로 의사소통할 수 있다. 지금 이 순간에도 당신의 양쪽 귀 사이에는 약 만 개에 달하는 서로 다른 종류의 뉴런들이 열심히 움직이면서 작곡부터 숨쉬기까지, 또 대화부터 길을 걷는 것까지 모든 인간 생활을 가능하게 해주는 정보를 처리하고 있다.

이런 모든 두뇌 작용에는 연료가 많이 필요하다. 뇌세포는 인체의 다른 부위의 세포보다 거의 2배에 가까운 혈당을 집어 삼킨다. 쉬고 있는 상태에서 다른 세포들은 분당 약 50mg의 혈당을 사용하는 데 비해 뇌세포는 분당 80mg의 혈당을 사용한다. 게다가 뇌세포는 아주 욕심이 많다. 뉴런과 뉴런이 혈당을 소화할 수 있도록 도와주는 신경아교세포(glial cell)는 두뇌가 필요로 하는 당분을 아주 적은 양만 비축한다. 따라서 혈관을 통해서 소화기관과 간으로부터 당분을 공급받지 못하면 뇌는 10분 정도 만에 당분이 부족한 상태에 이른다.

굶주려 있는 세포에 계속 영양분과 활기를 주는 것은 몸이 제대로 유지되는 데 가장 중요한 일이다. 작은 회색 뇌세포는 당신이 섭취하는 탄수화물의 질과 양에 따라서 일을 잘 할 수도 있고 못할 수도 있다. 만일 당신이 아래 가운데 하나를 경험해 본 적이 있다면, 어떤 연료를 섭취하느냐에 따라 생각하는 능력이 좋아질 수도 나빠질 수도 있음을 뼈저리게 느꼈을 것이다.

● 아침에 일어나서 몸이 너무 처지고 기운이 없어서 커피 한 잔 끓이는 일이 마치 고급 분자물리학 기말시험 보는 것처럼 어렵게 느껴진다. 어쨌든 꾸역꾸역 아침을 차려 먹는다. 시리얼, 우유, 주스, 커피 등. 와! 한 20분 지나고 나니까, 머릿속에 안개가 걷히면서 생각이 맑아지고 또렷해지는 것을 느낀다.

● 한창 너무 복잡한 일을 처리하는 중인데, 머리는 안 돌아간다. 몸이 피곤한 것은 아닌데도, 지금 정말로 간절하게 움직여주었으면 하는 두뇌는 영 꿈쩍도 안 한다.

● 점심을 걸렀다. 그러지 말 걸 싶다. 몸이 후둘후둘 떨리고 제대로 생각을 하기가 어렵다. 콜라 한 잔을 마시고 사탕을 집어 먹는다. 그랬더니… 와! 머리가 다시 또렷하게 맑아진다(그런데 잠시뿐이다).

혈당은 사람이 생각하는 힘에 단기적이지만 매우 큰 영향을 미친다. 또한 혈당은 뇌가 건강 정보를 처리하고 기억하는 능력을 장기적으로 가지도록 바꾸어 놓을 수 있다. 만일 점심식사 전에 시작한 회의가 너무 오래 걸려서 혈당이 낮아지면 머리가 둔해질 수 있다. 만일 혈당이 높은 상태가 오래 지속되고 혈당 조절 문제가 생기면 두뇌자체가 고장날 수도 있다. 즉, 기억력 장애가 생길 위험도 있고 치매, 심지어 알츠하이머병까지 생길 수 있다.

두뇌와 혈당의 상호작용에 대해서 최근에 나온 혁신적인 연구 결과들에 대해서 더 읽어보기 바란다. 명료한 사고를 위해 무엇을 먹어야 하는가를 알면 지금 당장 그리고 앞으로도 수십 년 동안 똑똑하게 생각하며 생활할 수 있을 것이다.

"더 이상 생각을 못 하겠다"

만일 당신이 오랫동안 머리를 썼는데도 결국 헛수고를 한 일이 있다면 '왜 그럴까' 의아하게 생각해 본 일이 있는가? 그런 의문에 대한 해답은 신경과학을 통해서 얻을 수 있다. 인간의 두뇌에서 해마를 찾아냈던 기념비적인 연구가 있었다. 해마는 단기적인 기억을 처리하는 데 결정적인 역할을 하는 뇌의 한 부분이다. 신경의학자이자 일리노이 주립대학교 교수인 폴 골드*Paul Gold* 박사에 의하면, 히포캠퍼스가 사람이 집중적으로 문제를 풀고 있으면 포도당을 빠르게 써버린다고 한다. 쥐에게 포도당 주사를 놓은 다음 새로운 미로를 탐색하게 하면 히포캠퍼스의 혈당 수치가 낮아져 있었다. 또한 더 늙은 쥐의 뇌에서는 당분이 다 떨어진 다음에 당분을 회복하기까지 시간이 오래 걸린다는 것도 발견했다.

당분은 두뇌를 위한 음식이다. 골드 박사의 다른 연구에서는 60대 남성과 여성을 밤새 금식을 시킨 다음, 설탕이 들어간 음료를 마시게 하거나 사카린이 들어간 음료를 마시게 했다. 그 다음 약 1시간짜리 표준화 기억력 테스트를 하면서 그 사이에 혈당 수치를 모니터했다. "피험자들에게 설탕이 들어간 음료를 마시게 한 날은 기억력 테스트 결과가 20% 에서 30% 높았다"라고 골드 박사는 말한다.

Sugar Solution

우울증과 혈당의 관계

우울증은 당뇨병의 진행을 저지할까 아니면 촉진할까?

오레곤 포틀랜드에 있는 케이저퍼마네트연구소(Kaiser Permanente Center for Health Reserch)는 당시 새로 당뇨병 진단을 받은 1,680명의 사람들과 같은 연령, 같은 성이되 당뇨병 없는 사람들을 비교 분석한 연구를 했다. 그 연구에서 발견한 것은, 당뇨병이 있는 사람들은 당뇨병이 없는 사람들에 비해서, 당뇨병이라는 진단을 받기 이전에 우울증 진단을 받고 치료 받은 일이 더 많았다는 점이다. 더욱이 우울증과 당뇨병을 함께 가지고 있을 경우, 우울증을 먼저 진단 받은 비율이 73%였다고 케이저연구소의 그레그 니콜스Greg Nichols 박사는 말했다.

니콜스 박사에 따르면, 우울증과 당뇨병이 상관이 있는 것인지 전문가들은 확신을 갖지 못한 상태이기는 하나, 그럴 것이라는 이론은 있다고 한다. 포도당을 조절하는 것과 우울증을 불러일으키는 다양한 호르몬, 예를 들어 카테콜라민이나 세로토닌 수치 사이에 관련성이 있을 수 있다. "다시 말해서, 우울증과 당뇨병은 공통의 전력이 있다"고 니콜스 박사는 말한다. "비만, 늘 앉아만 있는 생활 방식, 보잘것없는 식단, 게다가 유전적인 기질까지 더해지면 우울증과 당뇨병이 생기기 쉽다. 적어도 일부 사람들한테는 그렇다. 아직 확실하게 알 수 없는 중요한 문제는 우울증을 치료함으로써 당뇨를 예방할 수 있느냐, 아니면 당뇨병을 치료하면 우울증을 치료하는 데 도움이 되느냐이다."

그렇다고 해서 지금 당장 도넛 가게로 달려가라는 말은 아니다. 도넛이나 사탕에 들어 있는 단순당(simple sugar)은 단기간 혈당을 갑자기 치솟게 만든다. 물론 정신 활동을 갑자기 또렷하게 만들 수는 있다. 그러나 골드 박사는 포도당을 일정한 양만 먹으면 기억력과 학습능력을 좋게 하는 반면에, 너무 많은 분량을 먹으면 기억력을 훼손한다고 말한다. 기억력에 도움이 되는 최적의 분량은 사람마다 다를 수 있으며, 최근에 무엇을 먹었는가에 따라서도 다르고 그 순간의 스트레스 수준에 따라서도 다르다.

두뇌를 위한 좋은 연료는 무정백곡물과 같은 좋은 탄수화물, 과일, 야채다. 토론토 대학교 연구진이 연구에 자원했던 참가자들에게 아침으로 물만 마시게 한 경우와 시리얼, 우유, 자몽 주스 등을 마시게 한 경우를 비교하여 기억력 테스트를 했을 때, 시리얼을 먹은 사람들이 25% 더 점수가 좋았다는 것을 발견했다. 또한 아침으로 달콤한 레몬 음료를 먹게 했던 그룹과 보리를 먹게 했던 그룹을 비교했을 때, 보리를 먹었던 그룹이 단 음료수를 먹었던 그룹보다 장기 기억력에 있어서나 단기 기억력에 있어서나 모두 앞섰다.

저혈당 해결법

만일 당신이 배고픈 정도를 지나서 신경질이 나고 생각을 제대로 할수 없고 거의 기절할 지경이라면, 이때 가장 좋은 대처 방법은 무엇일까? 오렌지 주스 한 잔을 마셔서 혈당을 신속하게 올린 다음, 땅콩버터를 바른 통밀 빵을 한 조각 먹어서 혈당 수준을 점심 먹을 때까지안정적으로 유지하는 일이다.

의사들은 저혈당을 가리켜 하이포글리세미아 *hypoglycemia* 라고 부르는데, 이 상태가 되면 신경과민이 되고 메스껍고 몸이 떨리고 심지어 진땀이 흐르고 정신이 혼미해진다. 만일 당신이 당뇨병이 있고혈당 낮추는 약을 먹고 있다면, 식사 1, 2시간 후에 혈당이 갑자기솟구칠 때 반응성 저혈당(reactive hypoglycemia)이 생기거나, 식사후 일정 시간이 흘러 혈당이 계속 떨어질 때 공복시 저혈당 현상(fasting hypoglycemia)이 생길 수 있다.

반응성 저혈당 현상은 식사 후 혈당치가 증가하면서 인슐린이 과도하게 분비되어 발생한다. 위절제술, 유문성형술 등의 수술을 하여 위에서 소장으로 음식이 빠르게 배출되는 환자이거나, 탄수화물 대사효소가 부족하거나 유전적으로 과당을 소화시키지 못한다거나 할 때도 반응성 저혈당 현상이 일어날 수 있다.

단식 저혈당 현상(fasting hypoglycemia)이 생기는 원인은 약을 복용했기 때문이거나(아스피린을 규칙적으로 많이 복용했을 경우) 와인을 마셨기 때문일 수도 있다. 또 신장, 심장, 간의 상태 등 다양한 이유 때문에 혈당이 낮아질 수도 있다.

저혈당 현상을 극복하려면 낮 동안에 3시간 이상 아무 것도 먹지 않은 채 지내지 말아야 한다. 식사와 식사 중간에 간식을 조금 먹되 과일 주스 대신 과일을 먹는 등 섬유소가 풍부한 음식을 먹어라(신속하게 혈당을 올리기 위해서 과일 주스를 먹는 경우가 아니라면 말이다). 흰 빵 대신 통밀로 만든 빵을 먹고, 또 케이크 대신 땅콩을 간식으로 먹어라. 특히 공복일 때는 설탕이 많이 들어간 제품을 먹지 마라.

혈당이 올라가면 기억력이 떨어진다

뉴욕 대학교는 최근에 소규모이지만 잘 구성된 연구를 진행했다. 이 연구는 중년층이나 노년층 가운데 혈당 문제가 있는 사람들이 실제로 기억력 문제로 고통을 겪고 있으며, 뇌의 측두부 안쪽에 위치하며 학습과 기억에 중요한 역할을 하는 해마가 보통 사람들보다 더 작다는 사실을 밝혀내어 화제가 되었다(그 덕분에 많은 중년층들이 점심 메뉴를 바꾸었다).

첫째 날, 연구자들은 53세에서 89세 사이의 실험 자원자 30명에게 기억력 테스트를 했다. 이야기 한 가지를 들려준 다음 잠깐 다른 데 정신을 집중할 시간을 주고, 그 다음 전에 들었던 이야기를 가능한 한 자세하게 다시 말해 보라고 하는 실험이었다. 그날 밤에 푹 숙면을 취하도록 한 다음날, 아침 식사를 먹기 전에 도넛 2개 분량의 포도당을 함유한 정맥주사를 주었다. 그 다음 연구자들은 실험 참가자들의 몸이 얼마나 빨리 포도당을 사용하는지 살펴보고 두뇌를 MRI로 촬영했다.

그 결과, 인슐린 저항성이 있는 참가자들은 당분을 세포로 흡수하기가 더 오래 걸리고 힘들었으며 해마의 크기도 작았다. 이 사실은 인슐린 저항성이 두뇌가 정보를 처리하는 과정에 영향을 미치는 것뿐만 아니라 두뇌의 물리적인 구조 자체도 바꾸어 놓을 수 있음을 시사하는 것이다. 연구진에 의하면, 이 두뇌의 메모리 처리 센터인 해마가 줄어들기 10년 전에 이미 해마에서 인슐린 저항성을 감지했다고 했다.

연구자들은 심지어 두뇌를 그대로 보여주는 컴퓨터 프로그램을 개발했는데, 이 프로그램은 알츠하이머병의 위험 여부를 10년이나 앞서서 예측했다. 그 시스템은 해마의 포도당 흡수량을 측정하여 예측에 활용했다. 9세에서 23세에 이르는 53명의 자원자들을 장기적으로 관찰한 한 연구에서 발견한 바로는, 포도당을 15%에서 40% 정도 적게 사용한 두뇌의 소유자들은 가벼운 기억력 감퇴에서 알츠하이머병에 이르는 기억력 장애를 가지고 있었다.

이 연구 결과는 당뇨병이 있는 사람들에게 특히 더 중요한 의미가 있다. 당뇨병 환자들은 알츠하이머병의 위험이 두 배 높으며, 그만큼 연령에 따라 기억력이 손실될 위험도 높다. 하버드 의과대학(Harvard Medical School) 연구진들은 70대 여성 2,300명의 기억력과 정신능력을 검사한 결과, 당뇨병이 있는 사람들의 기억력과 정신 능력이 낮을 확률이 2배나 되었다고 밝혔다. 연구자들의 계산에 의하면, 당뇨병은 두뇌 연령을 최소한 네 살은 더 늙게 만든다. 중년기 혈당을 낮추는 작업, 즉 다이어트와 운동은 당신의 뇌를 보존하는 일이기도 하다.

프리랜서 작가인 파멜라 올댐은 버지니아 주 출신이다. 파멜라의 본
업은 건강에 대한 책을 쓰는 일이다. 그럼에도 불구하고 정작 자기 자
신의 혈당 문제는 병원 신세를 지고 난 다음에야 깨달았다. 파멜라는
이따금 아침이면 몸이 나른하기는 했다. 그런데 2002년 어느 가을날
아침에 파멜라는 119에 전화를 해야 했다. 그녀는 이렇게 회상했다.
"나는 곧 의식을 잃을 것 같았어요. 딸아이는 학교에 갔고 남편은 이
미 출근한 후였지요. 꼭 뇌졸중 증상 같아서 불안했지요. 게다가 집
에는 나 혼자뿐이었고요."
구급차가 집에 도착했을 무렵에는 말이 어눌해져 있었고, 생각도 명
확하게 할 수 없었다. 병원으로 가는 동안에 응급처치 요원이 파멜라
의 혈당 검사를 했는데 그녀의 혈당이 위험할 정도로 낮았다. 그는
즉시 포도당 정맥 주사를 놓았고, 몇 분 후 병원에 도착할 무렵에는
그녀의 이상한 증상들은 다 사라졌다.

비록 파멜라는 이전에 저혈당이라는 진단을 받은 적이 한 번도 없었
지만 몇 가지 증상은 가지고 있었다. 어지러움, 메스꺼움, 나른함 등
의 증상을 몇 년 동안이나 느끼고 있었다. 그리고 119에 전화를 했던
그날 아침, 파멜라는 아침을 먹지 않았다.
"아침에 눈을 떴을 때부터 몸이 너무 안 좋았어요. 잠을 제대로 자지
못한 것처럼 어지러웠고 몸이 부들부들 떨리는 데다가 신경질이 났
어요. 너무 이상하더라고요."

그 전날 밤, 파멜라는 자기 전에 아이스크림을 하나 먹었다. 그 결과 파멜라가 잠이 들자 혈당이 한층 빠르게 솟구쳤다가 잠이 깰 무렵에는 바닥까지 내려간 것이다.

저혈당을 조절하기 위해서 파멜라는 이제 하루에 여러 끼를 조금씩 나누어 먹는다. 그리고 사탕이나 초콜릿 같은 단순한 당분을 삼가려고 노력한다. 특히 배가 비었거나 밤 늦은 시간에는 더욱 피한다. 아침에는 주로 탄수화물을 먹는데, 섬유소가 풍부한 시리얼이나 무정백곡물 식빵으로 구운 토스트를 먹어서 혈당 수준을 안정감 있게 끌어 올린다. 몸이 덜덜 떨리는 느낌이 오면 오렌지 주스나 사과 주스를 한 잔 마셔서 혈당의 균형을 잡는다.

"이제는 나는 먹고 마시는 일을 의식적으로 생각해요. 그때 무서웠던 일을 생각하지요. 물론 습관을 바꾸기란 아주 힘든 일이었어요. 특히 아침 식사를 제대로 챙기는 일이요. 하지만 이제는 아침을 제대로 먹는 일은 필수라는 사실을 잘 알고 있어요." 🙾

part
03

먼어서 혈당을 조절한다

혈당 조절을 위한 식사 요법

제대로 잘 먹는 게 다이어트보다 낫다!

혈당 조절을 위한 30가지 식사 전략

슈거솔루션에 맞는 부엌

음식점에서 건강한 식사를 하기 위한 방법

달콤한 것, 군것질, 속임수

영양 보조제의 진실

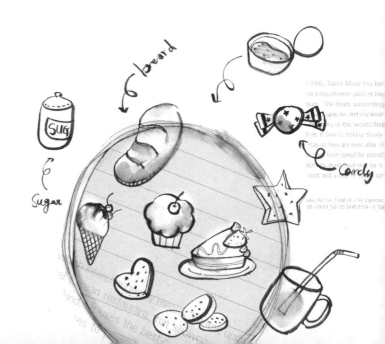

07

제대로 잘 먹는 게
다이어트보다 낫다!

혈당 조절을 위해 제대로 먹으려면 우선 혈당을 낮고 안정적으로 유지시켜주는 탄수화물 종류를 잘 골라먹는 일부터 시작해야 한다. 맛있고 몸에 좋은 지방과 생선을 골라 먹는 일 또한 중요하다 (예를 들면 땅콩류의 지방이 좋다. 땅콩버터도 포함된다). 기름기 없고 단백질이 풍부한 음식을 먹고, 뼈의 생성에 도움이 되는 음식들, 지방을 태워주는 우유, 요구르트, 치즈를 먹어야 한다 (초콜릿 쿠키, 와인, 살사 소스를 곁들인 칩, 버팔로 윙도 잊지 말자).

슈거솔루션 식단은 체중을 줄이고 그 상태를 계속 유지하며, 여러 가지 심각한 건강 문제로부터 당신을 지키는 데 도움을 줄 수 있다. 심장마비에서 뇌졸중, 당뇨, 암, 기억력 감퇴 등의 다양한 문제로부터 말이다. 슈거솔루션의 메뉴는 특별히 건강식 같아 보이지도 않고, 저열량 음식으로만 가득 차 있지도 않다. 오히려 맛이나 모양새나 건강한 음식이 아니라 그냥 맛있는 음식만 제안하는 것 같아 보일 것이다.

아침에는 아스파라거스와 치즈를 곁들인 오믈렛을 먹고, 점심에는 얇게 썬 쇠고기를 넣은 샌드위치를 먹고, 저녁에는 치즈를 넣은 가지에 파마잔 치즈를 뿌린 폴렌타(이탈리아 요리의 일종 : 옥수수 · 보릿가루 따위로 만든 죽 —옮긴이 주)를 먹는다고 생각해 보라. 게다가 간식으로 초콜릿 쿠키를 먹는다. 이렇게 만족스럽게 먹을 수 있는 식단은 영양과 체중 감량에 대한 첨단 연구가 뒷받침되어 있으며, 매일 먹는 식단마다 거의 모든 음식이 맛있으면서도 체중 감소와 건강 개선에 도움이 되도록 만들어져 있다.

슈거솔루션에서 제안하는 메뉴와 69가지 요리 방법은 영양학자이자 당뇨병 교육자, 영양 교육자, 운동생리학자인 앤 피탄트Ann Fittante가 개발한 것이다. 앤 피탄트의 목표는 여러분의 미각을 자극하고, 끼니 중간에 주전부리를 먹는 습관을 없애고, 몸이 지방을 연소하는 방법을 최적화하고, 혈당 조절 체제를 길러내는 것이다. 앞으로 슈거솔루션 방식으로 식사를 하려면 어떤 식료품을 사야 하는지 또 외식하러 나갔을 때 어떻게 주문해야 하는지, 달착지근한 간식거리를 어떻게 조절해야 하는지, 체중 감량에 성공하고 건강을 지키기 위해 한 달간 실천해 볼 수 있는 체계적인 전략은 무엇인지 소개할 것이다.

이번 장에서는 슈거솔루션 식단의 다섯 가지 주요 구성 요소에 대해 다룬다. 이른바 '슈거솔루션 푸드 그룹Sugar Solution Food Group' 이다.

혈당을 다스리는 방법 다섯 가지

음식을 먹었을 때 바로 혈당이 올라가는 현상을 막을 수 있는 전략 다섯 가지를 소개한다.

1 콩을 곁들여 먹는다 —— 인스턴트 쌀밥을 먹을 시간밖에 없다면? 콩을 조금 곁들여서 먹으면 된다. GI 지수가 낮은 식품을 한 가지 첨가하면 그 끼니 전체의 GI 지수가 낮아진다.

2 좋은 지방을 먹는다 —— 아침 식사로 베이글을 먹고 싶은가? 땅콩버터를 한 술 듬뿍 바르도록 하라. 지방은 당분이 혈액 속에 흡수되는 과정을 늦추어 준다.

3 치즈스틱, 삶은 닭고기를 먹는다 —— 손가락 모양의 치즈스틱 하나, 기름기 없는 닭고기 몇 조각은 100kcal 미만이면서도 혈당을 급격하게 올리는 종류의 음식을 여러 시간 동안 포만감을 주는 좋은 음식으로 바꾸어 준다. 지방이 그런 것처럼 단백질도 당분의 소화, 흡수를 늦추어 준다.

4 샐러드에는 식초를 뿌린다 —— 점심이나 저녁을 먹을 때에는 식초가 들어간 야채 샐러드로 시작한다. 여러 가지 푸른 야채를 섞은 것, 차갑게 식힌 푸른 콩, 심지어는 쪄서 식힌 감자 1/2컵을 먹는 것도 좋다. 애리조나 주립대학교(Arizona State University)의 영양학자들이 발견

한 바에 의하면, 식초는 식후에 혈당이 신속하게 올라가는 현상을 어느 정도 막아준다. 식초의 신맛을 내주는 초산(acetic acid)이 탄수화물을 분해하는 효소 작용을 저지하기 때문인 것으로 생각하고 있다. 끼니마다 식초 작은 두 술만 섭취해도 혈당을 조절한 수 있다.

5 계피를 조금 뿌린다 —— 날마다 계피 1/2 작은술을 먹도록 하자. 아침에 토스트 먹을 때 조금 뿌려도 좋고, 오후에 라떼 한 잔을 마시거나 저녁에 고구마를 먹을 때 조금 뿌려도 좋다. USDA의 벨츠빌 인간 영양학연구센터(USDA′s Beltsville Human Nutrition Research Center)의 보고에 따르면, 이 정도 계피를 섭취하는 것만으로도 몸이 인슐린의 신호에 잘 적응하도록 만들어 주고 포도당을 흡수하도록 해준다고 한다. 계피는 메틸하이드록시 챌콘 폴리머*methylhydroxy chalcone polymer*라는 성분을 함유하고 있는데, 이 성분은 인체 세포로 하여금 포도당을 빨리 흡수하게 해주고 또 흡수한 포도당을 손쉽게 에너지로 전환시킬 수 있게 해준다. 덕분에 혈당 수준을 낮게 유지할 수 있다.

현명한 식단 구성의 첫 번째 요소
과일, 야채, 무정백곡물을 많이 먹는다

| 식사 원칙 |

하루에 섭취해야 할 열량의 50～60%를 과일, 야채, 곡물로 채운다. 하루에 2회에서 4회 정도 과일을 먹고, 4회에서 6회 야채를 먹고, 4회에서 6회 곡물을 먹는다.

■ 식탁을 무지개 색으로 장식하라. 사과, 살구, 배, 아스파라거
스, 빨간 피망, 샐러드, 설탕에 절인 완두콩, 신선한 대두(두유
를 만드는 콩) 등 형형색색의 신선한 재료로 채우도록 한다. 거
기에 소스를 곁들여라.

■ 과일은 베리 스무디, 라스베리 타르트, 딸기 필로 도우 등 여러
곳에 들어 있다.

■ 맛있는 야채 요리가 얼마든지 있다. 예를 들면, 마늘과 양파를
곁들인 브로콜리 요리, 으깬 감자, 구운 감자, 오븐에 구운 야
채, 파마잔 치즈를 뿌린 가지에다가 녹인 치즈를 얹고 게다가
아스파라거스를 곁들인 치즈베이컨 파이 등이 있다.

■ 배부르면서도 세련된 곡물 요리법도 많이 있다. 예컨대 폴렌
타, 피망을 곁들인 퀴노아(부드럽고 빠르게 요리가 가능한 곡물요
리), 파스타, 와플, 크레페, 토스트, 머핀, 시리얼 등이 있는데,
이런 것을 먹을 때는 신선한 야채를 함께 먹으면 좋다.

● 어떤 점이 혈당에 좋은가? ──── GI 지수가 낮은 탄수화물 – 신선한
과일, 야채, 무정백곡물 – 은 소화되는 속도가 느리고 혈액 속으로 포
도당을 오랜 시간에 걸쳐 조금씩 내보낸다. 그 결과 혈당과 인슐린
(세포에게 혈당을 흡수하라고 신호를 보내는 호르몬)이 낮은 수준을 유
지한다. 반대로 GI 지수가 높은 탄수화물 – 흰 빵, 케이크, 도넛 등 –
은 혈당을 순간적으로 많아지게 하여 인슐린을 분비하게 만든다.

최신 연구 결과에 의하면, 인슐린 수치가 낮으면 2형 당뇨병, 심장
병, 심지어 기억력 상실의 위험도 낮은 것으로 나타났다. 보스턴 어

린이병원(Boston Children's Hospital)에서 젊은 성인 23명을 상대로 한 연구에서는 GI가 낮은 식단을 따랐던 실험 참가자들이 GI가 높은 음식을 먹었던 사람들에 비해 상당히 이로운 점이 많았음을 발견했다. 구체적으로 보면 GI가 낮은 음식을 먹었던 그룹은 심장을 보호하는 HDL 콜레스테롤 수치가 12포인트 높아졌고(고 GI 그룹은 1포인트 올랐다), 몸에 해로운 LDL 콜레스테롤은 20%가 더 내려갔으며, 심장에 위협적인 트리글리세라이드 *triglycerides*는 2배 정도 낮아졌고, 인슐린에 대한 민감성은 20% 이상 높아졌다. 또한 GI가 낮은 식단은 C반응성 단백질(C-reactive protein) 수준을 저하시킨다. C반응성 단백질은 몸 전체에 걸쳐 만성적인 염증과 관련이 있는 물질로서 심장병과 당뇨병을 불러일으키는 위험 요소다.

"GI가 당뇨병이 있는 사람들에게 좋은 이유는, GI를 따져 음식을 먹으면 혈당과 인슐린 조절뿐만 아니라 식욕을 억제해 주는 효과가 있으며 체중 감량에도 도움이 되기 때문이다. 체중 감량만으로도 2형 당뇨병으로 진행하는 과정을 역전시킬 수 있다." 이는, 네브라스카 오마하에 위치한 크레이튼 대학교 당뇨센터(Creighton Diabetes Center at Cerighton University)의 소장이자 볼티모어의 로즈 솔터 의학연구재단(Rose Salter Medical Research Foundation)의 의료 책임자인 마크 렌들 *Marc Rendell*의 말이다.

과일, 야채, 무정백곡물은 또 콜레스테롤을 낮추고 소화를 도와주는 섬유소를 포함하고 있다. 게다가 색깔이 다채로운 이 음식은 강력하고도 자연적인 해독제를 포함하고 있어서 인체 세포가 유해 산소 때문에 훼손당하지 않도록 보호해 주기도 한다. 몸 안에서는 자연적으로 산소분자가 발생하기도 하는데, 이는 심장병이나 암에 걸릴 가능성을 높일 수 있다.

GI(Glycemic Index)의 비밀

1980년대 초반 토론토 대학교 연구진은 혈당 조절의 도구로서 글리세믹 인덱스*glycemic index, GI*를 고안해 냈다. GI는 탄수화물이 혈당에 영향을 미치는 정도에 따라 그 순위를 매긴 것이다. GI가 높은 탄수화물은 혈당과 인슐린 수치를 순식간에 높이는 식품인 반면, GI가 낮은 탄수화물은 연료가 천천히 타는 것처럼 혈당을 낮은 수준으로 지속시켜 준다. 그러면 인슐린 수치도 낮은 수준으로 유지할 수 있다. 포만감이 오래 가고, 따라서 뭔가 먹고 싶은 욕구도 덜하다. 그래서 2형 당뇨병, 심장병, 뇌졸중, 암, 기억력 감퇴 등의 건강 문제가 생길 위험도 낮출 수 있다.

구체적으로 설명하면 GI가 55 이하인 음식을 먹었을 경우 혈당이 움직이는 범위는 크지 않다. 55에서 70인 음식을 먹으면 혈당이 이보다 조금 더 올라간다. GI가 70 이상인 경우 혈당은 크게 올라간다.

탄수화물 종류에 따라서 혈당에 미치는 효과가 이렇게 다른 까닭은 무엇일까? 어떤 탄수화물이든 몸에 들어오면 결과적으로 몸은 그 탄수화물을 쪼개어 포도당을 만든다. 우유에 들어 있는 유당, 베이글에 들어 있는 전분, 차에 넣는 설탕에 들어 있는 자당이 다 마찬가지다. 인체의 소화기관이 이 탄수화물을 포도당으로 분해하는 데 오랜 시간이 걸리면 걸릴수록 혈당도 천천히 올라간다. 혈당이 천천히 올라갈수록 GI 수치가 낮은 음식이다.

GI가 낮은 탄수화물을 구성하는 조건은 다음과 같다. 우선 점성 섬유소가 있어야 한다(귀리, 콩 등에 점성 섬유소가 많다). 전분 입자 크기도 중요하다. 곱게 빻은 정제 밀가루가 거칠게 빻은 밀가루에 비해서 GI가 높은 것은 이런 이유 때문이다. 전분이 얼마나 익혀져 있는가도 중요하다(살짝 덜 익은 파스타 면이 부드럽게 완전히 익힌 국수보다 GI가 낮다). 산성(예컨대 식초 드레싱)과 지방(예컨대 마가린)도 혈당으로 흡수되는 과정을 느리게 만들어 준다.

그런데 주의할 것은 GI란 탄수화물의 질에 관한 것일 뿐 양에 관한 것은 아니라는 점이다. 그래서 슈거솔루션에서 제안하는 식단은 음식의 글리세믹 분량도 고려한 것이다. 탄수화물의 종류뿐만 아니라 그 분량도 혈당에 영향을 미치기 때문이다. 왜 양이 중요할까?

건강한 식품 가운데 혈당에 거의 영향을 미치지 않는 음식도 있다. 예를 들면 당근, 수박에 포함된 탄수화물 자체는 GI가 매우 높다. 그러나 실제로 당근이나 수박에 들어 있는 탄수화물의 분량은 매우 적은 편이고 주로 물과 섬유소로 이루어져 있다. 그러므로 당근이나 수박을 빼놓고 먹지 않는다면 그것은 잘못이다. GI를 기준으로 한 식사 전략을 쉽고 빠르게 시작하는 방법으로 다음과 같은 몇 가지 단순한 음식물을 예를 들어 보자.

GI가 높은 종류	GI가 낮은 종류
프랑스 빵 95	100% 통밀 식빵 53
젤리 빈 80	말린 살구 31
으깬 감자 73	직화구이 고구마 54
구운 감자 85	팝콘 55
바닐라 웨하스 77	콩 통조림 48
	오트밀 쿠기 55

● 체중 절감 보너스 —— 인슐린 저항성이라는 것은 몸의 세포들이 인슐린이 보내는 신호, 즉 혈당을 흡수하라고 하는 신호를 '무시'하는 것이다. 당신도 인슐린 저항성이 있는 사람 가운데 하나일 수 있다. 왜냐하면 미국인 성인 2명 가운데 1명은 인슐린 저항성이 있으며, 과체중인 사람은 거의 모두 인슐린 저항성 상태이기 때문이다. 인슐린 저항성이 있는 인체는 인슐린을 과다하게 분비해 세포로 하여금 억지로 당분을 흡수하게 하려고 안간힘을 쓴다. 이렇게 인슐린 저항성이 있는 사람들은 체중 감량을 특별히 힘들어한다. 인슐린은 세포로 하여금 여분의 열량을 지방처럼 쌓아놓게 만들고 또 쌓여 있는 지방의 연소를 방해하기 때문이다.

그렇다면 해결책은 무엇일까? 슈거솔루션 같은 GI 지수가 낮은 식단, 열량 낮은 식단을 먹는 일이다. 최근 터프트 대학교(Tufts University)와 뉴잉글랜드 메디컬 센터 *New England Medical Center*가 39명의 과체중 남녀 중 인슐린 수치가 높은 사람들을 두 그룹으로 나누어 6개월 동안 연구한 바에 의하면, 한 그룹은 GI가 낮은 식단을 실천했을 때 평균 9kg을 감량한 반면, 다른 그룹은 GI가 높은 식단을 실천했을 때 평균 5kg 감량했다. 인슐린 수치가 낮아지면 지방 세포를 '해방'시켜서 몸에 쌓여 있던 여분의 지방이 연소될 수 있는 것으로 보고 있다.

또 다른 연구에 따르면, 거의 모든 종류의 체중 감량 식단에서 신진대사의 급격한 저하가 일어나기 쉬운 반면, GI 식단은 그런 현상을 막아준다는 것이다. 사실은 열량 낮은 식단은 신진대사비율, 즉 몸이 쉬고 있을 때 몸이 연소하는 열량이 적다. 그러나 보스턴 어린이병원의 연구진은 GI가 낮은 식단으로 다이어트를 하는 성인들이 GI가 높은 식단을 먹은 사람보다 하루 80kcal 이상을 연소한다고 말한다. 게다가 GI가 낮은 식사를 하는 사람들은 훨씬 기운이 넘치며 웰빙 생활을 하고 있다고 느꼈다. 이런 기분은 다이어트를 계속하는 데 도움이 되고 또 운동에 대한 의욕을 느끼게 해준다.

또한 GI가 낮은 식단은 식탐을 자제하게 도와준다. "GI가 체중 문제에 관한 만병 치료약은 아니다"라고 연구에 참여했던 보스턴 터프트 대학교의 수잔 로버트*Susan Roberts* 박사는 말한다. "그러나 연구와는 상관없이, GI 식단은 나 자신을 포함해서 많은 사람들의 체중 감량에 도움이 된다고 믿고 있다. 내 남편과 나는 비교적 GI가 높은 오트밀을 아침 식사로 먹고 있었는데 먹고 난 후 2시간만 지나면 다시 허기를 느끼곤 했다(두 사람은 GI가 낮은 오트밀로 바꾸어 먹은 다음에는 배고픔을 자주 느끼지 않았다고 한다). 나는 내가 먹는 음식의 GI를 계속 의식하고 있는데, 베이글이나 으깬 감자처럼 GI가 높은 음식을 먹고 난 다음에는 훨씬 더 많이 허기를 느낀다는 것을 깨달았다."

● 슈거솔루션 GI표 —— 음식을 선택하기 전에 먼저 GI표를 참조할 필요는 없다. 이처럼 흥미진진한 영양 정보와 혁신적인 체중감량법의 배경이 되는 과학적 원리는 매우 복잡하지만, 막상 음식을 먹는 전략 자체는 단순하다. GI 식단의 혜택을 만끽하려면 흰 감자, 과일주스, 가공한 과일(예컨대 시럽에 절인 과일 통조림 등), 정제 탄수화물 식품을 먹지 말고 야채, 생과일, 적절한 분량의 무정백곡물을 먹자.

다음 표에서 굵은 글씨로 표시해 놓은 음식은 GI가 높은 음식 가운데 굳이 삼갈 필요는 없는 것들이다. 이런 음식들, 예를 들어 당근이나 수박은 탄수화물 함량이 극히 미미하고 대부분 물과 섬유소로 이루어졌기 때문에 사실상 혈당에 미치는 영향은 미약하다. GI가 낮은 음식 가운데 별표 표시가 되어 있는 항목은 아주 조금만 먹는 것이 좋다. 이런 음식, 예컨대 감자 칩은 지방과 열량만 높고 다른 영양분은 거의 없기 때문이다.

구운 음식	
프랑스 빵	95
와플	76
그래험 크래커	74
카이저 롤	73
베이글	72
옥수수 또띠야	70
멜바 토스트	70
통밀 식빵	**70**
타코 쉘	68
앤젤 푸드케익	67
크루아상	67
스톤드 휫 씬	**67**
100%	
호울 호밀빵	**65**
호밀 비스킷	**65**
왕겨로 만든 머핀	60
통밀 피타빵	57
오트밀 쿠키	55
거친 호밀빵	4

곡물 종류	
인스턴트 쌀	91
기장	**71**
콘밀	68
흰쌀	68
현미	55
메밀	54
불거(Bulgur)	48
강화미	47

(parboiled rice : 벼를 물에 담가 수분을 30~40%까지 흡수시킨 뒤 가열 건조시켜 표면을 호화시키는 처리로, 배아의 비타민 B · 니코틴산 등이 일부 배젖으로 옮아가서 강화미가 된다.)

유제품 종류	
두부디저트	115
아이스크림	61
가당 과일 요구르트	33
무지방 우유	32
우유	27
인공감미료 요구르트	14

과일 종류	
수박	**72**
파인애플	66
칸타루프	65
건포도	64
오렌지주스	57
망고	55
바나나	53
키위	52
자몽주스	48
파인애플주스	46
오렌지	43
포도	43
사과주스	41
사과	36
배	36
딸기	32
말린 살구	31
복숭아	28
자몽	25
자두	24
체리	22

기름기 없으면서 포만감을 주는 단백질을 먹는다

현명한 식단을 구성하는 두 번째 요소

| 식사원칙 |

매 식사마다 단백질을 어느 정도 먹는다. 단백질로 하루에 필요한 열량의 15%에서 25%를 얻도록 한다.

| 메뉴 |

■ 오믈렛이나 프리타타(여러가지 야채로 만든 이탈리아식 오믈렛 종류)를 선택해서 달걀을 먹는다.

■ 콩을 먹는다. 칠리, 렌즈콩 수프, 터스칸 빈 스튜, 베이키드 빈 등을 먹으면 된다.

■ 참치, 닭고기, 칠면조고기, 구운 야채 등에 저지방 야채를 곁들여서 얇은 빵에 말아먹는 샌드위치를 선택하면 된다.

■ 가정에서 즐겨 먹는 오븐 구이 요리를 선택한다. 닭고기, 그릴에 구운 스테이크, 돼지고기 바비큐, 타르타르 소스를 곁들인 대구, 클램차우더, 치킨파마잔, 새우와 크랩케익 등이 있다.

■ 고기와 가지로 만든 카세롤, 멕시칸 라쟈냐, 닭고기와 버섯을 넣은 리카토니 등이 있다.

■ 고기를 먹지 않고도 단백질을 섭취할 수 있다. 통밀 파스타, 요구르트, 땅콩 종류를 곁들인 무정백곡물 시리얼, 땅콩을 넣은 스낵, 땅콩 버터 등이 있다.

● 어떤 점이 혈당에 유익한가 —— 코펜하겐 소재 왕립 수의과 및 농업 대학교의 연구소에 의하면, 슈거솔루션에서 제시한 대로(하루에 필요

한 열량 가운데 최대 25%까지 단백질에서 섭취하는 것) 단백질 수치를 올려서 식사한 25명의 덴마크 남녀는 주로 탄수화물에서 열량을 섭취한 사람들에 비해서 복부지방을 줄이는 비율이 약 10%나 높았다. 복부지방은 복부 내부에 쌓이는 지방으로서 당뇨와 심장 계통의 질환을 불러일으킬 위험이 높다.

단백질이 복부지방에 어떤 효과를 주는지 정확하게 밝혀지지는 않았다. 추측해 본다면 단백질 섭취가 불안감 호르몬인 코티졸의 배출을 줄이는 효과가 있다는 것이다. 코티졸을 우리 몸으로 하여금 복부에 지방을 비축하게 만드는 역할을 하기 때문에 코티졸 분비가 줄어들면 복부비만도 줄어드는 것이다.

● 체중 절감 보너스 ── 단백질을 먹으면 "아, 배부르다" 하는 느낌을 받는다. 그래서 식사 중간에 허기를 느끼지 않는다. 단백질의 효과는 강력하고도 지속적이다. 미시건에 있는 로체스터 비만연구 센터(Rochester Center for Obesity Research Center in Michigan)의 새로운 연구 결과에 따르면, 30명의 여성에게 아침으로 달걀 2개와 토스트를 먹게 했는데 이들은 상당한 포만감을 느꼈고, 아침으로 크림치즈 바른 베이글을 먹은 다른 여성들보다 하루 동안 열량을 274kcal 더 적게 섭취했다고 한다. 달걀을 먹는 사람들은 심지어 그 다음날에도 열량을 적게 섭취했다. 연구진은 달걀이 빵이나 베이글보다 훨씬 더 포만감을 준다고 말한다.

단백질은 고기든, 달걀이든, 유제품이든 아니면 콩 종류는 탄수화물이나 지방보다 신진대사를 활발하게 해준다. 그 효과는 식후 최대 3시간까지 발휘된다. 말하자면 단백질을 먹었을 때 몸은 여느 때보다 더 활발하게 열량을 연소하는 것이다.

뼈와 심장을 위해 유제품을 먹는다

| 식사원칙 |

거의 매일 하루 두 차례 유제품을 먹는다. 유제품의 열량은 하루에 필요한 단백질, 지방, 탄수화물 등에 해당하는 것으로 계산할 수 있다. 우유는 이런 영양소를 모두 포함하기 때문이다.

| 메뉴 |

- 딸기가 섞인 요구르트 스무디를 먹거나 간식으로 과일의 달콤함과 시원하고 부드러운 느낌의 요구르트를 섞어 먹는다.

- 유지방이 1% 함유된 우유

- 치즈를 제법 많이 넣은 닭고기 요리, 파마잔 치즈를 뿌린 가지를 넣어 만든 구운 야채 샌드위치, 파마잔 치즈를 뿌린 파스타, 닭고기 파스타에 치즈를 뿌린 요리 등도 슈거솔루션 식단이다.

● 어떤 점이 혈당에 유익한가? ── 유제품은 신진대사 증후군의 위험을 막아준다. 신진대사 증후군은 당뇨병 전 단계의 조건 가운데 하나로서 심장마비, 뇌졸중, 고혈압, 2형 당뇨병, 암, 기억력 감퇴 등을 불러일으킬 위험이 있다. 3,157명의 젊은 남녀를 대상으로 10년 동안 진행한 공동 연구에 의하면 매일 유제품을 먹음으로써 인슐린 저항성의 위험을 21%나 떨어뜨릴 수 있다. 유제품에 들어 있는 칼슘과 기타 영양소 또한 고혈압의 위험을 막는 데 도움이 된다.

또한 칼슘은 뼈의 밀도를 유지하는 데 꼭 필요하다. 그래서 슈거솔루션은 하루에 최소한 500mg의 칼슘 보충제를 먹기를 권한다. 그래야 뼈를 보호하는 데 필요한 칼슘을 제대로 얻을 수 있다. 슈거솔루션의 식단은 칼슘을 하루 850mg을 먹도록 되어 있는데, 이는 하루 두 번 꼭 유제품을 먹고 또 그 외에 다른 음식에서도 칼슘을 섭취할 수 있을 때 나오는 양이다. 참고로 19세에서 50세 사이의 성인은 칼슘 1,000mg이 필요하고 50세 이상은 1,200mg이 필요하다.

한 가지 주의할 점은 칼슘을 하루 동안 나누어 섭취해야 한다는 점이다. 인체는 한 번에 500mg의 칼슘밖에 흡수하지 못하기 때문이다.

● 체중 절감 보너스 ────── 저열량 다이어트를 할 때에는 유제품에 들어 있는 칼슘은(칼슘 보조제를 섭취하는 것도 포함하여) 체중 감량 노력에 힘을 실어줄 수 있다. 우유가 체중 조절에 도움이 되는가를 두고 최근 논란이 벌어지고 있는 것은 사실이지만, 적어도 테네시 대학교의 영양학연구소에서 내놓은 연구 결과는 뚜렷하게 다음 두 가지를 말하고 있다. 한 가지는 만일 식사를 통해서 충분한 칼슘을 섭취하지 못한다면 나머지 칼슘을 반드시 더 보충해야(안전한 정상 권장량까지만) 체중 감량을 좀 더 쉽게 할 수 있다는 것이다. 또 다른 한 가지는 32명의 비만 남성과 여성을 대상으로 했을 때 하루 500kcal를 줄인 식단을 실시하면서 800mg의 칼슘 보조제를 날마다 섭취하는 것이 칼슘 1,200mg이나 1,300mg을 한꺼번에 섭취한 경우보다 체중과 지방을 훨씬 더 많이 줄였다고 밝히고 있다. 또 다른 연구에서는 34명의 비만인 사람들이 다이어트를 하면서 하루 3번 요구르트를 나누어 먹으면 한번에 많이 먹었을 때보다 몸무게와 지방을 더 많이 줄일 수 있었다.

심장, 정신, 미각을 위해 좋은 기름을 먹는다

| 식사원칙 |

식사 원칙 하루 필요한 열량에서 25~30% 정도를 지방에서 얻
도록 한다. 몸이 필요로 하는 좋은 지방을 날마다 섭취하는 것이
좋다.

| 메뉴 |

- 오메가3 지방산이 풍부한 연어구이, 아마 씨가 섞인 잡곡 시리
  얼, 스무디 등을 먹고 간식으로 호두를 먹으면 좋다. 초콜릿
  쿠키도 좋다.

- 건강한 단일불포화지방산이 들어 있는 땅콩 버터나 아몬드 버
  터를 토스트에 발라서 아침으로 먹으면 좋다. 볶음이나 구이
  에 올리브유, 카놀라유를 사용하고, 땅콩버터 쿠키를 만들 때
  에는 땅콩을 첨가하고 샐러드에는 아보카도를 넣는다. 생야채
  를 허머스(이집트콩을 삶아 양념한 중동음식) 소스에 찍어먹고,
  여러 가지 콩류를 간식으로 먹는다.

- 트랜스지방은 먹지 않도록 하고, 포화지방은 아주 조금만 먹
  도록 한다.

● 어떤 점이 혈당에 유익한가? —— 처음엔 오메가3 지방산을 풍부하
게 섭취하면 만성적인 염증을 없앨 수 있다고 했다. 참고로 만성적
염증은 대사증후군과 당뇨병을 일으킬 수 있는 요소다. 한편 좋은 지
방은 대사증후군으로 생기는 여러 가지 건강상의 문제를 막아줄 수

있다는 점이 여러 차례 입증된 바 있다.

오메가3 지방산이 풍부한 생선을(연어, 정어리, 고등어 등) 일주일에 한 번 먹는 것만으로도 치명적인 심장마비의 위험을 40%까지 줄일 수 있다. 미국심장협회의 권고 사항에 따르면, 이런 음식을 일주일에 2번 먹는 것이 좋다고 한다. 브리엄 여성병원(Brigham and Women's Hospital)이 4,800명을 대상으로 12년간 진행했던 연구에서는 일주일에 1회에서 4회 생선을 먹었던 사람들은 생선을 먹지 않았던 사람들보다 심방세동(atrial fibrillation, 심방 전체가 정상으로 수축하지 않고 심방의 각 부분이 무질서하게 수축하는 상태, -옮긴이 주) 위험이 28%가량 낮았다. 심방세동은 심장의 리듬을 깨트리고 피곤함과 호흡 곤란을 일으킬 수 있다.

노스웨스턴 대학교의 연구진은 선행 연구 8편(총 연구 대상자가 200,575명에 달한다)을 종합 분석한 결과, 기름기 많은 생선(예를 들면 연어, 고등어, 청어 등)을 주 1회 먹는 것만으로도 허혈성 뇌졸중(ischemic stroke) 위험률은 13%까지 낮아진다는 결론을 내렸다. 허혈성 뇌졸중은 응혈로 인해 가장 흔히 일어나는 뇌졸중이다. 그리고 하버드 대학교에서는 727명의 여성을 연구하였는데, 이 가운데 기름기 있는 생선을 거의 매일 먹은 여성들은 한 달에 세 번 정도 먹은 여성들에 비해 응혈이 생길 가능성이 7%에서 10% 정도 낮았다.

또한 시카고의 러시 프레스비테리언-세인트루크 메디컬센터 *Rush Presbyterian-St. Luke Medical Center*의 연구에 따르면, 일주일에 한 번 생선을 먹는 것으로 알츠하이머병으로 발전할 가능성을 낮출 수 있다. 연구자들은 65세에서 94세 사이 815명의 식습관에 대한 자료를 수합하였다. 이들은 처음 연구가 시작할 무렵에는 알츠하이머병이 없었는데, 이후 연구가 진행된 지 4년이 경과하자 이 가운데

131명이 알츠하이머병으로 진행되었다. 생선을 어쩌다 한 번 먹거나 아예 먹지 않는 사람들에 비해서 주 1회 정도 꾸준히 생선을 먹었던 사람들은 알츠하이머병에 걸릴 위험이 60% 적었다.

식물에서 추출한 오메가3 지방산도 역시 심장 건강에 좋다. 건강한 동맥은 유연하고 깨끗한 '파이프'를 통해서 혈액을 펌프질한다. 스페인 학자들에 의하면, 호두가 그 상태를 유지하는 데 도움이 된다. 연구 대상자들을 두 그룹으로 나누어 심장에 좋은 식단을 섭취하게 했는데 그 두 그룹의 식단은 한 가지만 달랐다. 한 그룹에게만 하루에 8알에서 13알 사이의 호두를 먹게 했는데, 4주가 지난 다음 결과를 보니 호두를 먹었던 그룹은 동맥의 펌프 작용이 64% 더 강력해졌고, 동맥에 이물질을 생기게 하는 걸쭉한 물질들이 호두를 먹지 않은 그룹보다 20% 적었다. 콩 종류에서는 호두만이 유일하게 심장에 좋은 오메가3 지방산을 풍부하게 포함하고 있다.

한편 아몬드는 풍부한 섬유소와 단일불포화지방, 산화방지 비타민 E를 함유하고 있어서 심장질환의 위험을 12.5% 줄여준다. 하버드 대학교 연구진에서는 당뇨병이나 심장혈관질환, 암 병력이 전혀 없는 83,000명의 여성을 16년 동안 계속 추적해 본 결과, 콩 종류를 한 주에 적어도 다섯 번 이상 먹는 여성들은 전혀 먹지 않는 여성들과 비교해 볼 때 2형 당뇨병으로 발전할 가능성이 약 30% 적었다. 또한 한 주에 다섯 번 이상 땅콩버터를 먹는 여성들은 전혀 먹지 않는 여성에 비해서 2형 당뇨병이 될 위험이 약 20% 적었다.

● 체중 절감 보너스 —— 65명의 과체중 남녀에게 하루 1,000kcal를 먹는 다이어트를 24주간 실시했던 한 연구에서는, 간식으로 아몬드를 먹었던 그룹의 몸무게가 18%가 줄어든 반면, 탄수화물 위주의

간식(크래커, 구운 고구마, 팝콘 등)을 먹었던 그룹은 11%밖에 줄어들지 않았다. 또한 콩 종류를 먹은 그룹은 허리둘레가 14% 줄어들었지만, 탄수화물을 간식으로 먹은 그룹은 9%만 줄었다. 캘리포니아에 있는 시티오브호프내셔널메디컬센터 *City of Hope National Medical Center*는 아몬드에 들어 있는 단백질, 지방, 섬유소 등이 포만감을 유지시켜 주고, 이런 콩 종류는 세포벽이 단단해서 거기에 들어있는 영양소 전부가 인체에 흡수되지 못하기 때문일 것이라고 추정하고 있다.

현명한 식단을 구성하는 다섯 번째 요소
좋아하는 간식도 먹을 수 있다

| 식사원칙 |

적어도 하루 한 번은 특별히 좋아하는 간식을 즐길 수 있다.

| 메뉴 |

- 일부 다른 메뉴에 레드 와인이나 화이트 와인 한 잔을 함께 포함시킬 수 있다. 술을 조금 마시고 싶을 때에는 어떻게 전체 섭취 열량을 지킬 수 있는지 '8장'에서 방법을 일러 줄 것이다.

- 만들기도 재미있고 먹으면서 죄의식을 느끼지 않아도 되는 진짜 후식을 먹을 수 있다. 초콜릿 칩 쿠키, 라즈베리 타르트, 브라우니, 초콜릿 빵, 쌀로 만든 푸딩 등.

- 간식으로 토르티야 칩을 먹을 수 있다. 나초를 소스에 찍어 점심 식사로 먹을 수도 있다. 새우를 겨자와 고추냉이 소스에 찍

어 먹거나 버팔로 윙을 먹는 것도 가능하다.

■ 저지방 아이스크림이나 서벗, 치즈, 팝콘을 먹을 수도 있다.

● 어떤 점이 혈당에 유익한가? ──── 슈거솔루션 식단에서는 달콤한 간식의 경우 지방, 섬유소, 단백질을 함께 섭취할 수 있게 해놓았다. 이는 당분이 혈당에 미치는 영향을 둔화시키고 또 열량을 조금이라도 낮추어 허리둘레가 늘어나지 못하도록 하기 위한 전략이기도 하다(비만은 인슐린저항성을 불러오는 위험요소이기 때문이다).

분량으로 보았을 때, 설탕 탄수화물이 혈당에 미치는 영향은 흰 빵이나 스파게티, 국수, 시리얼 등에 들어 있는 전분 탄수화물보다 덜 하다. 자그마한 간식 한 조각을 먹거나 오트밀이나 딸기에 설탕을 조금 뿌려 먹는 것만으로는 그렇게 살찌지 않는다(물론 얼마나 먹느냐가 중요하기는 하다. 과하게 먹으면 열량이 늘어나기 마련이니까).

과당 옥수수 시럽으로 단맛을 낸 음료수는 삼가기 바란다. 이런 음료수는 열량도 높고 마실수록 더 마시고 싶은 욕구를 불러일으킨다. 그러다 보면 과체중의 위험도 높아지고 당뇨병이 발생할 위험도 높아진다.

● 체중 절감 보너스 ──── 슈거솔루션에서는 지방과 열량 수치에 맞추면서 맛도 좋은 디저트를 만들기 위해 저지방 빵 재료를 사용하여 만드는 음식을 전략적으로 제시했고, 때로는 인공감미료를 사용하는 음식을 포함시키기도 했다. 이런 방법을 쓰면 진짜 맛을 느끼게 해주

는 재료들, 예컨대 진짜 초콜릿, 버터, 설탕(물론 작은 양이지만)을 사용할 수 있기 때문에 디저트 원래의 맛을 유지할 수 있다. 이런 디저트를 먹으면 기분을 달래기에 좋고 포만감까지 느낄 수 있다. 슈거솔루션 식단은 디저트뿐만 아니라 식사 요리법을 개발하는 데도 비슷한 전략을 사용하기 때문에 체중 감량 계획을 포기하지 않고 꾸준히 실행하는 데 도움이 될 것이다.

08

혈당 조절을 위한
30가지 식사 전략

오트밀이나 토스트에 젤리를 곁들여 먹을까? 아니면 파스타와 삶은 닭고기에 야채? 그것도 아니면 신선한 딸기와 브라우니 아이스크림?

집에서 먹든 간이식당에서 줄서서 먹든 외식을 나가든 당신이 무엇을 먹느냐라는 그 작은 결정 하나하나가 혈당에 중요한 영향을 끼친다. 혈당이 일정한 수준을 유지하느냐 아니면 과체중, 피로, 그 외에도 일련의 주요 건강 문제를 몰고 올 위험을 초래하느냐는 당신의 이 작은 결정에 달린 것이다.

이번 장을 영양에 관한 커닝페이퍼라고 생각하기 바란다. 여기에는 혈당 조절을 위해서 어떤 음식을 선택해야 할지 실제적인 지혜가 가득 담겨 있다. 이 장에서 제시하는 현명한 식사 요령 30가지는 식사와 혈당의 관계에 대한 현재의 연구 경향을 잘 반영한다. 고단백 식사, '좋은' 탄수화물과 '나쁜' 탄수화물, GI, 달콤한 간식을 포함한 다이어트 식단 등등 다양한 내용이 있다.

더욱이 독자들이 직접 실천에 옮겨 볼 수 있는 쉽고 간단한 미니 요리법도 있다. 반드시 명심해야 할 점은 여기에서 추천하는 바를 실천하면 할수록 혈당 관리에 한층 유익하다는 점이다.

01
섬유소를 먹어라

과일이나 야채가 건강에 얼마나 좋은지 잔소리를 늘어놓는 일은 생략하자. 그러나 몸무게를 줄이겠다고 결심했거나 혈당을 조절해야한다면 섬유소를 친구로 삼아야 한다. 최근 연구에서 밝혀진 바에 의하면, 하루 50g씩 섬유소를 먹은 당뇨병 환자들, 특히 사과나 귀리에많이 들어 있는 용해성 섬유소를 먹은 이들은 섬유소를 먹지 않은 환자들에 비해서 혈당 조절이 훨씬 더 원활했다.

섬유소는 건강에 매우 중요하다. 미국당뇨병협회는 최근에 당뇨병이있거나 당뇨병 위험 수위에 이른 사람들에게 반드시 하루 50g씩 섬유소를 먹도록 권장했을 정도다(이번 장의 뒷부분에 권장량을 채우려면 섬유소 보충제를 어떻게 복용해야 하는지 설명했다). 그리고 전미 식품영양위원회(US Food and Nutrition Board)도 최근 건강한 남녀를위한 하루 섬유소 섭취량에 대한 기준을 세웠다. 최소 필요량을 가늠하기 위해서 다음 기준을 참고하기 바란다. 50세 이전 남성은 35g,여성은 25g, 50세 이후 남성은 30g, 여성은 31g이다.

- 용해성 섬유소가 풍부한 식품을 먹어라. 연구자들은 섬유소가 혈당 조절에 중요한 역할을 할 것으로 생각하고 있다. 왜냐하면 섬유소는 끈끈한 젤을 형성하여 소장 내에서 탄수화물과 포도당을 흡수하는 데 방해 작용을 할 수 있기 때문이다. 그래서 혈당과 인슐린 수치를 낮추고 당뇨병 관리를 쉽게 해준다. 용해성 섬유소가 가장 풍부한 식품으로는 오렌지, 자몽, 자두, 머스크메론, 파파야, 건포도, 리마빈, 호박, 오트밀, 오트브랜, 그래놀라 등이 있다. 이밖에도 용해성 섬유소가 많이 들어 있는 음식으로는 발리, 콩, 딸기, 사과 과육(사과 껍질은 비용해성 섬유소다)이 있다.

- 가장 영양이 풍부하고 건강에 이롭게 섬유소를 먹는 방법은 하루 5번 정도 야채를 먹고 하루 4번 정도 과일을 먹는 것, 그리고 여러 가지 색깔로 먹는 것이다. 생각보다 어려운 일은 아니다. 아침 식사에 신선한 과일과 넉넉한 양의 샐러드(두 번 먹을 양에 해당하는 분량이 될 만큼 넉넉한 양)를 먹고, 점심에 과일을 먹고, 저녁에 두 번 정도 야채를 먹은 다음 디저트로 과일을 먹으면 된다. 준비하기가 힘들 것 같다면, 잘라서 파는 과일이나 빠른 요리를 위해 준비해 놓은 야채 등을 사먹어도 좋다. 그러나 빵이나 소스에 버무린 냉동야채는 탄수화물, 나트륨, 트랜스지방이 잔뜩 들어 있을 가능성이 높기 때문에 피해야 한다.

02
완두콩을 활용하라

완두콩을 비롯해서 여러 종류의 콩을 먹어라. 콩은 밀겨울로 만든 아침용 시리얼 다음으로 섬유소가 가장 풍부한 식품 가운데 하나다. 섬유소가 많은 식사를 하면 당뇨병, 심장병의 위험을 낮출 수 있으며, 한 연구에 따르면 당뇨병이 있는 사람이 하루에 96g의 콩을 먹으면 혈당 관리에 도움이 된다. 콩은 용해성 섬유소가 특히 풍부해서 콜레스테롤 수치와 폴산 수치를 낮춘다. 이는 심장병 위험을 높이는 요소인 호모시스테인*homocysteine*을 낮추는 역할을 한다.

일주일에 5번 이상 콩을 먹는 것이 가장 이상적이다. 어느 음식이든지 콩을 넣으면 단백질과 섬유소를 더해줄 수 있다. 그러므로 샐러드, 구운 감자, 야채 칠리 등에도 콩을 이용하면 좋다. 또한 콩 퓌레를 만들어서 샌드위치에 발라먹는 것도 좋다. 여러 가지 콩을 많이 갖추어 놓으면 맛있고도 건강에 좋은 음식을 언제라도 만들 수 있을 것이다. 콩 통조림을 사용할 경우에는 우선 물로 한번 씻어내는 것을 잊지 말자. 대체로 콩 통조림에는 엄청난 나트륨이 들어 있다.

자, 다음은 콩을 최대한 활용할 수 있는 방법이다.

- 인스턴트 콩 수프를 항상 가까이 두자. 약 10,000명을 대상으로 한 전국 규모의 연구 결과, 일주일에 4번 이상 콩을 먹은 사람들은 심장병에 걸릴 가능성이 22% 이상 적었다. 인스턴트 콩 수프를 이용하면 불과 6분 만에 심장에 좋은 식탁을 차릴 수 있다. 설거지 할 것도 별로 생기지 않는다.

- 맛좋은 남서부식 오믈렛을 만들어 보라. 통조림으로 나온 검은콩 1/4컵, 옥수수알 2큰술, 빨간 피망이나 초록색 피망 다진 것, 토마토 다진 것, 파 다진 것, 고추 다진 것 1큰술, 마른 고수풀 1큰술, 말린 큐민 1/4작은술. 이것들을 한꺼번에 섞어서, 달걀 3개를 넣은 오믈렛의 속재료로 사용한다.

- 가정식 피자를 만들어 먹을 때 검은 콩이나 키드니 콩 1/2컵, 잘게 찢은 시금치 1컵, 얇게 자른 버섯을 토핑으로 사용해 보자. 육류를 먹고 싶으면 칠면조 페퍼로니를 몇 장 추가하면 된다.

03
곡물에도 섬유소가 있다

사람 몸에 미치는 영향으로 말하자면 정제된 흰 밀가루는 설탕과 마찬가지다. 흰 밀가루가 많은 밥상은 설탕이 많이 들어 있는 밥상과 같은 셈이다. 무정백곡물은 심장질환, 뇌졸중, 암에 걸릴 위험을 낮추어줄 뿐만 아니라, 당뇨병의 위험을 낮추는 데에도 관련이 있음을 입증하는 사례가 계속 나오고 있다.

이 가운데 가장 최근 연구는 핀란드에서 40세에서 69세 사이의 남성 2,286명과 여성 2,030명의 여성을 대상으로 10년 동안 꾸준히 연구한 것이다. 이 연구에서 밝혀진 바에 의하면, 섬유소를 많이 섭취한 그룹, 즉 과일이나 야채의 섬유소뿐만 아니라 귀리, 호밀, 보리, 기장, 메밀 등 무정백곡물 시리얼을 먹었던 그룹은 그렇지 않은 그룹에 비해 2형 당뇨병의 위험이 61%나 낮았다.

시리얼 섬유소는 2가지 방식으로 2형 당뇨병에 대항하는 효과가 있는 것으로 알려져 있다. 흰 빵처럼 단순 탄수화물 식품과 비교해 볼 때, 섬유소가 풍부한 탄수화물은 천천히 소화와 흡수가 이루어지기 때문에 인슐린을 필요로 하는 정도가 낮다. 또한 불용해성 섬유소는 장의 흡수 속도를 빠르게 만들기 때문에 탄수화물이 흡수될 수 있는 시간을 별로 남겨주지 않는다. 그러나 이 점이 아니더라도 무정백곡물에 있는 다른 구성 성분인 리그난*lignan*, 토코트리에놀*tocotrienole*, 피틴산*phytic acid* 등이 효과를 발휘하고 있다고 볼 수도 있다.

여기 빠르고 맛있게 무정백곡물을 요리해 먹을 수 있는 방법이
있다.

- 이미 무정백 밀빵을 먹고 있으며 뭔가 새로운 변화가 필요
한 상태라면 무정백 호밀빵을 한번 먹어 보라.

- 무정백곡물 파스타를 골라 먹어라. 무정백 밀은 물론이고,
무정백 애머랜스, 무정백 퀴노아, 무정백 메밀(흔히 소바라
고 부르는 일본식 메밀 국수도 좋다)이 좋다. 대규모 식료품점
이나 건강 식품점에 가면 살 수 있다.

- 불거(bulgur), 콩, 버섯, 샐러리, 바질 등을 섞어서 피망 속
을 채운 요리를 해보라.

- 미트로프를 좀 더 건강에 이롭게 만들려면, 갈은 고기 450g
당 무정백 기장 1컵을 익혀서 섞어라.

- 차가운 샐러드를 만들 때 퀴노아에 파슬리 다진 것, 오이,
토마토, 다진 마늘 등을 섞어라. 드레싱은 올리브 오일과 레
몬 주스로 만들어라.

04
계획을 세워서 지방을 섭취하라

미국 전역에 오랫동안 저지방 식품에 대한 열기가 불었음에도 불구하고 실제로 미국인들이 먹는 지방의 양은 오히려 증가했다. 여성의 경우 평균 65g의 지방을 날마다 섭취한다. 물론 이는 너무 많은 양이다.

하루 1,800kcal 식단의 경우, 지방에서 얻는 열량이 전체의 25%에서 30%여야 한다. 그러려면 지방의 섭취량은 50g에서 60g이어야 하고, 그 가운데 좋은 지방이 50g이어야 한다. 좋은 지방은 올리브유, 카놀라유(단일불포화지방)와 기름기 있는 생선(오메가3 지방산)에 들어 있다.

여러분은 이미 무지방 우유나 저지방 유제품을 선택해서 먹고 있는지도 모르겠다. 또 돼지고기나 소고기에서 눈에 보이는 기름을 제거하고, 닭고기의 껍질을 벗겨내고 조리하고 있을지도 모르겠다.

다음에 지방을 피하는 몇 가지 방법이 있다.

■ 지방을 하루에 여러 차례로 나누어 먹어라. 야채나 과일에는 지방에 잘 녹는 영양소가 있으므로 지방을 소량 같이 먹으면 흡수를 촉진한다.

- 야채를 요리할 때에는 버터를 사용하지 말고 그 대신 와인, 레몬, 오렌지, 토마토주스, 허브, 여러 가지 향신료, 브로스 등을 사용하라.

- 지방은 전혀 들어 있지 않은 식단을 짜서는 안 된다. 몸이 제대로 돌아가기 위해서는 지방이 필요하다. 단, 좋은 지방을 적절한 분량으로 섭취하는 데 초점을 맞추어야 한다.

- 갈비나 소시지처럼 지방이 엄청나게 많이 들어 있는 육류(적게 잡은 1인분에도 지방이 8g이나 들어 있다), 지방이 많은 소고기, 돼지고기, 양고기(1인분에 5g의 지방이 있다)를 먹지 말고 기름기 없는 닭고기, 껍질 없는 닭고기, 칠면조 가슴살, 생선, 기름기 없는 돼지고기, 소고기로 바꾸어라. 이런 육류는 모두 1인분에 3g 이하의 지방이 들어 있다.

- 달걀 흰자를 더 많이 먹고 노른자는 덜 먹도록 한다. 달걀 2개로 만든 스크램블드에그에는 지방이 5g 정도 들어 있지만, 달걀흰자로만 만든 스크램블드에그에는 1g도 채 들어 있지 않다.

- 샐러드 바에는 드레싱을 뜨는 국자가 있다. 이 국자는 사용하지 말자. 드레싱을 한 국자 듬뿍 담으면 무려 32g의 지방이 들어 있다. 보통 크기의 숟가락을 사용한다. 적어도 지방 24g은 줄일 수 있다.

05
바다에서 나는 안전한 지방을 먹자

지방이 심장마비, 콜레스테롤, 체중 증가 등의 원인이 된다는 말은 오래 전부터 나왔다. 그런데 특정 종류의 지방은 사실은 우리 몸을 콜레스테롤 과다, 당뇨, 고혈압 등으로부터 지켜주는 효과가 있다.

오메가3 지방산(omega−3 fatty acids)은 좋지 않은 LDL 콜레스테롤은 낮추고 좋은 HDL 콜레스테롤은 높이며, 중성지방(triglycerides, blood fat의 일종)을 낮추는 데 도움이 된다. 또한 혈액 응고의 위험을 낮추는 데에도 유익하다. 이러한 오메가3 지방산의 기능은 누구에게나 희소식이지만 당뇨병 환자에게는 특히 더 그렇다. 당뇨병 환자는 심장 질환이 생길 가능성이 더 높기 때문이다.

오메가3 지방산은 사람 몸에서는 생성되지 않는다. 그래서 식품을 통해서 구체적으로 말하자면 생선과 식물성 식품을 통해서 따로 섭취해야만 한다. 생선은 EPA(eciosapentaenoic), DHA(docosa-hexaenoic)라고 부르는 중요한 오메가3 지방산을 공급해 준다. 특히 이를 얻기에 좋은 식품은 연어, 고등어, 정어리, 청어, 앤초비, 송어, 전갱이 등이다.

만일 참치 통조림을 반드시 먹어야 할 일이 있다면, 포장에 '물에 재운 저지방 덩어리 참치'라고 표시되어 있는 것을 골라 먹는다. 물에 재운 참치에 들어 있는 오메가3 지방산은 연어나 고등어보다는 못하지만 수은 함량이 평균 54ppb(parts per billion)에 불과하다. 수은

이 어린이의 두뇌발달을 훼손할 잠재적인 가능성이 많다는 사실은 이미 잘 알려져 있거니와, 이밖에도 수은이 쌓이면 성인의 면역 체제와 생산능력 체제에도 손상을 입힐 수 있고 심장마비의 위험도 불러일으킨다. 퍼듀 대학교의 연구진은 272가지 생선통조림을 조사해 본 결과, 연어 통조림이나 고등어 통조림을 먹으라고 말한다. 이 연구에서 밝혀진 바에 의하면, 수은 함유 수준은 연어 통조림은 평균 45ppb, 고등어 통조림은 평균 55ppb였던 것에 비해 기름에 재운 참치 통조림은 340ppb였다.

환경 단체인 EWG(The Enrvionmental Working Group)가 사람들이 흔히 먹는 생선의 수은 함량을 최근 분석한 보고서, '머리가 좋아지는 음식' 에 따르면 다음 생선들은 독성 금속 함량이 낮아서 심지어 임신부조차도 정기적으로 먹을 수 있는 것들이라고 한다. 바로 민어, 양식 메기, 북대서양산 대구, 생선 토막 튀김, 대서양산 블루 크랩, 새우, 넙치, 태평양산 야생 연어 등이다.

바닷물이 민물에 비해서 더 깨끗한 편이기 때문에 바다 생선은 민물 생선에 비해서 다이옥신(독성·발암성이 강한 유기염소 화합물) 함량이나 PCB 수치가 낮은 편이다. 생선을 요리할 때에는 껍질을 벗기고 지방을 제거하고 독이 많이 쌓여 있는 내장은 모두 제거한다. 생선을 기름에 튀겨먹는 것은 삼가도록 하자. 기름은 화학 오염물질이 흘러나오지 못하도록 막아버리기 때문이다. 그릴에 구워야 독소가 배출될 수 있다.

06
혈당문제는 땅콩류와 상의하자

만일 호두, 피스타치오, 아몬드와 같은 땅콩류를 그냥 씹어 먹기를 즐기거나 아니면 이런 땅콩류 버터를 무정백곡물 빵에 발라 먹기를 좋아한다면 운이 좋은 셈이다. 땅콩류는 단백질, 섬유소, 좋은 지방 등이 풍부해서 오랫동안 포만감을 지속시켜 준다. 하버드 의대 연구진은 땅콩류를 먹는 사람들은 당뇨병의 위험을 20%에서 30%까지 낮출 수 있음을 발견했다. 많은 연구가 입증한 것처럼, 땅콩류를 먹으면 자동적으로 그 이후에 하루 동안 먹는 양이 줄어들기 때문일 것이다.

땅콩류는 원래 열량이 높다. 그러므로 다음 전략을 통해서 땅콩류 먹는 방법을 약간 전환시켜 보자.

■ 섬유소가 '적은 시리얼의 경우 1/4컵 내지 1/3컵 대신에 아몬드 1큰술을 먹을 수 있다.

■ 익힌 파스타 1/4컵을 피스타치오 1큰술로 대신할 수 있다.

■ 샐러드를 만들 때 1/4컵 양념된 크루통은 잘게 자른 호두 1큰술로 대체할 수 있다.

■ 나쁜 지방은 피해야 한다. 만일 땅콩류 통조림에 재료 가운데 '부분 경화유'라고 하는, 즉 트랜스지방을 가진 재료가 들어 있으면 먹지 말아야 한다.

■ 서랍 안에 굴러다니는 깜찍하게 작은 츄잉검 상자를 재활용하라. 이 상자에 아몬드를 채워가지고 다니면 체중 감량에 도움이 될 것이다. 알토이드 츄잉검 상자에는 대개 22알의 아몬드를 채울 수 있다. 이는 약 28g, 169kcal 정도의 양이 된다. 이 방법은 미쉘 윈*Michelle Wien*이 고안했는데, 그녀는 최근 아몬드를 (소량) 먹어두면 원래 계획한 식단대로 먹는 데 도움이 된다는 사실을 입증한 연구를 발표했다.

■ 간식거리는 손으로 재어 보라. 땅콩류 한 줌은 대체로 약 28g 정도이며 한 번에 먹을 간식으로 이상적인 분량이다. 숫자로 말하면 28g은 호두 절반짜리가 14알, 캐슈넛 18알, 절반짜리 페칸 20알, 볶은 피스타치오 50알, 마카다미아 넛 10알에서 20알 사이, 개암나무 열매 24알 정도다.

07
그릇의 힘을 다시 보자

어지간히 시대에 뒤떨어진 사람이 아니라면 탄수화물에 대한 열풍이 가라앉고 단백질이 다시 인기를 끌고 있다는 사실쯤은 잘 알 것이다. 웬만한 사람은 단백질 마니아에 합류하고 싶은 생각이 들기도 할 것이다.

하지만 그러지 마라. 콩, 무정백곡물 시리얼, 사과 등에 들어 있는 탄수화물은 조금도 나쁘지 않다. 문제는 엄청난 열량을 지닌 케이크나 쿠키의 정제 탄수화물이다. 몸이 필요로 하는 단백질과 탄수화물의 양을 가늠하려면 그저 단순히 '그릇의 법칙'을 따르면 된다.

● 한 끼 식사를 담은 그릇의 절반은 야채와 과일로 채워라.
● 나머지 절반은 탄수화물과 고단백 식품을 각각 비슷한 분량으로 채워라.

이런 식으로 식사를 하면 체중 조절도 할 수 있고 당뇨병, 암, 기타 여러 가지 질병의 위험도 낮출 수 있다.

여기 훌륭한 밥 한 그릇의 법칙 몇 가지를 소개한다.

아침 한 그릇은 이렇게 채워라

- 무정백곡물 시리얼, 과일을 넣은 우유
- 달걀 흰자 3개로 만든 오믈렛, 무정백곡물 토스트, 과일

점심 한 그릇은 이렇게 채워라

- 기름기 없는 고기 패트로 만든 샌드위치, 샐러드, 과일 샐러드, 혹은 생야채
- 검은콩, 렌틸, 기타 여러 가지 콩으로 만든 숲, 야채샐러드

저녁 한 그릇은 이렇게 채워라

- 전통적인 육류와 감자, 샐러드 혹은 익힌 야채 (그릇의 절반을 채운다), 카드만한 크기의 생선, 조류 고기, 기름기 없는 고기 (그릇의 1/3 내지 1/4을 채운다)
- 볶는 조리법을 선택하면 전체의 3/4은 야채로 하고 나머지 1/4은 육류나 조류 고기, 해산물 등으로 한다. 그릇의 3/4은 볶는 조리법으로 하고 나머지 1/4은 쌀로 채우는 방법도 있다.

08
한 번에 먹을 분량을 지켜라

대부분 식당에서는 파스타를 깊숙이 파인 그릇에 내놓고, 샌드위치는 백과사전처럼 두껍게 만들어 내놓는다. 그러다 보면 사람들은 집에서 먹을 때에도 그렇게 한 끼 그릇을 많이 채운다. 그래서 허리 둘레를 줄이는 일을 어려워하는 사람들이 그렇게 많다. 한 끼 분량이 많으면 열량이 높아질 뿐만 아니라 함유된 지방도 많고 당분과 소금도 많아지는 결과를 가져온다.

이 문제를 해결하는 한 가지 방법은, 식료품을 살 때 한 번 먹을 분량이 어느 정도인지 유심히 읽어보는 것이다. 당신이 무심코 점심에 해치우는 감자스낵 한 봉지가 사실은 한 번에 먹을 분량이 아니라 두 번 내지 두 번 반에 먹을 분량이라고 써 있는 경우가 많음을 알게 될 것이다.

또한 각 음식마다 한 번 먹을 분량이 실제로 어느 정도인지 정확하게 알아야 한다. 예를 들어서 한 번에 먹을 고기의 양은 99g이며 손바닥 크기 정도다. 무정백곡물 파스타 한 번 먹을 분량은 1/2컵 정도이며, 테니스공 하나 크기다.

다음에 분량을 지키는 방법을 소개한다.

■ 불 위에서 음식을 내릴 때 나누어 가지고 온다. 식탁에 앉아서 음식을 나누지 말라. 적어도 빈 그릇에 음식을 조금 더 담아 먹으려고 일어났다 앉았다 하면 생각이 달라질 수도 있다.

■ 평소에 파스타를 2~3컵 분량으로 먹어치웠다면, 한 컵은 파스타 나머지 한 컵은 굽거나 찐 야채를 섞어서 먹도록 하라.

■ TV를 보면서 쿠키 한 봉지, 감자 스낵 한 봉지를 통째로 들고 와서 먹지 말고, 한 번 먹을 분량만 덜어내고 나머지는 눈에 보이지 않게 치워두어라.

■ 분량을 잴 수 있는 도구를 가까이 두라. 국물 종류를 재는 숟가락이나 컵, 또 곡물을 잴 수 있는 작은 컵 등을 부엌에 손쉽게 찾을 수 있는 곳에 두자. 하루 정도 이 도구를 계속 사용하면서 분량 감각을 기르자.

■ 길고 가는 컵에 음료를 담아 조금씩 마셔라. 매사추세츠 주 케임브리지 소재의 마케팅과학연구소(Marketing Science Institute in Cambridge, Massachussetts)는 성인과 어린이를 대상으로 음료를 따르면서 그 분량을 가늠케 해보는 실험을 했다. 짧고 넓적한 컵을 사용할 때, 성인은 원래 요청한 양보다 19% 더 많이 붓는 경향이 있었고, 어린이는 무려 74%나 더 많이 붓는 경향이 있었다. 그럼에도 불구하고 성인이나 어린이 모두 긴 컵을 사용할 때에 비해 짧은 컵을 사용할 때에는 더 조금밖에 마시지 않는다고 생각하고 있었다. 이 연구에서 보면 숙련된 바텐더들조차도 땅딸막한 컵을 쓸 때에는 25% 정도 많이 따르는 경향이 있었다.

09
트랜스지방을 추방하라

2006년 봄을 기점으로 마침내 식품성분 표시에 몸에 좋지 않은 트랜스지방을 표기하도록 규정이 바뀌었다. 트랜스지방은 동맥 내부를 끈적끈적하게 만들고 심장 질환의 가능성을 높인다. 그러나 0 더하기 0이 항상 0은 아니다. 새로운 미국 식품의약청 표기법은 1인분에 트랜스지방 함량이 0.5g 미만인 경우에는 '트랜스지방 0'이라고 표시할 수 있도록 허용한다.

이런 규칙이 2006년 1월 1일부터 효력을 발휘하게 됨에 따라서, 0.4g의 트랜스지방은 '트랜스지방 0'이라고 표기되어 출하되기 시작했다. 따라서 이런 종류의 식품을 하루에 3~4가지 섭취할 경우 자기도 모르게 하루 2g 정도의 트랜스지방을 먹고 있는 셈이다. 이는 매우 심각한 사태다. 왜냐하면 포화지방과 마찬가지로 트랜스지방은 몸에 해로운 LDL 콜레스테롤 수치를 증가시키면서 심장 질환이 생길 위험을 높이기 때문이다.

현재 FDA의 평가에 의하면, 미국인들이 날마다 섭취하는 트랜스지방은 평균 5.8g이다. FDA에서 식품영양표기법 관련 부처의 책임자인 바바라 쉬니먼*Barbara Schneeman*에 의하면 FDA가 0.5g 미만의 트랜스지방은 내림해서 0으로 표기할 수 있도록 허용한 까닭은, 현재 그 이하의 트랜스지방을 측정하는 방법은 아직 신뢰할 만한 수준이 되지 못하기 때문이다.

그렇다면 소비자는 어떻게 해야 할까? "만일 어떤 제품에 트랜스지방이 0이라고 표기되어 있으면 그 다음에는 '일부 수소화처리(partially hydrogenated)' 라는 말이 있는지 살펴 보아야 한다. 이 말은 제품에 트랜스지방이 있다는 말이다"라고 NYU메디컬센터의 영양학자인 사만다 헬러 *Samantha Heller* 는 충고한다.

　또한 FDA는 제품의 구성성분 목록에서 쇼트닝이나 수소 처리된 기름이 있는 것 역시 어느 정도의 트랜스지방을 포함한다고 말한다. 그리고 그 성분이 목록의 윗부분에 나와 있을수록 그 제품에 포함된 트랜스지방의 분량이 많다고 한다.

　트랜스지방은 액체 상태의 기름을 고체화하는 과정, 즉 수소화 과정(hydrogenation)에서 생겨난다. 트랜스지방은 제품의 유통 기한과 맛을 보존해 주기 때문에 수많은 제품에 첨가된다. 헬러는 트랜스지방을 함유한 식품은 대부분 조금만 먹어야 하는 식품으로서 그 가운데에는 레스토랑에서 파는 튀긴 음식, 도넛, 쿠키, 케이크, 머핀 등이 포함된다고 말한다.

10
소금을 쫓아내라

필자는 소금에 관한 한 중용이 최고라고 믿는다. 인디애나대학교 의과대학의 하이퍼텐션연구센터(Hypertension Research Center at Indiana University School of Medicine)의 책임자, 마이런 와인버거 박사도 그렇게 믿는다. 소금을 갑자기 전적으로 안 먹을 필요는 없다고 그는 말한다. "하루 나트륨 섭취량을 2,400mg 정도로만 하면 좋다. 어느 음식에 넣어 먹든 다 합해서 1과 1/4 작은술이면 된다." 미국인의 평균 하루 나트륨 섭취량이 3,400mg이므로 일반적으로 섭취하는 양의 3분의 1 정도만 줄이면 된다.

나트륨 섭취량을 줄이면 고혈압의 위험을 낮추는 데 도움이 되고, 만일 현재 혈압이 정상이라면 장차 고혈압이 생길 가능성을 줄이는 일이 된다(고혈압은 때때로 대사증후군, 당뇨병 전단계, 당뇨병 등에 수반되기도 한다).

소금 섭취를 줄이는 손쉬운 방법을 소개한다.

> ▪ 조리법에서 소금은 생략하라. 굵은 소금 등을 사용해서 전체적인 나트륨 섭취량을 25% 정도 줄이도록 하라. 입자가 굵은 소금은 가는 소금과는 달리 밀도가 치밀하지 못해서 사용량을 줄일 수 있다.

- 소금을 뿌릴 수 있게 만들어 놓은 용기는 부엌에서 아예 치워 버리자. 또는 덜 짠 소금 (나트륨 함량이 50% 적다) 이나 소금 대용품을 쓴다. 여기서 소금 대용품이란 포타슘 클로라이드 *potassuim chloride*와 같은 대체품이다.

- 소금 대신 다른 양념으로 대체한다. 약간 자극적인 향신료로서 미시즈 대쉬 같은 제품을 사용하거나, 레몬을 약간 짜 넣거나 마늘 (마늘 향 소금은 금지!), 타임 등을 사용해 본다.

- 통조림은 소금기가 적거나 소금기 없는 제품을 골라 쓴다.

- 가공제품을 먹어야 한다면 1번 먹을 분량에 포함된 나트륨이 하루 나트륨 섭취량의 5% 미만이 되도록 한다.

- 저지방 치즈를 살 때 소금기 적은 치즈를 골라 산다.

- 영양 성분표를 확인하라. 1번 먹을 분량에 포함된 나트륨 함량이 200mg 이하인 제품을 선택하고 800mg 이상인 제품은 피한다. 간편 식품, 즉 냉동 제품, 피자, 수프 믹스, 통조림 수프, 샐러드 드레싱 등 가운데에는 엄청난 나트륨을 포함한 제품도 많다.

- 통조림 식품은 한번 씻어내고 조리한다. 참치, 콩 등은 씻어서 과도한 나트륨을 제거한다.

- 처방전 없이 구입하는 약의 경우 구성 성분을 확인하라. 개중에는 제산제의 경우처럼 나트륨 함량이 매우 높은 것도 있다. 약사에게 같은 종류 가운데 소금기 적은 약품을 선택할 수 있는지 물어보라.

11
마시기 전에 한번 더 생각하라

2형 당뇨병이 있는 사람의 경우, 혈당 조절이 되는 상태라면 알코올이 들어간 음료를 조금 마셔도 좋다. 단, 반드시 조금만 마셔야 한다. 여성의 경우 하루 1잔은 괜찮고, 남성은 2잔까지 괜찮다. 여기서 1잔이란 와인 약 113g, 맥주 약 340g, 증류 주류 약 326g을 말한다. 술을 많이 마시면 당뇨병 합병증이 악화된다.

당뇨병이라는 진단을 받은 사람은 술을 마실 때 미국당뇨병협회의 다음 주의사항을 따르도록 한다.

- 정식으로 등록된 식단관리 전문가 또는 공인 당뇨병 교육자를 만나 상담하여 식단을 짜도록 한다. 이렇게 상담 받을 때 이따금 와인을 한잔 하고 싶으면 어떻게 하는 것이 제일 좋은지 물어본다.

- 일주일에 술을 여러 차례 마시는 사람이라면, 의사가 당뇨병 약을 처방하기 전에 이 사실을 이야기해야 한다.

- 혈당 검사를 해두면 술을 마시기 전에 약을 먹어야 하는지

아니면 술을 마시면서 약을 먹어야 하는지 결정하는 데 도움이 된다.

- 당뇨병 약을 먹고 있다면 술을 마실 때 간식이나 식사를 함께 하도록 한다. 팝콘, 무지방 칩을 먹거나 생야채를 저지방 요구르트에 찍어 먹는 방법이 있다.

- 인슐린을 주입하는 경우라면 일상적인 식단에 따라 식사를 하면서 술을 마시도록 한다.

- 만일 술의 열량도 전체 섭취하는 열량의 일부로 계산해야 하는 사람이라면 지방이나 탄수화물의 분량을 좀 줄여서 전체적인 균형을 맞추도록 한다. 와인 170g, 독한 술 42.5g은 지방을 2번 먹을 분량의 열량에 해당한다. 맥주 340g은 1번 먹을 탄수화물과 1번 먹을 지방의 열량과 맞먹는다.

- 알코올과 당분 함량이 적은 음료를 골라 마신다. 라이트 맥주, 드라이 와인은 알코올, 탄수화물, 열량 등이 적은 편이며 따라서 훌륭한 선택이 될 수 있다.

- 당분이 없는 음료를 골라 마신다. 다이어트 소프트 드링크류, 다이어트 토닉, 클럽 소다, 물 등이 그런 음료다.

- 만일 트리글리세라이드 수치가 높은 사람이라면 술을 마셔서는 안 된다. 수많은 당뇨병 환자들이 여기에 해당한다. 알코올은 간이 혈액 중에 있는 지방을 제거하는 데 영향을 미치고, 트리글리세라이드 부산물을 더욱 많이 쌓이게 만든다.

12
현명하게 대체품을 활용하라

인슐린이 제대로 역할을 못하게 만드는 정제 탄수화물을 삼가기 위해서는, 집에서든 밖에서든 다음의 대체물을 사용해 보라. 프레젤 한 줌 대신 팝콘 1컵을 먹으면 탄수화물을 거의 40g 정도 줄일 수 있다.

피할 식품	대신 먹어도 좋은 식품	절약한 탄수화물의 분량 (단위 : g)
플레인 베이글 (4inch짜리)	통밀 식빵(1쪽)	25
흰 식빵(1쪽)	저열량 통밀 식빵(1쪽)	2
바닐라 프로스팅을 올린 케이크(1쪽)	치즈케이크(1쪽)	18
콜라(340g)	다이어트콜라, 셀저, 클럽소다	38
크랜베리 소스 통조림(1/4컵)	스플렌다로 만든 크랜베리 소스(1/4컵)	22
다목적 밀가루, 통밀 밀가루(1/4컵)	귀리 밀가루(1/4컵)	12

프렌치 토스트(1쪽)	햄, 치즈를 넣은 오믈렛(달걀 2개)	14
아이스크림(1/2컵)	젤라틴, 다이어트(1/2컵), 휘핑크림(2큰술)	35
라쟈냐 국수 (건조한 상태에서 56g)	가지, 호박 슬라이스 (1컵)	14
메이플 시럽(2큰술)	저열량 메이플 시럽 (2큰술)	26
초콜릿 우유 (1컵)	밀크쉐이크, 초콜릿, 저열량(1컵)	30
과일요구르트(1컵)	무가당 플레인 요구르트(1컵)	56
팬케이크(6inch짜리 2개)	커다란 달걀 2개	35
프레젤(10개)	진공 포장해 놓은 팝콘(2컵)	30
과립 설탕(1/2컵)	스플렌다(1/4컵), 스테바(1/8 작은술)	30
익힌 스파게티(1컵)	스쿼시 스파게티(1컵)	48
밀가루 토르티야 (6inch)	옥수수 토르티야 (6inch)	6
구운 감자(중간 크기 1개)	옥수수(중간 크기 1개)	34

13
영양 성분에 표기된 탄수화물을 제대로 파악하라

식품에 표기된 영양 성분은 그 제품이 함유한 영양소를 알 수 있는 좋은 길라잡이기는 하나, 거기 나와 있는 탄수화물의 성격이 구체적으로 무엇인지는 잘 나타나 있지 않다.

탄수화물을 제대로 알기 위한 요령이 여기에 있다.

- 우선 1번 먹을 분량을 확인하라 —— 이 분량에 대한 표시는 상품의 구성성분표의 위쪽 오른쪽에 나와 있다. 표의 나머지 숫자는 전부 1번 먹을 분량을 기준으로 한다. 그 분량보다 더 많이 먹는다면, 영양 성분도 모두 늘려서 계산해야 한다. 탄수화물도 마찬가지로 더 늘려서 계산하도록 한다.

- '조리했을 때' 예상 수치를 중심으로 해야 한다 —— 만일 그 제품에 달걀, 우유를 더해야 조리를 해먹을 수 있다면 구성성분표에 나와 있는 것보다 탄수화물 수치가 더 올라가는 것은 아닌지 확인해야 한다.

- 구성성분표의 왼쪽에 나와 있는 총 열량, g, mg 등을 기준으로 삼고 보라 —— 오른쪽에 있는 '하루 섭취량 가운데 %'는 하루 2,000kcal를 기준으로 계산해 놓은 것이다. 그러나 정작 여러분이 섭취하

는 열량은 2,000kcal가 아닐 수도 있으므로 주의해야 한다.

- **'총 탄수화물' 수치를 중심으로 생각해야 한다** —— 당신이 탄수화물 섭취량을 주의하고 있는 중이라면 이 수치야말로 가장 중요한 수치다. 총 탄수화물 수치는 식품에 함유되어 있는 모든 탄수화물, 즉 설탕, 전분, 용해성 섬유소, 비용해성 섬유소 등을 모두 합한 것이다. 당분이나 섬유소의 구체적인 분량이 따로 나와 있는 경우라면 당분이나 섬유소의 수치는 전체 탄수화물 분량에 포함되어 있지 않다. 이렇게 표기하기도 하는 이유는 설탕이나 섬유소는 실험실에서 아주 정확하게 측정해야만 하고 전체 탄수화물 분량과는 별도로 계산해야 하기 때문이기도 하다. 당신의 하루 분량, 또는 일주일분 탄수화물 전체 섭취량에 균형을 맞출 수 있는 음식을 골라 먹도록 하라.

- **섬유소를 많이 섭취하도록 하라** —— 섬유소는 포만감을 주기 때문에 과식을 방지해 준다. 또한 탄수화물이 포함된 음식을 먹었을 때 당분이 흡수되는 속도를 늦추어 준다. 하루 3번의 끼니에서 고루 섬유소 성분을 섭취하도록 하라.

- **당분의 중량을 숟가락으로 잴 때 어떻게 되는지 변환해서 알아둔다** —— 그렇게 해야 쉽게 가늠을 할 수 있다. 'g'을 '작은술'로 바꾸어 놓고, g 수를 4로 나누어라. 예를 들어, 영양 구성성분표에서 8g의 당분이라고 표시되었다면, 이 숫자를 4로 나누어 보면 이 제품을 1번 먹을 분량에 2 작은술의 당분이 들어 있다는 사실을 알 수 있다. 하루 당분 섭취 권장량은 10 작은술 이하라는 사실을 명심해야 한다. 최대한 당분을 적게 포함한 음식을 골라먹는다.

14
무가당 식품에 대해서도 까다롭게 굴어라

일부 식품 표기 가운데 '무설탕', '무가당' 이면서 실제로는 거의 보통의 당분 못지않게 혈당을 올리는 것도 있다. 왜 그런가 하면 무설탕 쿠키, 무설탕 케이크, 그 외에 다른 무설탕이면서 달콤한 간식들은 진짜 설탕을 넣어 만든 것만큼 많은 탄수화물을 함유하고 있으며 게다가 그만큼 열량도 높기 때문이다.

사실 설탕 대체품이 모두 다 그런 것은 아니다. 그래서 한층 더 식품의 구성 성분 표시를 꼼꼼히 살펴보지 않을 수 없다.

여기 꼭 알아 두어야 할 사항이 있다.

■ 당알코올 —— (sugar alcohol, 당을 접촉환원시켜 당이 갖고 있는 탄수화기($=CO$)가 수산기($-OH$)로 된 것을 말한다. 당알코올은 체내에서 이용되지 않으므로 저열량 감미료로서 기능성 식품은 물론 일반 식품에 많이 사용되고 있는 원료 소재 —옮긴이 주) 수많은 무설탕 식품은 솔비톨 *sorbitol*이나 매니톨 *mannitol* 등 당알코올을 함유한다. 이런 물질은 탄수화물을 기본으로 한 성분으로써 일반적인 탄수화물에 비해 절반 정도의 열량인 그램

당 2kcal를 가지고 있다. 법적으로 말하면 당알코올은 영양 구성 성분 표시에서는 탄수화물로 표기하지 않으나, 실제로는 탄수화물에 포함시켜야 한다. 그렇기 때문에 많은 당뇨병 전문가들은 이런 당알코올 함유 식품이 보기보다 당뇨병에 도움이 되지 않는다고 말한다. 차라리 진짜 설탕을 넣어 만든 식품을 아주 조금만 먹는 편이 낫다.

■ 설탕 대체품 ── FDA에서 인정한 설탕 대체품인 아세술팜(acesulfame-K, 스윗원), 아스파탐(aspartame, 뉴트라스윗), 슈크라로즈(sucralose, 스플렌다) 등은 열량이나 탄수화물이 없다. 이런 성분을 넣어서 달콤하게 만든 식품은 열량이 없거나 아니면 다른 성분 때문에 약간의 열량이나 탄수화물이 포함되어 있는 정도다(예를 들면 다이어트 소다, 핫코코아 분말).
모든 인공감미료 가운데 그 안정성에 대한 논란이 가장 적은 것은 스플렌다이다. 스플렌다는 가장 많은 실험을 거친 물질로서 인간과 동물을 대상으로 한 100가지 이상의 연구를 통해서 어떠한 유해한 영향도 미치지 않는다는 결과를 보여주었다. 그리고 다른 설탕 대체표와는 달리 스플렌다는 굽는 요리에 사용할 수 있고, 설탕을 원료로 만들었지만 열량이 전혀 없다.

결론적으로 말하자면 설탕 대체표를 사용하여 단맛을 내는 식품의 탄수화물 성분을 잘 검토해 보라는 것이다. 잘만 고르면 단맛을 주면서도 탄수화물은 적게 섭취할 수 있는 대안을 찾을 수도 있다.

15
심장에 좋은 초콜릿은 따로 있다

초콜릿은 먹고 싶어 못 견디겠는데 심장이 걱정되는가? 걱정하지 말고 먹어도 된다. 초콜릿 중에는 28g 안에 심장 건강에 좋은 산화방지제를 레드 와인이나 다크 초콜릿의 2배 이상 포함한 것도 있다.

마르스 사에서 만든 도브 다크(Dove Dark)의 코코아프로 코코아 *Cocoapro cocoa*라는 성분은 특수하게 가공한 코코아다. 이 성분은 플라보놀이라고 부르는 산화방지제 플라보노이드를 매우 많이 함유하고 있어서, 도브 다크는 의학 연구에서 사용할 정도다. 연구 결과에 의하면, 혈액의 플라보노이드 수준이 높은 사람들은 2형 당뇨병과 심장 질환의 위험이 낮은 편이다.

캘리포니아 주립대학교 데이비스 캠퍼스(University of california Davis)의 연구진은 플라보놀이 많은 도브 다크 초콜릿과 플라보놀 성분이 적은 다른 다크 초콜릿, 각각 37g이 10명의 건강한 사람들에게 미치는 효과를 연구했다. 그 결과, 도브 다크 초콜릿만이 LDL 콜레스트롤 산화를 감소시키고, 산화방지 수준과 혈액의 HDL 콜레스트롤 집중 수준을 높여주는 것으로 나타났다.

테스트용에서 코코아프로 코코아는 혈액 응고 형성을 감소시켰다. 이 효과는 아스피린과 비슷하다. 코코아프로의 프로시아니딘*pro-cyanidin*은 질산칼슘 산화물의 생성을 유발하는데, 이는 동맥을 유연하게 하고 혈액의 흐름을 촉진한다.

코코아 성분이 가장 많은 초콜릿이 플라보놀도 가장 많다. 다음은 플라보놀이 많은 2가지 초콜릿이다.

- 엘 레이 새먼 다크 초콜릿(El Rey Saman Dark Choco-late) 39g 에는 코코아 성분이 70%이며 190kcal, 지방은 15g이다.

- 샤펜 베르거 비터스위트(Scharffen Berger Bittersweet) 28g 짜리 초콜릿바 하나에 코코아 70%, 170kcal에 지방은 11g 이다.

인간과 동물을 대상으로 한 여러 가지 연구 결과 초콜릿에 함유된 산화방지제는 심장에 좋은 효과가 있는 것으로 나타났다. 심장 질환의 위험도가 높은 2형 당뇨병 환자에게는 고마운 일이다. 그런 연구 가운데 펜실베이니아 주립대학교의 페니 크리스에서톤 *Penny Kris-Etherton* 석좌 교수의 연구는 코코아 성분을 풍부하게 섭취하고 다크 초콜릿을 먹은 사람들은 몸에 해로운 LDL 콜레스테롤의 산화 수준이 낮아졌으며, 혈액의 항산화 수준은 높아지고 몸에 좋은 HDL 콜레스테롤은 4%의 높은 수준임을 보여주었다.

16
일찍 먹고 자주 먹어라

혹시 당신은 아침을 자주 거르는 편이고 점심은 조금 먹고 저녁은 과식했다가 잠자리 들기 전에 간식을 집어먹는 스타일은 아닌가? 그렇다면 그야말로 당신의 혈당은 정신없이 오르락내리락 할 것이다. 혈당은 낮 동안에 들어오는 음식이 적으면 바닥으로 떨어졌다가 저녁에 음식이 한꺼번에 들어오면 높이 솟구친다. 끼니를 걸렀다가 한꺼번에 허겁지겁 먹는 방식은 과식을 하기에 딱 알맞으며 체중 조절에도 좋지 않다.

열량과 식사 분량을 조절하면서 혈당을 관리하기 좋은 방법이 있다. 하루 3번 배부르게 끼니를 먹는 것이 아니라, 4번에서 6번 나누어 한 번에 최소 250kcal 정도를 섭취하는 것이다.

"식사를 조금씩 자주하고, 적절한 비율로 단백질, 지방, 탄수화물을 먹음으로써 호르몬을 조절할 수 있고 이는 체중 조절에도 도움이 된다." 호르몬 뉴욕센터 소장, 제프리 레드먼드*Geoffrey Redmond*의 말이다.

이런 미니 식사 전략은 혈당 수준을 안정적으로 유지하는 전략이다. 한 끼 가벼운 식사가 다음 끼니를 먹는 시간과 가까울수록 그 사이에 혈당 수치가 치솟지 않는다는 것이다. 이는 곧 인슐린 수준이 낮고 정기적으로 움직인다는 뜻이기도 하다.

미니 식사는 체중 조절에도 도움이 된다. 특히 중년 여성이라면 더욱 그렇다. 보스턴 터프트 대학교의 연구에서는 건강한 노년기 여성(평균 72세)이 500 ~ 1000kcal를 먹었을 경우 혈당과 인슐린 수치가 높아진 상태로 다섯 시간이 유지되었다(젊은 여성의 경우에는 그런 수치가 곧 제자리로 되돌아온다). 그러나 250kcal를 먹은 다음에는 노년기 여성의 혈당과 인슐린은 원래 수치로 곧 되돌아왔다. 혈당이 오르기는 오르지만 금방 정상 수준으로 되돌아간다는 뜻이다.

그러나 정말로 자신의 식사가 '미니'인지 확인하는 일이 중요하다. 비록 설탕이나 지방이 잔뜩 들어간 간식은 피하고 비교적 건강해 보이는 간식을 먹었다고 하더라도 간식을 소량으로 자주 먹으면 금방 당분이 쌓이기 때문이다.

17
고기를 먹어라, 단 분별해서 먹어라

당신의 식단이 지방이 너무 많고 열량이 너무 많으면 그것은 심장 질환으로 가는 지름길이다. 건강을 신경 쓰는 사람들, 특히 여성들은 상당수가 붉은색 육류를 거의 먹지 않는다. 그러나 몸이 야윈 편이라면 굳이 고기를 먹지 말아야 할 이유는 없다. 기름기 없는 소고기는 훌륭한 단백질원일 뿐만 아니라 비타민 B_{12}가 매우 풍부하고, 비타민 B_6도 많다. 이런 영양분은 심장을 위협할 잠재적 가능성이 있는 화학적 호모시스테인을 좋은 성분으로 바꾸어 놓는 역할을 한다. 기름기 없는 붉은 고기에는 아연도 많이 들어 있다. 아연은 여성에게 필요한 미네랄이다. 85g짜리 소고기 한 조각에 들어 있는 아연은 닭고기 가슴살 5개 반에 함유된 아연에 맞먹는다. 소고기에 함유된 불포화지방의 1/3은 스테아린산(stearic acid)인데, 이는 혈중 콜레스테롤 수준에 미치는 영향이 중립적인 지방산이다. 요새 마트에서 파는 스테이크, 햄버거, 로스트비프 등은 예전보다 훨씬 기름기가 없다.

이제 불필요한 열량과 지방을 먹지 않으면서도 맛있는 음식을 먹을 수 있는 방법을 소개한다.

- 고기를 분별해서 먹으려면 상표에서 '살코기(lean)', '완전 살코기(extra lean)'를 확인하도록 하라. 완전 살코기 부위는 1인분에 포함된 지방 가운데 불포화지방이 4.5g 미만이고 그냥 살코기는 5g에서 10g 사이다.

- 스테이크 조각을 얇게 잘라 볶아서 양파, 마늘, 신선한 바질을 곁들여서 통밀 국수, 현미 등과 함께 내놓는다. 소고기 케밥을 만드는 것도 좋고, 올리브 오일을 살짝 발라서 그릴에 굽는 것도 좋다.

- 급하게 요리를 해야 하는가? 조리된 살코기를 한번 이용해 보라. 3분만 가열해서 볶음 요리에 넣거나 시금치 샐러드, 빨간 피망과 얇게 썬 보라색 양파 등 야채샐러드에 곁들이면 좋다.

- 갈아 놓은 소고기를 토마토소스에 섞어서 파스타를 만든다.

- 얇게 자른 안심, 구운 피망과 양파 등을 통밀 프랑스 빵 토스트에 올려서 오픈 샌드위치로 먹는다.

- 스테이크 고기에 말린 통후추를 앞뒤로 잔뜩 묻힌 다음 그릴에 굽는다.

18
유제품을 즐겨라

지나치게 많은 체지방을 가지고 있으면서도 운동량은 지나치게 적다면, 몸은 혈당을 세포로 보내는 인슐린 호르몬의 말을 듣지 않게 된다. 그러나 최근 전문가들은 과체중인 사람일지라도 저지방 유제품을 먹으면 인슐린에 대한 민감성이 계속 살아 있게 되고 따라서 당뇨병으로 가는 과정을 차단할 수 있다고 말한다. 유지방 1%짜리 우유, 탄산음료 대신 저지방 요구르트를 넣어서 만든 스무디와 같은 유제품이 그런 것이다.

3,000명을 대상으로 10년 동안 지속했던 한 연구 결과, 과체중이기는 했으나 유제품을 많이 섭취한 사람들은 유제품을 먹지 않았던 사람들에 비해 인슐린 저항성으로 진행한 비율이 70%나 적었던 것으로 나타났다. "우유에 함유된 유당, 단백질, 지방은 혈당을 개선할 수 있는 가능성이 있다"라는 것이 연구자였던 미네소타 대학교의 마크 페리라Mark A. Pereira 박사의 말이다. "유당은 혈당으로 바뀌는 속도가 비교적 느린 편이다. 그래서 혈당 조절에 좋고 인슐린 수치를 낮추는 데도 좋다. 또 단백질은 영양을 채워주고, 지방은 포만감을 준다." 유제품에 들어 있는 영양분, 말하자면 칼슘, 마그네슘, 포타슘 등도 혈당 조절에 도움이 된다.

다음을 읽어보면 어떻게 유제품을 통해 당뇨병을 이겨낼 수 있는지 알 수 있다.

- 하루에 두 번 저지방 유제품을 먹어라. 한번 먹을 때마다 인슐린 저항성이 20% 줄어든다.

- 분별 있게 바꾸어 먹는다. 고탄수화물, 저섬유소 스낵을 먹지 말고 유제품을 먹는다. 탄산음료, 다디단 간식거리, 패스트푸드는 피하라.

- 유제품에 과일, 야채, 무정백곡물을 곁들여 먹는다. 신선한 과일을 잘게 썰어 요구르트에 넣어 아침으로 먹는다. 당근과 우유를 간식으로 먹는 것도 좋다. 그릴에 구운 닭고기, 치즈를 통밀 빵에 올려서 샌드위치를 만든다.

- 무지방 분유를 카세롤, 미트로프, 수프 등에 넣는다. 무지방 분유 1작은술마다 칼슘 94mg이 들어 있으므로 5큰술을 넣으면 1,410mg이 된다. 이 정도면 하루치 칼슘 양으로 충분하다.

- 강력 우유를 만든다. 무지방 분유 2작은술을 우유에 넣으면 칼슘과 기타 영양분이 보강된다.

- 무지방 푸딩이나 무지방 디저트를 먹어라. 1/2컵마다 1/2컵 우유가 들어 있다.

19
향신료를 활용하라

계피는 음식에 살짝 풍미를 돋워 주기도 하지만 혈당 조절에도 도움이 된다. 계피는 포도당을 소모시키는 효소 분비를 촉진시키고 인슐린 효과를 증진시킨다는 것이 메릴랜드에 있는 USDA 밸츠빌 인간영양 연구소 리차드 앤더슨 박사의 말이다. 매일 계피를 1/4작은술에서 1작은술 사이로 섭취하면 혈당 조절에 도움이 된다. 그저 슈퍼마켓에서 살 수 있는 계피면 된다.

앤더슨 박사는 10년 전 자연적인 혈당 조절 방법을 탐색하기 시작하면서 민간요법에서 사용하는 식물과 향신료를 테스트해 보았다. 앤더슨 박사 연구팀은 향신료 몇 가지 중, 특히 계피는 지방세포가 인슐린에 민감하게 반응하도록 만든다는 사실을 발견했다.

앤더슨 박사 연구팀은 계피에 들어 있는 가장 활발한 성분은 메틸 하이드록시 찰코네 폴리머 *methylhydroxy chalcone ploymer*(MHCP) 이며, 실험실 상황에서 이 성분은 포도당 신진대사를 약 20% 증진시켜 주었다.

또한 MHCP는 위험성 있는 병의 발병을 막을 수 있다. "이것은 중요한 부수적 효과다"라고 앤더슨 박사는 말한다. "여러 연구에 의하면 MHCP의 해독 성분은 당뇨병의 복잡한 진행 과정을 감소시키거나 속도를 늦추어 줄 수 있다."

계피를 미트로프나 오트밀에 넣어 먹으라고 앤더슨 박사는 권한다.

앤더슨 박사 자신이 즐기는 방법은 계피를 한 토막 넣어서 계피차를
끓이는 것이다.

이 풍미가 뛰어난 향신료를 즐기는 방법 몇 가지를 소개한다.

- 저지방 요구르트, 과일 스무디, 저지방 커티지 치즈에 넣어
  서 휘저어 먹는다.

- 사과를 썰어서 플라스틱 통에 넣고 계피를 한 숟가락 뿌려
  서 흔들어 고루 섞이게 한 다음 먹는다.

- 아침에 오트밀을 먹을 때 계피 1/4 작은술을 넣어 먹는다.

20
차를 즐겨 마셔라

아침이나 오후에 얼그레이 홍차 한 잔, 아니면 녹차 한 잔을 마시기를 좋아하는가? 이제부터는 더 좋아해야 한다. 차는 인슐린의 활동을 15배 이상 촉진할 수 있다고 USDA 연구는 밝히고 있다.

메릴랜드 USDA 벨츠빌 인간영양연구소 연구진은 다양한 허브, 향신료, 식물 등이 인슐린에 어떤 효과를 미치는지 분석하였다. 그들은 쥐의 지방세포를 추출해서 실험관에서 키운 다음 그 세포에 방사성 물질이 들어간 설탕, 인슐린, 다양한 차 차출물을 주입했다.

그 결과 홍차, 녹차, 우롱차 등은 카페인이 있든 없든 인슐린의 활동을 가장 많이 증진시켰다. 허브차는 그런 효과가 없었다. 게다가 차에 우유를 첨가하거나 크림을 넣으면 차가 인슐린에 주는 효과가 감소되는 것으로 나타났다.

차에 들어 있는 화학 성분 가운데 인슐린의 효과를 가장 증진시키는 것은 에피갈로카테친 갈라트 *epigallocatechin gallate*(EGCG)다. 녹차를 산화시켜서 블랙티, 우롱차를 만들면 EGCG는 다른 성분을 만들어 내는데 이 또한 강력한 해독제다.

이처럼 차는 인슐린의 효과를 증진하는 활동을 하는 덕분에 심장병이나 고혈압을 예방하는 데 도움이 되는 것 같다. 의학 전문가들은 고혈당이 혈관을 훼손시키고, 인슐린 활동을 거세게 만듦으로써 혈당이 낮아진다고 보고 있다.

그러기 위해서는 하루에 1잔에서 5잔 사이의 녹차, 홍차, 우롱차를 마시면 된다. 만일 카페인 때문에 신경이 너무 예민해지거나 카페인 섭취를 삼가야 하는 상황이라면, 디카페인 제품을 마셔도 효과는 비슷하다.

티백 포장이 되어 있는 차를 마실 때, 차가 우러나오도록 티백을 흔들어주면 폴리페놀 *polyphenol*이 나오는 보너스 효과를 얻을 수 있다. 연구에 의하면, 물 속에 3분 동안 지속적으로 티백을 담가 두면 폴리페놀이 5배나 더 나온다. 만일 차 잎을 사용해서 차를 우린다면 굳이 담가 두려고 애쓸 필요가 없다. 차 잎은 담가 흔들든 흔들지 않든 다량의 폴리페놀이 나오기 때문이다.

21
식사대용식도 잘 골라먹으면 괜찮다

왜 식사대용식을 먹으면 안 되는가? 식사대용식은 편리하고 가지고 다니기 좋다. 뭉개지지도 않고 잘 상하지도 않는다. 게다가 맛도 끝내준다. 요새는 혈당이 높은 사람에게 특별히 적당한 식사대용식을 내놓는 회사들도 많이 있다.

당뇨병 환자가 먹을 수 있는 식사대용식으로는 초이스 DM 뉴트리션 바*ChoiceDM Nutrition Bar*, 익스텐드바*Extebd Bar*, 글루세나 *Glucerna* 등이 있다. 당뇨병 환자들에게 초이스 DM(탄수화물 소화 속도가 느리다)과 평범한 식사대용식을 각각 먹게 하여 1시간 후 혈당을 재본 연구가 있었다. 그 결과, 초이스 DM을 먹은 사람들은 평범한 식사대용식을 먹은 사람들에 비해서 인슐린 수준은 28% 낮았고, 혈당은 16% 낮았다.

이런 종류의 식사대용식에는 저항성이 높은 전분이 들어 있는데, 이는 몸에서 소화, 흡수되는 속도가 느린 탄수화물을 말한다. 이런 식사대용식은 혈중 포도당 수준을 다른 탄수화물처럼 급속하게 올리지 않는다. 또한, 포도당이 두고두고 오랜 시간 동안 혈액 속으로 흡수될 수 있다. 이것은 저혈당이 일어나는 것을 예방할 수 있다. 특히 저녁 시간에 먹은 간식을 다 소모한 후 한밤중에 일어나기 쉬운 저혈당을 막을 수 있다.

이런 식사대용식은 언제 먹어도 좋다. 운동 전, 운동 중간, 운동 후에 먹어도 좋다. 그리고 일정이 빡빡해서 늘 먹던 시간에 제대로 끼니를 챙길 수 없을 때 식사대용으로 먹어도 좋다.

이런 식사대용식을 먹으려면 우선 의사에게 의논해서 당신이 먹어야 할 전체 식단에 잘 맞는지 확인하라. 괜찮다는 확인을 받으면 혈당을 자주 체크하라. 즉, 식사대용식을 먹기 전후에 각각 혈당을 재보고 또 아침 일찍도 혈당을 재보도록 한다. 그래야 어떤 특정 식사대용식이 당신에게 잘 맞는지 안 맞는지 알 수 있다.

한 가지 더 조심할 일이 있다. 이런 식사대용식을 저혈당 증세에 응급처치로 사용하지 말라. 이런 식사대용식은 주스 한 잔을 마시거나 사탕을 먹는 것처럼 그렇게 빨리 혈당 수치를 올려주지는 않는다.

22
아침 식사를 잘하라

국립체중조절연구소에서는 체중을 13.6kg 이상 줄여서 그 상태로 1년 이상 유지했던 사람들 3,000명을 대상으로 성공적인 체중 조절에 관한 패턴을 연구했다. 한 가지 공통적인 특징은 성공한 사람들 가운데 80% 이상이 날마다 아침을 먹었다는 사실이다.

이보다 더 좋은 소식도 있다. 아침으로는 건강에 유익한 음식이라면 거의 무엇이나 먹고 싶은 대로 먹어도 된다. 수프 한 그릇을 먹는 것에서부터 무정백곡물 빵으로 만든 샌드위치까지 무엇이나 좋다.

여기에 여러분이 시도해 볼 만한 좋은 방법을 몇 가지 소개하겠다.

- 창의적인 방법으로 달걀 요리를 해먹어라. 달걀은 훌륭한 단백질 공급원으로서 스크램블드에그, 완숙, 수란(달걀 흰자만 익힌 음식), 프라이, 심지어 달걀 샐러드까지 모두 아침 식사로 가능하다. 먹다 남은 야채, 고기, 그 외에 저지방 치즈 등을 달걀에 곁들여서 오믈렛을 만들어 먹어라.

- 통밀로 만든 먹을거리는 무엇이나 괜찮다. 통밀로 만든 과자, 토르티야, 중간 사이즈 베이글 반 개에다 땅콩버터, 아몬드버터, 마카다미아넛 버터 등을 발라 먹으면 좋다.

- 아침 식사의 전형적인 틀에서 벗어나라. 어제 저녁에 먹다 남긴 수프를 데워먹으면 안 된다는 법이 어디 있는가? 일본에서는 아침 식사에 따뜻한 국을 먹는 게 관습이다. 게다가 야채 수프라면 양껏 먹어도 좋다.

- 멕시코, 영국, 그리고 뉴잉글랜드 일부 지방에서는 콩을 아침 식단에 넣곤 한다. 콩은 더할 나위 없이 좋은 단백질 공급원이고 달걀에 곁들여 먹기에도 좋다. 렌틸 콩이나 키드니 콩, 핀토, 네이비, 미국 북부 지방에서 나는 콩을 섞어 먹어 보라.

- 만일 전통적인 아침 식단을 선호한다면, 그래서 아침에는 시리얼을 먹고 싶다면 이제까지와는 다른 종류(단, 건강한 종류)를 한번 먹어보라. 다양한 종류가 있다. 무정백곡물이나 고섬유소 종류도 있고 귀리 종류도 있고 통밀이나 호밀 종류도 있다. 메밀, 무가당 현미 튀밥, 옥수수, 통밀 등도 있다. 무지방 우유에 시리얼을 넣고 블루베리나 딸기를 조금 곁들이면 좋다.

23
다이어트 일지를 기록하자

이제까지 연구 결과가 가리키는 바는 분명하다. 하루 동안 먹은 열량과 영양을 잘 기록한 사람들은 체중을 관리하고 다시 살찌는 것을 예방하기가 수월하다. 인터넷에 나와 있는 무료 다이어트 분석 방법을 활용할 만하다.

다음에 믿을 만한 사이트를 몇 가지 추천하겠는데 이 사이트에서는 음식 섭취량과 활동량을 분석, 추적하는 데 이용할 수 있는 방법을 제공해 준다. 이들 대부분은 〈미국당뇨병학회지 (The Journal of the American Dietetic Association)〉의 보고서를 기본으로 한다.

- www.usda.gov/cnpp — USDA영양정책 및 증진센터에서 개발한 IHEI(Interactive Healthy Eating Index)가 나와 있다. 음식의 구성성분을 분석할 수 있게 해줄 뿐만 아니라 하루 동안 먹는 양을 국가에서 권장하는 표준량과 비교해 볼 수 있게 해준다.

- www.fitday.com — 'Fitday'는 인기 있는 사이트 가운데 하나다. 음식 섭취량뿐만 아니라 물리적인 활동량도 파악할 수 있게 해준다. 각자 자신의 식단을 모니터하고 목표를

설정할 수 있다. 이 사이트는 유료 사이트 못지않게 많은 자료가 있다.

- www.ag.uiuc.edu/~food-lab/nat/ —— NATS(Nutrition Analysis Tools and System, 영양 분석 도구 및 체계)는 일리노이 대학교 교수진이 개발하고 꾸준히 업데이트하는 사이트로서 일반 소비자들뿐만 아니라 전문가들도 이용하는 사이트다. 영양 분석 외에도 이 사이트에는 하루 동안의 에너지 사용량을 알 수 있는 에너지 계산기가 있다.

- www.dietsite.com —— 이 프로그램은 음식과 메뉴를 분석할 수 있도록 5,600가지 음식에 대한 데이터베이스가 구축되어 있다. 회원가입을 하면 며칠 동안 매일 먹은 음식물을 추적하여 권장량과 비교 분석해 볼 수 있다. 이 사이트는 영양에 관한 뉴스, 게시판, 공인 영양사의 영양에 관한 조언 등을 볼 수 있다.

24
포만감을 주는 단백질을 먹어라

건강에 좋은 간식을 계획적으로 먹으면 점심과 저녁에 과식하는 것을 방지할 수 있다. 다이어트를 하는 사람들은 흔히 저지방 팝콘, 과자, 단 것 등을 간식으로 먹는다. 전문가들에 의하면 이처럼 탄수화물이 많이 들어간 간식은 체중 조절에 방해가 된다고 한다. 프랑스의 연구자들은 단백질이 많이 든 간식이 포만감을 유지시켜 다음 끼니의 식사량을 줄여준다고 말한다.

"간식으로 탄수화물 성분이 많은 것을 먹는 사람은 간식을 전혀 먹지 않은 사람과 마찬가지로 곧 허기를 느낀다"라는 것이 연구 보고서를 집필한 쟝 루이 실베스트 _Jeanine Lous Sylvestre_ 박사의 말이다. "그러나 닭고기를 간식으로 먹었던 사람은 40분 이상 포만감을 느꼈다." 단백질을 소화하는 데 더 오래 걸리기 때문에 더 오랫동안 배부르게 느껴지는 것이다(200kcal의 간식을 먹은 경우다).

사람들은 대체로 닭고기를 간식이라고 생각하지 않는다. 그러나 56g 정도의 닭고기는 강력한 단백질 공급원이 된다. 닭고기 중 살코기만 미리 구워 조리해 파는 것을 한번 먹어보라. 닭고기 살코기 1컵 분량(단백질 38g, 180kcal), 흰 닭고기 85g짜리 깡통 하나(단백질 14g, 70kcal), 패스트푸드 그릴 치킨 샌드위치(빵과 마요네즈, 각종 토핑은 빼야 한다. 단백질 28g, 160kcal) 등이 있다. 또한 저지방 코티지 치즈 1컵 (단백질 28g, 164kcal)이나 스트링치즈 2개(단백질 14g, 160kcal) 등을 추천한다.

현명하게 간식을 고르는 전략을 소개하면 다음과 같다.

- 완전히 공복이 되었을 때에만 간식을 먹는다. 몸이 완전히 허기졌을 때에 먹은 것은 몸에 지방으로 축적될 가능성이 가장 적다고 루이 실베스트 박사는 말한다.

- 만일 탄수화물이 많이 든 간식을 꼭 먹고 싶어 견딜 수 없을 지경이라면 차라리 끼니 때 같이 먹어라. 식사에 들어 있는 다른 영양 성분이 탄수화물이 혈당에 미치는 영향을 둔화시켜 줄 수 있다.

- 간식을 식사의 보충 기회로 만들어라. 예컨대 끼니 때 무정백곡물 시리얼을 먹었는데 과일은 미처 못 먹었다면 간식으로 과일을 먹어라. 만일 점심에 샌드위치, 수프, 샐러드를 메뉴로 선택했다면 샐러드나 샌드위치 절반은 남겨두었다가 몇 시간 후에 간식으로 먹어라.

- 간식도 양을 확인하라. 당신이 좋아하는 건강식을 골라서 100kcal 정도 준비한다. 저지방 치즈, 사과 반쪽에 땅콩버터 1큰술을 작은 비닐 봉투에 담아 놓는다. 그러면 당신이 간식으로 어느 정도 분량을 먹는지 정확하게 파악할 수 있다.

25
여자처럼 먹어라, 남자처럼 먹지 마라

남편이 옆에서 피자를 3조각째 먹고 있다면 당신도 먹고 싶은 마음이 굴뚝같이 생기기 쉽다. 하지만 그러면 조만간 허리띠가 모자라게 될지도 모른다. 불공평한 얘기지만 남자들은 여자들보다 체중이 늘지 않으면서도 더 많이 먹을 수 있다.

남편이 먹는 것을 그대로 따라 먹지 않으려면 다음 요령을 참고하라.

- 남편이 군것질거리를 가져오면 눈에 보이지 않게 해달라고 부탁하라. 아니, 아예 감춰달라고 해야 한다. 그래야 먹고 싶어도 먹을 수 없게 된다.

- 남편과 함께 장을 보러 가라. 그러면 다음에 남편이 혼자 장을 보더라도 당신이 어떤 건강식을 선택하는지 알 수 있다. 포장 음식의 경우에도 몸에 좋은 전채 요리를 골라라. 만일 남편이 다른 것을 고르면, 당신이 원하는 품목을 조금만 주문해 달라고 하라.

- 앨렌 앨버스톤은 남편과 함께 '요리하는 커플쇼'라는 프로그램을 진행한다. 그녀의 말에 따르면 여자가 필요한 식사량은 남자의 2/3뿐이라고 한다. 슬프지만 사실이다. 만일 지금 남편과 같은 정도의 양을 먹고 있다면 남편의 식사는 큰 접시에, 당신의 식사는 작은 접시에 담도록 하라. 이처럼 식사량을 줄인 다음에는 남편보다 빨리 먹지 않도록 노력하라(그래야 한 접시 더 담아 먹는 사태가 벌어지지 않는다). 남편 먼저 식사하라고 하고, 당신은 그동안 와인 반 잔이나 얼음물을 홀짝거리도록 하라.

- 샐러드를 꼭 만들어라. 그리고 지방이 많이 함유된 고기 요리를 아주 조금만 먹고 나머지 배는 수프와 샐러드로 채우자.

- 남편과 다이어트 내기를 하라. 몸무게 몇 킬로그램을 줄였느냐를 내기하면 안 된다(남자들은 실제로 여자들보다 몸무게가 훨씬 빨리 준다). 음식에 대해서 내기해야 한다. 예를 들면 누가 하루에 25g에서 35g 사이의 섬유소를 먹었느냐, 또 과일이나 야채를 9번 먹었느냐를 두고 경쟁해야 한다. 진 사람이 다음 달 상대방의 일을 해주기로 한다.

26
눈에 보이는 것이 전부가 아니다

스웨덴에서 수행한 연구에 의하면, 사람들에게 음식의 분량을 알리지 않은 채 다만 평소에 먹던 것과 같은 분량이라고 느끼게 하면서 식사하게 하자 평소보다 22% 적게 먹었다고 한다. 이처럼 양을 모르고 먹는 경험을 해보고 싶다면 요새 유행하는 유형의 식당이나 아니면 새로 분점을 내는 식당을 가보라. 또는 간편하게 집에서 닭고기 수프를 먹으면서 될 수 있으면 감각에 정신을 집중해 보자.

아래에 배고픔과 포만감의 신호에 잘 맞추면서 덜 먹을 수 있는 실제적인 방법이 있다.

- 식탁을 깨끗이 치운다. 우편물이나 잡동사니는 다른 곳으로 치워둔다. 그릇과 꽃 장식 정도만 남겨둔다.

- 다른 곳에 정신을 팔지 마라. 식사하면서 책을 읽거나 TV를 보지 마라. 먹으면서 다른 일을 하면 배가 불러도 잘 깨닫지 못한다.

- 혼자 식사를 하라. 혼자서 먹으면 집중할 수 있다. 만일 그

럴 만한 사정이 되지 않는다면 되도록 적은 숫자의 사람들과 먹는다.

■ 음식 1가지씩 차례로 먹는다. 처음에 샐러드로 시작하고, 그 다음에는 고기 요리를 먹는다. 먹을 분량만큼만 덜어오고 나머지는 그릇째 다른 곳에 두어라. 당장 먹는 음식만 식탁에 올려놓아라. 이렇게 하면 식사를 훨씬 여유 있게 할 수 있고 충분히 먹었음을 스스로 깨달을 수 있다.

■ 눈을 감고 먹어라(처음 두 입 정도만). 먹고 있는 것을 충분히 음미하라.

■ 생각했던 것보다 음식을 많이 먹고 있다 싶으면 다음 5단계를 따르라.

① 무엇을 할 것인지 정하라.
② 무엇 때문에 음식을 먹고 싶은지 그 이유를 생각하면서 실제로 먹는 행위를 조금이라도 뒤로 미루어라. 화가 나서 먹고 싶은가? 지루해서 먹고 싶은가? 아니면 쓸쓸해서 먹고 싶은가?
③ 적어도 10분 동안 딴 생각을 하라.
④ 먹고 싶은 유혹으로부터 스스로 거리를 두어라. 초코칩은 던져버려라. 필요하면 아예 쓰레기통에 던져버려라.
⑤ 이 상황을 어떻게 처리할 것인지 마음의 결정을 하라. 그만 먹을 것인가 아니면 계속 먹을 것인가? 당신이 의식적으로 계속 먹겠다고 결심하고 먹는 것이라면 먹어도 괜찮다. 아무 생각 없이 절제하지 않고 먹는 것이 아니라면 상관없다.

27
다이어트의 장애물은 과감하게 제거하라

체중을 줄여라. 물론 그렇게 하고 싶다. 그러나 문제는 당신은 변화를 추구하지만, 주변의 친구들이나 가족은 아니라는 것이다. 실제로 필자가 24,000명의 과체중 여성을 대상으로 설문조사해 본 결과, 체중을 줄이려고 하면 대인관계에 문제가 생기고 그냥 그대로 살기로 하면 문제가 사라진다고 대답했다.

"진짜 친구는 일부러 나쁜 의도로 다이어트를 방해하지는 않지요"라고 러거스 대학교의 영양학 교수 오드리 크로스 *Audrey Cross*가 말했다. "그들은 그저 이전의 관계를 유지하기 위해서 무의식적으로 행동할 뿐이에요."

주변 사람들이 자기도 모르게 당신의 다이어트를 방해하는 데는 여러 이유가 있다. 안쓰러워 그럴 수도 있고, 같이 음식을 먹던 시절을 그리워하기 때문일 수도 있다. 이유야 무엇이든 이런 선의의 장애물조차도 잘 이겨내야 한다. 친구들이나 가족들이 함께 먹자고 유혹할 때도 좀더 열량이 낮고 건강에 좋은 방법을 선택할 수 있다.

하지 말 것	할 것
친구들과 닭날개 튀김에 블루 치즈를 얹은 샐러드를 함께 먹는 일은 아예 포기한다.	친구들이 닭날개 튀김을 먹을 수 있는 식당을 같이 가되 당신은 좀 더 건강에 좋은 음식을 선택해 먹는다.
디저트를 주문해 먹는다.	디저트를 주문하되 한두 입만 먹고 그 다음에는 얼마나 맛이 좋은지 모른다고 감탄하느라 시간을 보낸다.
2시간 동안 천천히 점심을 먹는다.	점심 식사는 빨리 마치고 산책을 하러 가거나 쇼핑을 간다.
여자들끼리 저녁 식사를 하러 가거나 바에 간다.	스파에 가서 함께 매니큐어나 페디큐어를 한다. 머리를 식히면서 기분 좋은 시간을 보낼 수 있다.
남자들끼리 저녁 식사를 하러 간다.	함께 야구경기를 보러 가거나 운동하러 간다.
동료들과 막대사탕을 먹는다.	딸기를 초콜릿에 찍어 먹거나 애인의 발을 마사지해 주거나 운동 경기 티켓을 끊어 온다.

28
'뚱보의 자세'를 벗어나라

당뇨병, PCOS(polycystic ovary syndrome) 등에 걸리면 체중을 줄이기 어렵다.

그러나 절대로 포기하지 말고 '뚱보의 자세'에 지지 말아야 한다.

■ 뚱보의 자세 ──── "나는 선천적으로 뚱뚱해." USDA연구에 의하면, 자신이 뚱뚱해질 유전자를 가지고 태어났다고 생각하는 여성들은 실제로 뚱뚱할 가능성이 많다. "유전이 체중에 영향을 미치는 것은 사실이다"라고 펜실베이니아 대학교의 체중 및 식사 장애 프로그램의 책임자인 토마스 워든 박사는 말한다. "그러나 궁극적으로 뚱뚱해지는 것은 환경에 달려 있다."

| 태도를 바꾸어라 |
"내가 먹는 음식과 나의 생활방식이 내 몸매를 결정한다."

■ 뚱보의 자세 ──── 살을 왕창 빼지 않는 한 나는 행복해질 수도 없고 건강해질 수도 없다. 비만 환자들은 흔히 현재 몸무게의 35% 정도를 빼겠다고 계획을 세우곤 하는데 그런

사람들도 10%만 몸무게를 줄면 얼마나 기분이 좋은지 알게 된다. 당뇨병 예방 프로그램이 증명한 바로는 몸무게의 7% 정도만 줄이고 신체 활동을 늘이기만 해도, 상당히 위험했던 사람들조차도 2형 당뇨병을 늦추거나 예방할 수 있다. 그 덕분에 당뇨병 예방 프로그램의 연구도 원래 계획보다 1년이나 일찍 끝났다.

| 태도를 바꾸어라 |
"내가 5kg에서 7kg만 줄여도 훨씬 행복하고 건강해질 수 있을 것이다."

■ 뚱보의 자세 ── "내가 밖에서 먹은 음식은 얼마 되지 않을 거야." 특별한 외식일 경우는 예외일지 몰라도 간이식당이나 포장음식, 자판기에서 파는 것 등도 중요하게 생각해야 하는 음식이다. 게다가 이 음식들은 위험하기까지 하다. 왜냐하면 대부분의 사람들이 밖에서 먹는 음식 덕분에 엄청나게 살이 찌니까 말이다.

| 태도를 바꾸어라 |
"내가 만들지 않은 이 음식에는 도대체 얼마나 많은 열량이 숨어 있을까?"

29
자신에게 맞는 요리 스타일로 하라

* 아래에 언급된 제이미 올리버, 에메릴 래가시, 줄리아 차일드는 모두 미국의 요리 전문 케
이블 TV , 푸드네트워크에서 요리쇼를 진행하는 스타 요리사들이다.　　　　－옮긴이 주

식품과학자들이 가정 요리에 뛰어난 요리사 440명을 대상으로 인성 검사를 했을 때, 그 요리사 대부분이 다섯 가지 '요리 유형'의 하나에 속한다는 사실을 밝혀냈다. 일부는 푸근한 음식을 만들고, 일부는 유행에 민감한 유형이었다. 또 일부는 레시피를 정확하게 따라하는 타입이었다. 다음 가운데 당신은 어떤 유형에 가장 가까운가?

| 혁신적 유형 |

당신은 새로운 재료, 새로운 조합, 새로운 요리법을 과감하게 시도해 보는 스타일이다. 절대로 레시피에 있는 그대로 따르라는 법은 없다.

요리 스타일 ── 'the naked Chef'를 진행하는 제이미 올리버처럼, 당신은 새로운 유행을 선도하는 사람이다. 예를 들면 커스터드 크림을 주요리에 사용하기도 하고, 꽃으로 샐러드를 장식하기도 한다. 건강에 좋은 요리를 하기도 하지만 그것 자체가 목적은 아니다.

건강을 생각한다면 ―― 맛과 영양을 갖춘 이국적이고도 세련된 재료를 사용해 보라. 생산자들이 직접 판매하는 곳에서 구할 수 있는 고유한 야채를 구하거나, 다른 나라 야채 종류를 알아 보라.

| 경쟁적 유형 |

화려한 요리를 좋아하고 인상적인 요리를 좋아한다.

요리 스타일 ―― 에메릴 래가시처럼 만들기 까다로운 요리도 좋아하고 유행을 뛰어넘어 자기 것으로 만들기를 좋아한다. 건강에 좋은 음식이든 아니든 상관없이 말이다.

건강을 생각한다면 ―― 놀랍고 훌륭한 음식을 추구하되 독특하고도 건강한 재료를 써라. 예컨대 구즈베리나 아시아산 겨울 수박을 써서 평범하고 지루한 음식의 틀을 벗어나라.

| 사색적 유형 |

당신은 줄리아 차일드처럼 전통적인 레시피를 따라 하면서 훌륭한 음식을 만들어 내는 유형이다.

요리 스타일 ―― 집안에서 내려오는 레시피, 요리 전문 잡지에서 나오는 레시피를 따라하는 스타일이다.

건강을 생각한다면 ―― 동네 서점에 가서 요리책 코너를 잘 찾아보라. 그리고 평소에는 절대로 사지는 않으면서 궁금해 하기만 했던 건강 요리책을 사서 한번 시작해 보라.

30
섬유소를 보충하라

하루 9번 과일과 야채를 먹는 일은 상상도 못하겠지만 미국당뇨병 학회에서 새로 권장하는 하루 50g의 섬유소 먹는 일은 시도해 보겠다면 섬유소 보충제를 먹어 볼 일이다. 켄터키 대학교 의약 및 영양 치료 전공 교수이자 VA 메디컬센터의 내분비 및 신진대사 관련 책임자인 제임스 앤더슨 박사는 당뇨병이 있거나 콜레스테롤 수치가 높은 사람들은 섬유소를 따로 많이 먹으면 몸에 좋다고 이야기했다.

처음에 섬유소 섭취량을 늘리면, 장 속의 박테리아 섬유소와 작용해서 자꾸 가스가 나오고 배가 부푼 것 같은 팽창감을 느낄 것이다. 거북한 느낌을 최소화하려면 우선 적은 양을 먹기 시작해서 차츰 양을 늘려나간다. 아니면 메틸셀룰로즈*methylcellulose*를 먹는다. 메틸셀룰로즈는 용해성 섬유소로서 박테리아와 작용하지 않는다. 박테리아와 상호작용이 없다는 말은 원치 않는 부작용이 없다는 뜻이다.

섬유소 보충제를 먹을 때에는 하루 종일 물을 충분히 마셔주는 일이 중요하다. 잘 알려진 섬유소 제품을 골라서 하루 227ml의 물과 함께 섭취하라. 처음에는 하루 1번 먹기 시작해서 필요하면 하루 2번으로 늘려가라. 섬유소 보충제는 다른 약의 흡수를 방해하지는 않는다. 그러나 안전하게 다른 약을 먹기 2시간 전에 섬유소 보충제를 먹어라. 특히 심장약이나 혈압약의 경우에는 더욱 이 방법을 따르라고 앤더슨 박사는 말한다.

09

슈거솔루션에
맞는 부엌

좀 더 건강한 식사를 하고 싶다면 당신의 부엌을 재설계하는 것도 한 가지 방법이다. 부엌이란 공간은 당신의 다이어트와 건강식에 대한 의지를 최대한 실현 가능하게 해주는 곳이면서 동시에 좌절시키는 곳이기도 하다. 당신의 냉장고에는 상점에서 사온 케이크, 과자, 쿠키, 정제 탄수화물로 만든 식품들로 가득한가? 그렇다면 이제 건강한 음식을 위한 공간을 만들어 당신의 혈당을 낮추고 혈당 수치를 관리해야 할 때이다.

● 방법 ──── 형형색색의 과일과 야채, 저지방 유제품과 육류, 정백하지 않은 빵과 시리얼 등을 구매하라. 식료품 저장실에 전략적으로 선택한 통조림 식품, 건조식품, 냉동식품을 쌓아놓아라. 그것으로 대부분의 다른 사람들이 피자, 패스트푸드, 햄버거, 혹은 차가운 시리얼로 몸을 혹사시킬 때 당신의 가족은 양질의 음식을 섭취할 준비를 한 것이다.

● 슈거솔루션 요리 원칙 ──── 시간이 모자라서 건강식을 해먹기 어려운가? 그렇다면 간편한 방법(예를 들어 썰어놓은 당근에서부터 냉동 브로콜리, 통조림 콩 등 간편한 건강식이 이에 해당한다)을 찾아라. 이 원칙을 받아들이면 항상 맛있고 건강한 가정식을 먹을 수 있다. 가장 좋아하는 과일이나 야채가 제철이 아니거나 당신이 해야 할 일들이 산더미처럼 쌓여 있어서 식료품을 사러 갈 시간이 없을 때라도 말이다.

● 무지개 빛깔로 채워라 ──── 냉장고에 녹색의 샐러드, 잘려져 있는 당근, 구운 피망, 시금치, 브로콜리, 민들레, 아스파라거스, 샐러리, 당근, 호박 속 과실, 콩으로 채워져 있다면, 또 건강한 단백질(냉동 새우와 야채 버거)로 가득 차 있다면, 식료품 저장고가 야채 수프, 정백하지 않은 건강한 오일로 가득하다면 준비 작업은 끝났다. 이것이 바로 슈거솔루션이 지향하는 식료품 저장실의 모습이다. 이제 이 재료들을 어떻게 요리하면 되는지 알아보자.

찬장에 있어야 할 것

부엌의 대변신은 찬장에서부터 시작한다. 다음에 제시한 식품들은 모두 준비하기 쉬운 슈거솔루션 최고 식품들이다. 이 식품들을 항상 잊지 말고 구입해야 한다.

달콤한 인생

빵 만드는 것을 좋아한다면, 당신이 주로 쓰던 백설탕 대신 다른 재료를 사용해서 좀 더 건강한 요리법을 시도해 보자. 아래 제시한 감미료들은 열량이 더 적고 당 수치가 낮거나 다른 영양분을 가지고 있는 것들이다(아스파테임과 사카린은 빵을 구울 때 사용하지 않으므로 아래 제시하지 않았다).

1 흑설탕 ——— 백설탕과 당밀을 혼합한 것으로 백설탕보다 약간 적은 탄수화물을 가지고 있다. 백설탕을 흑설탕으로 바꾼다면, 사용하는 모든 1/4컵마다 15g의 탄수화물이 줄어들 것이다. 하지만 명심할 것은 흑설탕 역시 여전히 정제된 설탕이며 가장 낮은 탄수화물 감미료는 아니라는 점이다.

2 스테비아 *Stevia* ——— 이 허브가 가진 감미료로서의 능력은 강력하다. 액체형(파우더형도 사용 가능하다)이 가장 간편하게 이용된다. 분량을 맞추기 용이하며 냉장고에 보관이 가능하기 때문이다. 대신 소량만 사용하라. 액체형 스테비아 1/8 티스푼이 설탕 1/2컵과 맞먹는다. 필요한 양보다 적게 사용하기 시작해서 점차 양을 늘려나가라. 설탕과 달리 스테비아를 쓰면, 갈색으로 착색할 수 없고 구운 빵의 표면을 반짝거리게 만들어주지도 않는다. 하지만 팬케이크에서 푸딩까지 모든 빵 굽기에 제 역할을 한다. 스테비아는 건강식료품점이나 대형 슈퍼마켓에서 구입할 수 있다.

3 스플렌다 *Splenda* —— 스플렌다의 주요 원료는 진짜 설탕에서 가공 처리된 설탕 대체물인 '수크라로즈'이다. 이 설탕 대체물은 체내 흡수를 방지하기 위해 설탕을 변형한 것이다. 수크라로즈는 열량이 없으며 혈당 수치에 영향을 끼치지 않으며 다양한 기온에서 보관 가능하다. 스플렌다는 설탕처럼 컵으로 측량하며 요리법상에서 거의 설탕과 같이 쓰인다. 적정한 양을 사용한다면 가공 감미료의 질리는 뒷맛을 피할 수 있다.

스플렌다는 특히 빵 굽기에 유용하게 사용되지만 설탕처럼 캐러멜이 되지는 않는다. 따라서 설탕과 스플렌다를 반반으로 배합하여 사용하면, 빵이 맛있는 갈색을 띠게 해주면서 열량과 탄수화물을 줄일 수 있을 것이다.

● **토마토 통조림과 토마토 소스** —— 이 둘은 다양한 스튜, 수프와 파스타 소스들을 만들 때 기초가 된다. 높은 과당이나 트랜스지방이 없는 종류로 찾자.

● **건과일** —— 마른 크랜베리는 요로 감염 예방에 도움을 주는 산화방지제인 프로안토시아니딘 *proanthocyanidin* 을 얻을 수 있는 최고의 재료이다. 1/3컵의 마른 크랜베리만으로 크랜베리 주스 칵테일 227ml 정도와 같은 효과를 볼 수 있다. 건자두(별명은 프룬) 역시 산화방지제 역할을 하는 과일들 중 상위권에 올라 있다고 미국 농무부 연구 결과에서 발표됐다. 1/4컵의 말린 살구는 하루에 필요한 비타민 A 섭취량의 3/4을 충족시킨다. 기억해야 할 점은 건과일은 1/4컵이 주로 사용된다는 것이다. 영양가도 높지만 열량 역시 농축되어

있기 때문이다.

● 정백하지 않은 시리얼 ── 정백하지 않은 귀리, 밀, **퀴노아** *quinoa*, 혹은 흑미를 구하라. 이런 음식을 먹으면 섬유질, 미네랄, 식물 화학물질(phytochemical)이라 불리는 유익한 식물 혼합물을 섭취할 수 있다. 더불어 몸무게가 줄어드는 효과도 있다. 오트밀을 먹은 사람들이 허기를 덜 느낀다는 연구 결과도 나왔다.

● 콩 ── 영양 만점 수프의 원료가 되는 말린 콩은 철, 섬유질, 그리고 심장병 예방에 도움이 되는 엽산(folic acid)을 제공해 주는 최고의 재료이다. 미 북부 지역의 백인들과 해군들에겐 칼슘을 제공해 주는 소중한 재료가 된다. 통조림 콩을 사용해도 무관하다. 통조림 콩은 사용하기 전에 헹궈서 나트륨을 제거하거나 나트륨 함량이 적은 제품을 사용하면 된다. 말린 콩은 공기가 통하지 않는 유리용기나 금속용기에 넣어 서늘하고 건조한 곳에 보관한다. 남은 콩은 물기를 빼서 냉동시키면 6개월 동안 사용이 가능하다.

> *** 퀴노아**
>
> 쌀보다 조금 작은 둥근 모양으로 조리가 쉽고 단백질, 녹말, 비타민, 무기질이 풍부하여 영양면에서 우유에 버금가는 곡물이다. 잉카제국의 '수퍼 곡물'로 불리던 퀴노아는 지난 수천 년 동안 에콰도르, 페루, 볼리비아 등 안데스 지역의 중요 농산물이었으나 근세에 와서 겨우 일부 농가에서 자급자족으로 명맥만 유지해 왔다. 그런데 영양학적 가치가 새롭게 평가되면서 세계적인 식품회사와 남아메리카 민간단체들이 품종개량과 보급노력에 힘썼고, 1980년 이후 빠른 속도로 국제 곡물시장에서 판매되고 있다.

● 즉석 수프 ── 수프 원재료는 아니지만 그 용도가 워낙 다양해 원

재료처럼 사용할 수 있다. 크림이 풍부한, 하지만 지방이 많지는 않은 야채 버터땅콩 수프, 버섯 수프, 브로콜리 수프, 그리고 토마토 수프를 이용해 보라. 여기에 통밀 쿠스쿠스 *couscous* (북아프리카에서 먹는 쌀 요리), 어린 잎, 통조림 콩을 테이블스푼으로 2스푼을 넣고 몇 분간 서서히 끓인다. 치즈 간 것을 약간 첨부한다.

● 근채류(뿌리를 먹는 식물) —— 흰 양파나 붉은 양파, 신선한 마늘과 생강, 그리고 감자가 이 식물에 해당한다. 고구마에 맛을 들여 보라. 고구마는 감자보다 영양분도 많고 GI가 더 낮기 때문에 혈당을 흰 빵만큼 높게 만들지 않는다. 마늘은 1주일에 필요로 하는 양만큼만 사서 신선함을 유지시켜라. 반대로 양파는 많은 양을 사놓고 자주 사용해라. 신선한 생강과 마늘은 잘라서 냉장고에 보관하라.

● 통밀가루 —— 통밀가루는 밀가루의 만족스러운 보충물이 될 수 있다. 빵을 구울 때, 밀가루와 통밀기루를 반반 섞어서 사용하면 보다 만족스러운 결과물을 얻을 수 있다. 통밀가루의 맛과 질감에 익숙해지면, 밀가루를 좀 더 덜어내거나 아예 통밀가루만을 사용해 요리를 해보자.

● 기름 —— 사실 모든 식물성 기름은 좋은 지방, 나쁜 지방, 그 중간에 있는 지방이 모두 섞여 있다. 하지만 이 성분들의 균형에 따라 큰 차이가 있다. 가장 몸에 좋은 기름은 단일 불포화지방산과 오메가3 지방산이 많고 포화지방은 낮으며 오메가6 고도불포화 유지를 적정량 가지고 있는 기름이다.
샐러드드레싱과 즉석 스테이크 요리에는 올리브유, 빵 굽기를 할 때는 카놀라유를 사용하자. 올리브유는 열과 빛을 피하면 최장 2년까지 보관이 가능하다. 좋은 올리브유는 자주 사용하지 않는 견과유처럼 냉장고에 보관하라. 기름이 흐릿하게 변한 것처럼 보여도 걱정하지 마라. 실온에 놓아두면 다시 투명해진다.

당장 버릴 것!

1 고당 시리얼 —— 한 그릇에 12g 이상의 설탕을 함유한 시리얼은 버리자.

2 고지방, 고염 가공식품 —— 파스타 통조림, 미트 수프레드 통조림, 그리고 지방과 소금을 고려하면 몇몇 토마토 소스도 피하는 것이 좋다.

3 정제한 곡물 제품 —— 부엌에 정제된 밀가루와 달걀로 만든 국수와 흰쌀만 있는가? 세몰리나 (양질의 거친 밀가루 - 옮긴이 주) 혹은 통밀가루 파스타와 같이 정백하지 않은 곡물을 사용할 때가 왔다.

4 과자 —— 라벨을 확인해 보고 트랜스지방이 있고 설탕이 다량 함유되어 있거나 섬유질이 없는 과자는 버려라. 그리고 유혹을 과감히 뿌리쳐라. 한번 뜯으면 손이 가는 것을 멈추기 힘들기 때문이다.

5 흰 빵과 롤 빵 —— 마시멜로가 들어 있고 섬유질은 적고 영양분이 적은 종류의 빵은 포기하라.

냉장고에 있어야 할 것

냉장고에는 제일 윗 칸에 물, 달지 않은 아이스 티, 탄산수, 저지방 혹은 지방이 없는 우유로 채운다. 그리고 다음에 열거한 것들이 들어 있어야 한다.

● 과일과 야채 —— 신선하게 보관해서 적어도 며칠 혹은 1주일 동안 먹을 수 있게 하자 (기간은 식료품점에 얼마나 자주 가느냐에 따라 달라진다).

● 유제품 —— 저지방 우유 혹은 무지방 우유, 치즈, 그리고 플레인 요구르트를 구입하라. 트랜스지방이 없는 마가린을 구입하라. 콜레스테롤 수치가 정상보다 높은 경우, 콜레스테롤을 줄인 마가린을 이용하라.

● 계란 —— 삶아서 놔두거나 샌드위치 속에 넣는다.

● 땅콩버터와 다른 땅콩류 버터들 —— 모든 자연산 땅콩버터 (기름이 분리돼 있으면 휘저어서 사용한다)들은 캐슈 (서인도산 옻나무 열매 - 옮긴이 주), 아몬드, 소이 땅콩버터와 마찬가지로 냉장고에 보관해야 고약한 냄새가 안 난다. 무염 처리된 건강한 단일 지방산이 들어 있기 때문에 만족감과 건강을 약속해 준다.

● 건강한 고기 —— 소고기 살코기, 껍질 없는 닭고기와 칠면조, 그리고 비계 없는 돼지고기를 먹자. 베이컨이나 소시지 없는 아침 식사를 생각할 수 없다면 칠면조 베이컨, 자연산 치킨 소시지, 혹은 돼지고기 대신 콩을 사용한 핫도그 등을 시도해 보자.

● 향신료 —— 저지방 카놀라 마요네즈(심장에 좋은 오메가3 지방산을 함유하고 있다), 저염 처트니, 머스터드, 케첩, 그리고 조미료를 사용하라. 슈퍼마켓 조제식품 코너에서 건강에 좋고 섬유질이 풍부한 수프레드로 실험해 보라. 맛있고 영양 만점인 이집트 콩과 마늘이 섞여있는 수프레드, 후머스(이집트 콩을 삶아 양념한 중동 음식 - 옮긴이 주)는 샌드위치에 넣어 먹거나 당근을 찍어 먹는 소스로 사용해도 좋다.

당장 버릴 것!

소다수, 설탕이 들어간 차, 그리고 과일 음료 —— 하지만 당신 컵 속에 거품이 일지 않거나, 달지 않으면 살 수 없는 사람이라면 하루에 다이어트 음료 한 잔 정도는 괜찮다.

냉동고에 있어야 할 것

커다란 냉동고를 가지고 있다면, 이를 충분히 이용하라! 냉동고는 건강한 식습관을 지켜주는 훌륭한 도구이다. 이 놀라운 도구에 당신의 건강을 책임지는 집에서 만든 음식으로 채워 넣을 수도 있고 빠르고 만족스러운 식사를 위한 간편한 음식을 넣어둘 수도 있다. 냉동식품은 편리함을 목적으로 만들어진 것으로 일 년 동안 보관이 가능하다. 이것들을 가까이 두고 충분히 이용하라.

● 냉동야채 ──── 완전히 다 익었을 때 재빨리 냉동시켰기 때문에 제품 용기에서 시들어 가고 있는 신선한 야채보다 오히려 더 많은 영양소를 가지고 있는 경우가 많다. 최대한 다양하게 몸에 좋은 영양분을 섭취하려면 볶은 요리 혹은 다른 혼합물을 구하라. 브로콜리, 당근, 콜리플라워, 새싹 양배추. 맛의 재미를 위해 에다마메*edamame* (어린 푸른 대두) 중 하나 이상은 포함시켜야 한다.

● 냉동과일 ──── 야채류처럼 과일 역시 가장 잘 익었을 때 재빨리 냉동된다. 가장 맛 좋고 영양분이 풍부한 것들, 베리(산화방지제 함유)와 망고(베타-케로틴 함유), 블루베리나 라즈베리를 스무디로 만들거나 팬케이크나 빵과 함께 먹어보라.

● 냉동콩식품 ──── 야채 버거와 핫도그는 10분 내에 요리한다. 어떤 야채 버거의 경우엔 토스트 만들 시간이면 충분하다!

● 냉동 새우와 조개 ──── 냉동된 것들도 날 것만큼 훌륭하다. 사실 대부분의 '신선한' 새우들은 팔기 전에 얼음을 제거한 것들이 많다.

● 콩 종류 ──── 냉동고에 콩을 보관하는 것이 좋다. 냉기 덕분에 기름이 부패하는 것을 막을 수 있어서 냄새가 나지 않기 때문이다.

● 정백하지 않는 곡물 가루 ──── 단단하게 싸서 냉동고에 보관하라. 사용하기 전에 일정 시간 실온 상태에 꺼내두어야 한다.

요리 방법

주방에 있던 몸에 해로운 음식들을 치우고 영양 만점에 맛있고 혈당 조절에 효과적인 대체식품들로 바꿔놓았다. 이제 이것들을 어떻게 해야 할까? 답은 아래에 있다.

혈당을 제어하기 위한 마법의 총알
콩

콩은 모양, 크기, 색깔이 변화무쌍한 식물이다. 다양한 콩들마다 각각 비타민, 미네랄과 영양분으로 꽉 차 있다. 콩은 섬유질도 풍부해서 혈당 수치 순위가 낮다. 이런 콩을 요리하는 방법은 다음과 같다.

● 통조림 콩을 샐러드와 파스타에 부어 함께 먹거나 허브와 섞어서 찍어먹는 소스로 사용하라.

● 시간이 많은가? 맛을 위해서라면 마른 콩을 사용하라. 시간을 들여 요리를 하면 수프의 맛은 훨씬 좋아진다. 콩을 전날 미리 물에 불러놓거나 잠깐이라도 물에 담가 두면 더 빨리 요리할 수 있다(다른 솥에 콩을 넣고, 물을 부어 2분에서 3분가량 끓인다. 1시간에서 4시간 정도 그대로 놔둔다).

일상적인 음식에서부터 이국적인 음식들까지
올리브오일과 다른 식용유

카놀라유나 식물성 기름은 버터와 베이컨에서 나오는 것 같은 염분이 들어간 고체 지방보다는 몸에 좋다. 그 중에서도 좋은 올리브유를 사용하는 편이 좋다. 좋은 기름은 비싸지만 훌륭한 맛을 선물로 준다. 다음은 이를 이용하는 방법이다.

● 엑스트라 버진 올리브 기름은 짙은 녹색이며 강렬한 맛을 지니고 있어 드레싱, 매리네이드(요리전 고기, 생선 등을 담그는 즙-옮긴이 주), 소스처럼 익히지 않는 요리에 사용될 때 최상의 맛을 유지해 준다. 혹은 파스타나 야채의 향을 돋우기 위해 요리 마지막에 넣어도 좋다.

● 클래식 올리브 기름은 강렬한 금빛을 띠며 좀 더 강렬한 맛이다. 요리를 위해서 딱 맞는 선택이다.

● 엑스트라 라이트 올리브 기름은 올리브 향이 다른 것들에 비해 적다. 튀김, 빵 굽기에 사용하라. 모든 올리브 기름 중에서 엑스트라 라이트는 고온에서 최상의 맛을 낸다.

● 땅콩기름은 땅콩을 갈고, 간 땅콩을 볶아서 생산된 기름을 가볍게 채에 걸러 만들어서 땅콩 향을 가지고 있다. 호두 기름은 영국산 월 땅콩으로 만들어서 황옥색을 띠며 섬세한 향을 가지고 있다. 그런데 요리를 하면 그 향이 날아간다. 따라서 드레싱이나 찍어먹는 소스로 사용하거나 음식을 내놓기 직전 뜨거운 요리에 첨가하라. 가벼운 향을 가진 아몬드 기름은 호두 기름보다 열에 잘 견딘다. 드레싱, 가벼운 소테, 혹은 빵 굽기에 사용하기 좋다. 머핀이나 완두콩에 아몬드와 같이 사용해 보라.

▌몸을 위한 탐닉
▌견과류

고대 로마인들은 디저트용으로 혹은 디저트를 먹은 후에 견과류를 먹었다. '수프에서 콩까지'라는 말도 있지 않은가. 견과류는 짭짤한 음식에서부터 달콤한 음식까지 어떤 음식에도 첨가할 수 있다. 견과류에는 몸에 좋은 무염류 단일 지방산, 단백질, 그리고 중요한 비타민들과 미네랄이 잔뜩 들어있다. 봉지에서 꺼내 바로 간식으로 먹어도 좋다(단, 한 주먹이나 그보다 적게 먹어야 한다). 견과류를 이용한 요리 방법은 다음과 같다.

● 강한 맛을 내려면 견과류를 구워라. 프라이팬을 중간불로 달군 후 견과류를 넣고 살짝 색깔이 변하고 향이 날 때까지 자주 저으면서 굽는다. 시간은 2분에서 3분이면 충분하다. 오븐을 예열해 두었다면 빵 굽기용 쟁반에 견과류를 놓고 3분에서 5분 동안 350도로 굽는다.

● 파스타에 넣어라. 파스타와 찜 요리는 파스타, 토마토, 빵가루들처럼 혈당 수치가 높은 재료들로 만들어진다. 혈당 수치를 맛있게 줄여주는 것이 바로 견과류다. 잣은 파스타나 쿠스쿠스와 완벽한 조화를 이룬다. 호두, 아몬드는 캐서롤, 야채 요리, 쌀 요리와 잘 어우러진다.

● 땅콩버터를 벗어나라. 캐슈 버터는 과일 수프레드와 함께 토스트에 발라먹으면 토스트의 맛을 풍부하고 더 맛있게 만들어 준다. 부드러운 마카다이 넛 버터는 샌드위치에 바르면 아주 훌륭한 맛을 느낄 수 있다. 아몬드 버터는 소스에서 탁월한 기능을 한다. 어떤 종류의 땅콩버터들이건 소스 만들 때 요긴하게 쓰인다. 타히니*tahini*(참깨씨버터)의 경우 특히 맛이 훌륭하다.

▌파스타와 그 이상의 것
▌무정백곡물

흰 빵, 흰쌀, 설탕이 잔뜩 들어 있는 아침 식사용 시리얼을 포기하기란 어려울 것이다. 하지만 많은 미국인들이 당뇨병과 다른 질병들의 위험에서 벗어나고자 무정백 식품을 먹기 시작하자 놀라운 일이 일어났다. 그 사람들이 섬유질과 비타민이 풍부한 무정백곡물들을 더 선호하기 시작한 것이다.

● 밀로 만든 파스타를 정백하지 않은 통밀 파스타로 바꾸라. 더 많은 섬유질과 낮은 혈당 수치 그리고 더 좋은 맛을 얻을 수 있다. 통밀 파스타는 밀가루로 만든 전형적인 파스타보다 더 복잡 미묘하며 풍부한 맛을 가지고 있다. 대부분의 슈퍼마켓엔 면 다발로 된 통밀 파

스타와 모양이 있는 파스타 둘 다 진열되어 있다. 통밀 쿠스쿠스-높은 섬유질을 가진 작은 파스타-를 곁들여 먹으면 훌륭한 음식이 될 뿐 아니라 곡물 샐러드와 볶음밥을 더욱 맛있게 만들 수 있다.

● 현미는 섬유질과 비타민이 흰쌀보다 더 많고, 씹는 질감이 강하며, 풍부한 맛을 선사한다. 많은 식료품점들은 다양한 종류의 현미를 포함한 무정백 혼합 쌀을 판매하고 있다. 이런 쌀들은 평범한 흰쌀을 능가하는 맛을 가지고 있다. 흰쌀을 선택해야 한다면, 살짝 데쳐진 것을 구입하라(보통 흰쌀보다 낮은 혈당 수치를 가지고 있다).

● 생선이나 닭고기 음식에 무정백 빵가루를 입혀라. 1/2컵의 신선한 통밀 빵가루를 만들려면 2덩이의 통밀 빵을 기계에 넣고 미세한 빵가루 형태가 될 때까지 갈아라. 만든 즉시 사용하거나 나중에 사용하려면 냉동시켜라.

▌표백한 곡물보다 훨씬 낫다
▌무정백곡물 가루

메밀가루 팬케이크이나 집에서 만든 통밀 빵에 신물이 나면 다용도의 밀가루를 사용하고 싶어질지도 모른다. 첫 번째 단계로 무정백곡물 가루를 다용도 밀가루와 섞어서 소스를 걸쭉하게 만들고 고기에 묻힌다. 여기 인기 만점의 무정백곡물 가루를 사용할 때 알아야 할 점들을 소개한다.

● 케이크처럼 정교한 굽기 요리는 무정백곡물 가루와 귀리 가루 섞은 것을 사용해 좀 더 부드럽게 만들면 좋다. 예를 들어 1컵의 만능 밀가루 대신, 1/2컵의 통밀 가루와 1/2컵의 귀리 가루를 사용하라. 통밀 가루를 사용하기 전에 몇 번 채로 치면 좀 더 부드러워진다.

● 통밀가루는 만능 밀가루보다 물을 더 많이 흡수한다. 티스푼으로 우유, 물, 주스를 약간 더 넣어주거나 요리법에서 요구하는 양보다 적은 양의 통밀을 넣어야 한다.

● 카뭇 가루(kamut flour)를 시도해 보라. 카뭇 가루는 현대 사용하는 밀가루의 고대 사촌뻘 되는 가루로 더 많은 미네랄을 가지고 있다. 글루틴 함유량이 높아 밀가루 대체 재료로 사용하기 쉽다. 다용도 가루보다 맛이 더 풍부하며 단백질과 섬유질 역시 더 많이 함유되어 있다.

● 메밀가루와 **아마란스** 가루를 한번 먹어보라. 메밀가루에는 글루텐이 없어서 메밀국수뿐 아니라 팬케이크, 빵, 밀가루 반죽, 파스타에도 사용할 수 있다. 아마란스 가루는 요리 마지막 과정에서 음식을 부드럽게 해주는 역할을 하며 풍부한 맛을 더해 준다. 한 가지 이상의 곡물 가루를 사용하는 요리법인 경우라면 한 컵의 다용도 밀가루 대신 한 컵의 아마란스 가루를 넣어보라.

> *아마란스
> 오래 전부터 아마란스(Amaranth)는 옥수수, 완두콩과 함께 주요 식량이었다. 쌀가루 입자보다 더 작아서 다양한 용도로 이용이 가능하다. 다른 곡물에 비해 불포화도가 높은 지방산을 함유하며, 단백질을 15~16% 가지고 있는 우수 곡류 단백질 원이다.

● 굽기 요리를 부드럽게 만들자. 무정백곡물로 만들어진 대부분의 굽는 식품들은 밀가루로만 만든 것들보다 약간 더 딱딱하다. 이때 2~3번 가루를 체에 쳐서 공기를 섞어주면 꽤 부드럽게 만들 수 있을 것이다.

맛은 좋게, 지방과 열량은 낮추고
허브, 향신료, 그리고 감미료

맛을 내는 방법으로 브로콜리에 레몬즙을 짜넣는 것 이상의 방법이 있다. 당신이 찾을 수 있는 가장 이국적인 맛을 과감히 내보자.

● 허브에 들어 있는 기름 성분은 향이 풍부하다. 말린 허브를 사용한다면 음식을 만들 때 조금 일찍 넣어 맛을 낼 수 있는 시간을 주도록 한다. 좀 더 강한 맛을 원할 때는 사용 전에 말린 허브를 잘게 부순다. 바질과 파슬리 같이 좀 더 섬세한 생 허브의 경우엔 요리가 거의 끝날 때쯤에 넣는 것이 좋다.

● 감귤즙의 경우 닭고기와 생선에서부터 파스타와 야채에 이르는 모든 음식에 신선한 맛을 더해준다. 혹은 레몬, 라임, 혹은 오렌지 껍질은 쿠키와 머핀과 같은 제빵 식품에 맛을 더해 준다. 식초 역시 음식의 맛을 산뜻하게 해준다. 라즈베리 식초 같은 소다수 맛의 식초를 샐러드, 곁들여 먹는 야채, 그리고 콩에 넣어보자.

● 말린 과일은 그 훌륭한 맛에 감탄사가 절로 나온다. 햇빛에 건조시켜 잘게 썬 토마토 한 줌은 피자, 파스타, 샐러드의 맛을 더욱 깊게

해준다. 혹은 말린 버섯을 물에 불려 쌀 요리, 수프에 넣어보자. 말린 버섯은 특히 훌륭한 맛을 낸다. 머핀, 빵, 혹은 디저트 소스를 만든다면 말린 과일을 사용해 보라. 어떤 종류의 액체이든지 열을 가할 때, 말린 자두, 대추, 석류, 건포도의 풍부하고 감미로운 맛이 훌륭하게 나올 것이다.

● 핫소스만큼 기운을 북돋워주는 것도 없다. 살사 소스, 고춧가루 소스, 혹은 고춧가루는 음식의 맛을 끌어올려주는 역할을 한다.

10

음식점에서 건강한 식사를 하기 위한 방법

유명한 피자 체인점에서 소시지를 얹은 1인분 팬피자는 740kcal와 39g의 지방으로 채워져 있다. 그리고 대형 패스트푸드 음식점의 삼중 치즈버거의 경우 810kcal와 47g의 지방이 들어 있다. 두 식단의 열량과 지방은 대부분 우리가 온종일 게걸스레 먹는 양보다 많다.

이러한 상황에서도 희망적인 것이 있다면? 첫 번째, 당신이다. 음식점의 고객으로서 당신이 행사할 수 있는 힘은 여러 가지 메뉴 중 무엇인가를 선택할 수 있다는 것이다. 웨이터, 요리사, 그리고 레스토랑 매니저는 여러분이 행복하게 식사하기를 원한다. 그러므로 당신이 원하는 것을 그들에게 그냥 말하라. 두 번째, 패스트푸드 레스토랑, 일반 식당, 고급 레스토랑에서는 정규 메뉴에 보다 건강한 대체 식단을 제공하고 있다.

우리는 외식이 맛있고 즐거워야만 한다고 믿는다. 하지만 그렇다고 서둘러 음식을 주문하지 말라. 먼저 물 한 컵만 마셔라. 그리고 차분하게 앉아 있어라. 작은 준비를 하는 것만으로도 당신은 메뉴와의 싸움에서 이기고, 유혹을 물리치고, 과식하는 일 없이 건강하게 식사를 마무리할 수 있다.

당신이 중심이 되어라

외식은 어떤 의미에서는 맹목적으로 먹는 것이다. 우선 음식점에서 나오는 음식에는 영양 성분표가 없다. 그러니 치즈, 버터, 기름, 설탕 등이 얼마나 많이 들어가는지 알 수 없다. 야채에는 버터나 크림이 뿌려져 나올 것이다. 빵은 더할 수 없이 맛있지만 흰 빵이다. 지극히 건강한 음식처럼 보이는 샐러드도 프라이드 치킨 조각과 홍수같이 뿌려놓은 소스 덕분에 치즈버거보다 열량과 지방이 더 많을 수도 있다.

그 다음 양의 문제도 있다. 뉴욕 대학교의 영양 전문가 두 명이 맨해튼의 델리 가게, 빵집, 전문음식점 등에서 나오는 음식 무게를 측정한 결과, 놀라운 사실을 발견했다. 식당에서 내놓는 음식은 정부에서 추천하는 1인분의 분량과 비교할 때, 파스타의 경우에는 5배 많았고 쿠키는 7배 컸으며, 머핀은 3배 이상 무거웠다. 왜 당신은 이런 사실을 눈치 채지 못했을까? 1인분의 양이 지난 30년에서 50년 사이에 아주 천천히 늘어났기 때문이다.

음식점에서 사먹는 것은 지뢰밭을 걷는 것과 같다고 생각하는 사람이 당신만은 아니다. 주방장조차도 맛있는 메뉴를 보거나 주방에서 직접 요리를 하다 보면 갈등을 느낄 것이다(만일 당신이 계속 초콜릿 케이크, 건포도 땅콩 빵, 그리고 베이컨으로 덮인 안심 스테이크 등에 둘러싸여 있다면, 어떻게 하겠는가?). "음식점에서 점심을 먹는 것은 스스로 호랑이굴에 들어가는 것이나 마찬가지다"라고 푸드 네트워크 TV

의 '새라의 요리 비결(Cooking Live with Sara Moulton and Sara's Secrets)' 프로그램 진행자이자 레스토랑 미식가 Gourmet의 책임 요리사인 새라 물턴*Sara Moulton*은 고백한다. 주방장이 종종 자신 앞으로 가지고 오는 푸아그라 *foie gras*(거위나 오리 간으로 만드는 요리), 맛보기로 나오는 요리 등의 유혹에 맞서 싸우는 것이 쉽지 않을 것이라는 점은 누구라도 짐작할 수 있다.

그런데도 새라 물턴은 날씬하다. 몇 년 전에 생방송 TV 프로그램의 호스트를 맡기 시작할 무렵에는 몸무게를 약간 줄이기조차 했다(카메라는 정말로 내 몸무게에 4.5kg을 불려 보여준다고 그녀는 말한다). 그녀의 전략은 무엇이었을까? 너무 굶주리지는 마라. 특히 외식하러 나가기 전에. 배고플 때는 음식 양을 조절하려는 의지가 급격하게 떨어진다고 그녀는 말한다. 그녀는 남편과 주말마다 저녁 데이트를 한다고 자랑하면서 "금요일 밤에는 치즈를 먹을 수 있다는 생각에, 일주일 내내 나 자신을 자제할 수 있다"고 말한다. 새라는 가끔씩 점심에 714kcal의 모짜렐라, 토마토 바질 샌드위치를 먹어치우고 싶은 유혹을 건너내지 못한다고 말한다. 그러나 그녀는 다이어트에서 약간 벗어난다고 해도, 날씬한 몸매를 계속 유지하는 노력 자체에서 벗어나는 것은 아니라고 본다. 한번 실수를 했어도 그녀는 바로 만회한다. "점심을 거하게 먹은 날은 저녁 식사로 300kcal의 기름기 없는 요리를 선택하는 것이다."

맥주집에서 술을 마시면서 밤을 즐기면서도 날씬한 실루엣을 유지하는 사람들의 비결은 무엇일까? 다음 방법을 알면 도움이 될 것이다.

공격 전략을 세워라!

일단 음식점에 들어서면 거기에는 놀라울 정도로 많은 위험이 도 처에 도사리고 있다. 다방면에서 건강하지 않은 음식이 공격해 올 것에 대비해 사전 준비 자세를 취하라.

1 식욕을 없애라 —— 저녁을 먹으러 떠나기 전에 다른 것을 조금 먹는다. 수프 한 그릇, 먹다 남은 치킨 조각, 저지방 치즈를 얹은 토스트 한 조각, 시나몬을 뿌린 사과 조각처럼 실속 있는 음식을 먹어라. 건강한 음식을 소량 먹는 것은 음식점에서 과도한 에피타이저를 먹는 것보다 오히려 열량과 지방이 낮다.

2 어떤 식당인지 미리 알고 가라 —— 여러 종류의 음식점의 특성에 대해서 익숙해져라. 그리고 음식점에 들어서기 전에 무엇을 먹을 것인지 마음속에 그려보라. 메뉴에 휩쓸려 가지 마라! 전에 가본 적이 있는 음식점이라면, 메뉴판을 열어 보지 마라. 당신이 좋아하는 것을 주문하고, 웨이터가 직접 메뉴판에서 그 음식을 찾아내게 하라. 당신이 먹을 식사이다. 당신에게 맞추어야 한다.

3 빵 바구니를 피하라 —— 빵 바구니는 식당에서 과식을 하게 하는 주범이다. 빵 바구니를 치워라. 눈에 보이지 않으면 마음에서도 멀어진다. 도저히 그렇게는 할 수 없다 싶으면 빵 한 조각 정도를 집는 것에서 끝내라. 빵을 먹는 것만으로도 열량이 500kcal은 추가된다(보통 빵과 함께 나오는 버터나 올리브 오일을 포함하지 않더라도 그 정도 열량이 나온다).

4 알코올 음료는 한 잔으로 끝내라 —— 칵테일, 와인, 맥주 등 어떠한 종류든 알코올은 음식을 절제하려는 의지를 약하게 만든다. 게다가 알코올은 수분을 빼앗고 영양상 아무런 이득을 주지 않는다. 외식을 할 때에는 음료는 한 잔으로 끝내라. 아니면 아예 물 한 병을 주문하라. 신체는 알코올을 첫 번째 에너지원으로 사용하기 때문에(다음으로 탄수화물, 단백질, 지방 순이다). 음식을 먹고 알코올을 마시면, 여분의 열량은 그대로 지방으로 저장된다. 저녁 식사와 함께 와인을 마실 때 체중이 늘어나는 것을 예방하려면, 지방이 많은 식사는 생략하고 바로 저지방 식사(흰살 생선, 돼지고기, 가금류와 사슴고기를 포함하여)를 시작하라.

5 물을 마셔라 —— 이 말은 전에도 들어 보았을 것이다. 모든 식사 시간 전, 식사 동안, 식사 후, 식당이든 집이든, 어디에 있든 물을 마셔라.

▌ Sugar Solution

무엇을 골라 먹느냐? 그것은 당신에게 달렸다

일반적으로 패스트푸드 식사는 1,000kcal 이상이며 혈당을 급격하게 상승시키는 정제 탄수화물로 가득하다. 그러나 좋은 식사 생활의 기본적인 규칙을 마음속에 간직한다면 패스트푸드를 먹으면서도 건강을 유지할 수 있다. 제일 중요한 규칙은 한 끼 식사로 패스트푸드를 먹을 경우, 그 날의 다른 식사는 과일이나 채소와 같이 보다 건강한 음식을 먹는 것이다.

■ 아침 —— 설탕이나 지방으로 채워진 도넛이나 머핀보다는 플레

인 베이글, 코스트나 잉글리시 머핀을 선택한다. 과일주스나 저지방, 혹은 지방이 없는 우유를 함께 마신다. 지방이 없는 우유에 차가운 시리얼, 버터를 곁들이지 않은 팬케이크, 플레인 스크램블드 에그도 역시 좋은 선택이다. 고지방의 베이컨, 소시지, 치즈 등을 넣은 샌드위치는 삼간다.

■ **점심과 저녁** —— 그릴로 구운 치킨 샌드위치나 작은 사이즈의 플레인 햄버거를 먹어보라. 그리고 마요네즈나 특별한 소스는 삼가고 튀긴 음식도 제한한다. 요즘은 대부분의 패스트푸드점에서도 수프나 샐러드를 판매한다.

■ **샐러드 바** —— 녹색의 야채를 먹으러 간다. 그러나 높은 지방의 드레싱, 베이컨 조각, 치즈, 크루통 *crouton*(버터로 구운 빵조각으로 수프나 샐러드 위에 뿌려 먹는다 −옮긴이 주)를 제한하며, 감자나 마카로니 샐러드와 같은 음식 역시 제한한다.

■ **멕시컨 패스트 푸드** —— 빈 부리토, 소프트 타코, 파지타와 다른 튀기지 않은 항목을 고집한다. 그리고 치즈, 사우어 크림은 그냥 지나쳐 버려라. 쇠고기보다는 닭을 선택하고 튀긴 콩을 삼가며 저지방, 스파이시 샐러드를 고수한다. 그리고 타코 샐러드엔 아무것도 첨가하지 않는다. 타코 샐러드는 그 자체만도 1,000kcal 이상일 수 있다.

■ **피자** —— 야채를 토핑한 얇은 크러스트 피자를 주문한다. 그리고 1조각 내지 2조각만 먹는다. 고기와 여분의 치즈는 열량, 지방, 화학 나트륨을 더한다.

자신감을 가지고 주문하라!

종업원을 귀찮게 한다고 생각하지 마라. 자꾸 질문하거나 요구하는 것을 주저하지 마라. 수줍어하지 마라. 요리사와 당신의 테이블을 연결하는 것이 종업원의 일이다. 그리고 그들은 당신이 즐겁게 식사하기를 바란다.

마음속으로 계속 1인분의 분량을 생각하라. 어떤 식당은 1끼 식사의 일반적인 양보다 7배나 많은 양을 제공하기 때문이다.

의도적으로 접시에 음식을 남겨라. 아니면 절반 정도는 아예 식탁에 내오기도 전에 미리 포장해 놓으라고 요구하라. 왜 여분이 눈앞에 보이지 않게 해야 할까? 펜실베이니아 주립대학교의 연구에서 연구자들은 피험자들이 접시에 여분의 음식이 있으면 포만감을 느끼지 못한 채 그 음식을 다 먹었음이 밝혀졌다.

에피타이저는 당신이 좋아하는 음식에 샐러드를 곁들여서 나오는 것으로 주문하거나 아예 에피타이저 2가지를 주문하라. 1가지는 야채 위주인 것을 선택하면 좋다.

1 얼마든지 물어 보라 —— "튀긴 것인가요? 어떤 종류의 소스가 들어 갔나요? 각 식사에 어떤 부식이 함께 나오나요? 흰쌀 대신에 현미를 먹을 수 있을까요?"

항상 소스나 드레싱은 따로 달라고 요구하라. 소스와 드레싱이 사실 얼마나 조금만 있어도 되는지 깨닫게 될 것이다. 배가 많이 고픈 상태에서는 새로운 메뉴를 주문하지 말라. 만일 그러면 십중팔구 너무 많은 음식을 주문하게 될 것이고 과식하고 나중에는 후회할 것이다.

너무 배가 고픈 상태라면 당신이 아는 음식을 주문하는 것이 좋다. 충분한 양의 야채를 주문하라. 샐러드를 주문하거나 약간의 올리브 오일에 스테이크를 만들거나 따로 소스가 나오는 찐 야채를 주문하라. 그러면 가볍게 야채를 소스에 찍어 먹을 수 있다.

2 맑은 수프를 조금씩 먹어라 ―― 수프는 양이 충분하여 배가 부르게 해줄 것이다. 야채, 맑은 육수, 콩 수프 등을 찾아라. 크림 수프 종류나 차우더(조개나 생선에 감자, 양파를 곁들여 끓인 것 ―옮긴이 주) 종류의 수프는 피하라.

Sugar Solution

비행기를 탈 일이 있는가?
싸가겠는가? 아니면 사서 먹겠는가?

비행기를 탈 때 기내 음식에 너무 의존하지 말라. 아무리 건전한 메뉴를 선택한다 해도 설탕이 뿌려져 있고, 지방기가 많은 엄청난 양의 기내식은 건강을 해칠 수 있다. 대신 건강에 이로운 간식인 아몬드나 말린 과일 같이 섬유소가 풍부하고 칼로리는 낮은 간식을 휴대용 가방에 조금 싸가자.

음식을 사서 먹어야만 한다면, 조금 더 돈을 많이 내자. 돈을 많이 쓴다고 생각하지 말자. 당신 건강의 가치에 비하면 훨씬 적은 돈이다. 식당에서는 기름기가 적은 단백질 음식을 찾고 웨이터에게 야채를 2배로 달라고 부탁하라. 그리고 쌀이나 감자를 멀리하라. 약간만 연습하면 다음 여행에서는 여행을 핑계로 건강한 생활 습관을 보류하는 일은 없을 것이다.

세 번째 단계
화려하게 마무리하라!

주문이 주방으로 들어간 다음에도 경계를 늦추지 마라. 완벽하게 주문한 대로 식사가 나올 때까지 주의를 기울일 필요가 있다.

1 경계를 늦추지 말라 —— 재미있는 대화에 이끌리면 아무 생각 없이 그릇을 싹싹 비우기 쉽다. 당신이 먹을 만큼만 먹고 나머지 음식은 포장해 달라고 하라. 이렇게 해서 생긴 보너스 음식은 내일 점심이나 저녁으로 먹으면 된다.
식사는 상쾌한 녹차나 허브티로 마무리하라. 생강차는 소화에 도움이 되고 녹차는 전반적으로 건강에 좋다. 많은 음식점이 이제 다양한 차를 제공한다. 어떤 차는 과일향이 매우 짙어서 디저트로 대신해도 전혀 손색이 없다.

2 디저트를 주문해서 다 같이 먹도록 하라 —— 주방장이 자랑하는 버터 스카치 소스를 곁들인 초콜릿 빵을 세 입 정도 먹는다고 해도 크게 나쁘지는 않다. 중요한 것은 나머지를 다른 사람이 먹도록 하는 것이다.

푸드코트의 유혹에서 살아남는 방법 일곱 가지

요새 마트는 끝없이 이어진 음식 판매점과 길게 늘어서서 기다리느라 피곤하기 짝이 없는 푸드코트 때문에 건강한 식단을 원하는 사람들에게는 반갑지 않은 장소이다. 그런데 푸드코트에서도 스트레스를 피하고 허리를 날씬하게 유지할 수 있는 방법이 있다.

1 늦은 시간에 가라 —— 흥분한 군중이 몰려 있는 주말은 피한다. 늦은 시간을 이용한다. 집에서 저녁을 먹은 다음에 마트로 향한다.

2 캐주얼하게 입는다 —— 편안한 신발을 신고 차 안에 코트를 벗어놓고 간다. 그러면 그렇게 피곤함을 느끼지 않을 수 있고 따라서 기분 전환용 간식을 찾아 사방을 살피지 않아도 될 것이다.

3 시내나 야외 플라자에서 쇼핑한다 —— 그곳에서는 거리를 걸을 수 있고 잠깐 멈추어서 그 지역 특유의 카페에서 건강에 좋은 간식을 먹을 수 있다.

4 사기 전에 먼저 먹는다 —— 푸드코트에서 줄서서 기다리느라 배고파 미칠 지경이 되지 말고 앉아서 먹을 수 있는 식당으로 옮겨 근사한 점심으로 에너지를 얻고 쇼핑을 시작하라.

5 잠깐 멈추어 마음을 진정시키고 싶으면 로션 샘플을 테스트하거나 피로를 풀어주는 마사지 의자를 시험해 보자 —— 스트레스를 받는 일이 조금 더 줄어들 것이다.

6 편의점에 들른다 ── 나중에 목마를 때 마실 수 있는 음료 한 병과 과자를 미리 확보해 놓으면 돈과 열량을 모두 절약할 수 있다.

7 저열량으로 자기 자신을 달랠 수 있는 완벽한 방법을 찾는다 ── 짜증이 난다 싶으면 사탕 하나를 먹으면 된다.

11

달콤한 것,
군것질, 속임수

달콤하고 향긋한 시나몬 도넛, 치즈가 얹어진 피자, 치즈를 잔뜩 올린 빵, 사람들이 이런 음식을 좋아하는 것은 어쩔 수 없다. 인간은 선천적으로 달콤한 맛과 짠맛을 좋아한다.

연구에 의하면, 대부분의 아이들은 신맛이나 쓴맛보다 달콤한 맛을 좋아하며, 태어난 지 3일된 아기들은 짠맛을 선호하는 방향으로 발달되어 있다고 한다. 그러면 지방 성분은? 최근의 연구는 인간이 실제로 단맛, 신맛, 쓴맛, 짠맛을 구별할 수 있는 것처럼 지방 성분을 '맛볼 수' 있다고 한다.

이런 일을 생각하면 한숨이 절로 나온다. 우리는 지방을 원하고 세상에는 지방을 먹을 수 있는 기회가 얼마든지 있지만 달콤하고, 바삭하고, 맛깔스럽게 씹히는 짭짤한 맛의 향연은 혈당이나 허리둘레에는 별로 좋지 않기 때문이다. 한 가지 좋은 소식은 당신이 사려 깊게 현명하게 선택하기만 하면, 혈당을 위태로운 경지에 빠뜨리지 않고서도 이 유혹적인 맛을 건강한 식단으로 즐길 수 있다는 사실이다.

유혹에 넘어가는 현명한 방법

가끔은 마음껏 달콤한 방종을 누리는 것이 건강한 식단에 열중하는 데 도움이 된다. 여기에 당신의 달콤한 기호를 만족시키는 4가지 현명한 방법이 있다.

● 당신이 먹지 않고서는 견딜 수 없는 달콤한 간식 5가지를 꼽아 보고 탄수화물 수치를 기억하자. 젤리 콩 한 통에 얼마나 많은 탄수화물이 들어 있는가? 당신이 좋아하는 요구르트 아이스크림에는 또 얼마나 많이 들어 있는가? 이것을 알아내려면 각 음식에서 탄수화물을 측정한 책을 참조하거나 포장에 나와 있는 영양분석표를 살펴보아야 한다.

● 한 그릇을 반으로 줄여라. 종종 좋아하는 디저트는 한 입이나 두 입만 먹어도 달콤한 욕구를 만족시킬 수 있다. 또 시도해 볼 만한 전략은 친구나 동료와 디저트를 나누거나 1인 분만 사는 것이다.

● 열량을 바꿔서 섭취하라. 만일 당신이 쿠키를 정말로 먹고 싶다면, 저녁 식사를 하는 동안에는 롤빵이나 버터는 먹지 마라. 그리고 높은 열량의 음식은 아주 조금만 먹는다 (예를 들면 파이타를 먹으면서 사우어 크림은 빼고 치즈 가루를 아주 조금만 뿌린다).

● 연소시켜라. 달콤한 간식을 먹고 난 다음에는 30분을 걸어라. 운동은 혈당을 올라가지 않도록 유지하는 데 도움을 준다.

초콜릿과 '변화'

폐경기 전에는 초콜릿을 먹다가도 남겨둘 수 있다. 그런데 폐경이 되면 먹고 먹고 또 먹는다. 왜 이렇게 뒤늦게 달콤한 것을 먹으려 하는 것일까?

최근 터키의 한 연구는 폐경기 여성은 미각이 크게 둔해져 설탕을 원하게 된다고 밝혔다. 특히 중년 여성은 달콤한 맛을 덜 느끼게 되며 그 결과 더 많이 먹게 되고 자신의 미각을 만족시키기 위해서 보다 달콤한 음식을 먹게 된다.

이 연구자들은 남자 20명, 폐경기 여성 20명(평균 연령 60세)이 다양한 용액을 맛보고 짠맛, 쓴맛, 무맛, 단맛을 알아맞히도록 하였다. 앞의 3가지 맛에서는 남녀 간에 아무런 성별 차이가 없었다. 그러나 어떤 이유에서인지 알 수는 없으나, 여성들은 설탕 용액의 맛은 잘 감지하지 못했다. 연구자들은 폐경기 여성의 35%가 미각에 변화를 보였고 45%가 음식에 보다 많은 설탕을 넣는 등 변화를 보였다고 보고했다.

크런치를 먹을 때

크런치는 포테이토칩이나 치즈와 같이 지방이 많고 소금이 들어있는 스낵 조각이다. 다디단 간식처럼 크런치 또한 정제 탄수화물과 트랜스지방이 높은 경향이 있다. 그러므로 매일 먹어서는 안 된다. 어쩌다가 가끔 즐기는 정도는 괜찮다. 여기에 이 크런치를 적절히 즐기는 방법이 있다.

● 당신이 아주 좋아하는 것만 즐겨라. 만일 당신이 포테이토칩을 아주 좋아한다면, 다른 간식을 먹지 말고 그것만으로 열량을 채워라.

● 크런치를 먹는 시간을 정하라. 과식을 하지 않을 것 같다는 생각이 들면 점심으로 작은 칩 한 봉지를 먹어라(큰 사이즈가 아니라). 물론 그 날 아침에 건강식을 먹은 경우에만 가능하다.

● 마트에 갈 때마다 새로 사라. 그리고 작게 포장해 놓은 크런치 패키지를 사라(달콤한 간식의 경우도 마찬가지다). 점보 사이즈를 사놓으면, 그 양을 다 먹어버린다. 일리노이드 대학교의 연구진이 발견한 바에 따르면, 큰 그릇에 음식을 담아 놓으면 사람들은 7%에서 43% 이상 음식을 더 먹는다고 한다.

● 대체물을 생각하라. 짠 스낵 맛을 지닌 간식을 찾아내어 지방과 열량을 낮추어라. 구운 포테이토칩과 나초칩은 기존의 기름에 튀긴 것들보다는 훨씬 낫다. 그 차이점을 모르는 사람들도 있다! 그렇다고 한 봉지를 게걸스레 다 먹지 마라. '무지방'이 '무열량'을 의미하는 것은 아니다.

● 진정 원하는 것을 먹어라. 대체물을 먹고 나면 항상 만족스럽지 않다. 예를 들어 저지방 치즈 맛이 싫으면 원하는 치즈를 사라. 그리고 가능한 최고의 맛을 느낄 수 있는 것으로 골라서 소량만 먹는다.

12

영양 보조제의
진실

아마도 당신은 영양 보조제가 필요하지 않은 사람일 수도 있다. 당신이 식사를 건너뛰거나 한 끼 저녁 식사로 팝콘을 먹는 행동 따위는 절대 하지 않는 7% 안에 드는 여성이라면 영양 보조제는 필요 없다. 하지만 그 외의 93%에 해당하는 사람들은 신체의 혈당조절 체계에 영양을 공급하기 위해 영양 보조제를 먹는 것이 좋을 수 있다.

그런데 어떤 영양 보조제를 먹을 것인가? 약국의 모든 알약, 물약 가운데 그리고 제품의 장점을 칭송하는 반면 위험 요소도 같이 말해주는 라벨을 감안할 때 정말로 나에게 필요한 것은 무엇인가? 먼저 환상을 버려야겠다. 우리가 알고 있는 혈당을 조절하는 약이라고 선전하는 수많은 영양 보조제는 효과가 없거나, 아니면 충분히 검증된 바 없는 것들이다.

그래서 가장 최근의 만족스럽고 영향력 있는 연구에 근거한 영양 보조 식품을 중심으로 우리 몸이 필요로 하는 기본적인 영양 보조제를 찾아 분류하였다. 또한 혈당을 보다 효과적이고 안전하게 관리할 수 있는 몇 가지 주의사항도 참고하도록 하자.

완벽한 종합비타민으로 시작하라

아래에 나오는 모든 영양소들은 식사와 함께 매일의 복합 비타민
으로 섭취되어야 한다. 복합 비타민은 수십 개의 각각의 영양제를 사
는 것보다 저렴하고 영양소들이 복합적으로 잘 구성되어 있어서 효과
가 좋다. 단, 아이들이 아니라 성인을 위한 권장량으로 제시했다(임신
부나 수유기, 갱년기 여성을 위한 복용량이 다를 경우 따로 명시하였다).

1 비타민 A/베타카로틴 ── 면역성을 높이고, 건강한 세포의 상태를
유지시키며 뼈와 치아 형성을 돕고 시력을 보호한다.

> **Vitamin A / Beta carotene**
>
> • 얼마나 필요한가? ── 비타민 A는 5,000IU(International Unit : 비타
> 민 양 효과측정용 국제단위)까지(더 많은 양은 건강 문제를 초래할 수도 있
> 다), 베타카로틴은 최소한 20%. 우리 몸은 베타카로틴을 필요한 만큼
> 만 비타민 A로 전환한다.
>
> • 주목할 영양소 이름 ── 비타민 A의 혼합물, 베타카로틴
>
> • 어떠한 음식에 있는가? ── 우유, 간, 계란 노른자(비타민 A), 녹황색
> 채소, 줄기 채소, 오렌지

2 비타민 D ── 뼈를 강하게 하고 골다공증 예방을 돕는다. 결장암,
다양한 경화증과 류머티즘 관절염의 위험을 낮추고 시력을 보호하며

PMS(Premenstrual tension syndrome : 월경전증후군) 증상을 억제한다.

> Vitamin D
>
> • 얼마나 필요한가? ── 19세에서 50세까지 그리고 임신부나 수유부는 200IU, 51세에서 70세까지는 400IU, 70세 이상은 600에서 800IU.
>
> • 주목할 영양소 이름 ── 비타민 D, 콜레칼시페롤 cholecalciferol
>
> • 어떠한 음식에 있는가? ── 우유, 주스, 두유, 강화 시리얼, 연어, 정어리, 계란 노른자

3 비타민 E ── 세포를 노화시키는 DNA 손상을 억제하며 심장병, 암, 기억력 상실, 백내장 예방을 돕는다. 또한 면역기능을 높인다.

> Vitamin E
>
> • 얼마나 필요한가? ── 130IU. 최고 400IU까지의 복용량이 안전하다.
>
> • 주목할 영양소 이름 ── D 알파 토코페릴 D-alpha tocopheryl (자연의 비타민 E)
>
> • 어떠한 음식에 있는가? ── 밀의 싹, 홍화씨 유, 대부분의 견과류(아몬드, 헤이즐넛 너트, 땅콩), 시금치.

4 비타민 K ── 혈액의 응고를 돕고 뼈를 강하게 하고, 심장병 발병의 위험을 낮춘다.

> **Vitamin K**
>
> - 얼마나 필요한가? —— 90에서 120mcg
>
> - 주목할 영양소 이름 —— 비타민 K, 비타민 K1, 필로키논 *hylloquinone*
>
> - 어떠한 음식에 있는가? —— 잎채소

5 엽산 —— 태아의 정상적인 세포의 성장을 지탱하고, 산모의 빈혈증과 태아의 선천적 결함을 예방한다. 심장병, 높은 혈압, 조산, 기억력 상실, 알츠하이머병, 우울증, 암의 위험을 낮춘다.

> **Folic acid**
>
> - 얼마나 필요한가? —— 400mcg. 임신부는 600mcg, 수유부는 500mcg. 의사의 허락 없이 1,000mcg보다 많이 섭취하지 않는다.
>
> - 주목할 영양소 이름 —— 엽산
>
> - 어떠한 음식에 있는가? —— 잎채소, 오렌지 주스, 밀의 배아, 요리를 한 마른 콩, 강화 곡물

6 비타민 B6 —— 호르몬과 뇌의 화학작용을 돕는다. 면역을 강화한다. 기억력 상실, 심장병, 우울증, 임신 동안의 아침 입덧의 위험을 낮춘다.

Vitamin B6

- 얼마나 필요한가? —— 2mg

- 주목할 영양소 이름 —— 비타민 B6, 피리독신 염산염(pyridoxine hydrochloride)

- 어떠한 음식에 있는가? —— 닭, 생선, 고급 붉은 살코기, 아보카도, 감자, 바나나, 통밀, 요리한 마른 콩, 견과류, 씨

7 비타민 B12 —— 심장병, 기억력 상실, 빈혈, 우울증을 예방한다. 신경과 뇌 기능을 유지한다.

Vitamin B12

- 얼마나 필요한가 —— 2.4mcg. 임신부는 2.6mcg, 수유부는 2.8mcg

- 주목할 영양소 이름 —— 비타민 B12, 시아노코발라민 *cyanoco-balamin*, 코발라민 *cobalamin*

- 어떠한 음식에 있는가? —— 고급 붉은 살코기, 가금류, 조개, 계란, 우유, 두유

8 비타민 C —— 세포 조직을 유지하고 회복력을 높이고 면역력을 증강시킨다. 암, 태양에 의한 손상, 심장병, 백내장, 간접 흡연에 의해 조직이 손상될 위험을 줄인다.

Vitamin C

- 얼마나 필요한가? —— 75mg. 흡연자는 110mg, 임신부는 85mg, 수
유부는 120mg.

- 주목할 영양소 이름 —— 비타민 C, 아스코르브산(ascorbyl palmitate),
아스코르빈산칼슘(calcium ascorbate)

- 어떠한 음식에 있는가? —— 밀감류 과일, 콩나물, 후추, 녹색 잎채소.

9 칼슘 —— 골다공증, 높은 혈압, 결장암의 위험을 줄인다. 혈액 응
고, 근육 수축, 신경 전달을 돕고, PMS 증상을 줄일 수 있으며 체중
감량을 돕는다.

Calcium

- 얼마나 필요한가? —— 19세에서 50세까지와 임신부나 수유부는
1,000mg, 50세 이상은 1,200mg을 섭취해야 한다. 칼슘을 충분히 섭취하
기 위하여 따로 칼슘 영양 보충제를 섭취할 수도 있다.

- 주목할 영양소 이름 —— 대부분의 칼슘 형태는 잘 흡수된다. 다만 굴
껍질, 골분, 돌로마이트에서 얻은 '자연적인' 칼슘은 피한다. 납을 포함
하고 있을 수 있다.

- 어떠한 음식에 있는가? —— 저지방 유제품, 칼슘 강화 주스, 두유, 정
어리, 두부, 녹색 잎채소, 마른 강남콩, 완두콩

10 크롬 ──── 혈당을 조절해 주며, 인슐린 저항이 있는 사람들의 혈당 수준을 낮추어 준다.

> **Chromium**
>
> - 얼마나 필요한가? ──── 19에서 50세 25mcg, 임신부는 30mcg, 수유부는 45mcg, 50세 이상은 20mcg.
> - 주목할 영양소 이름 ──── 크롬 니코틴산(Chromium nicotinate), 크롬 효모
> - 어떠한 음식에 있는가? ──── 정백하지 않은 곡류, 밀의 배아, 오렌지 주스, 닭, 굴

11 구리 ──── 신경 전달, 적혈구 형성, 뼈가 현 상태를 유지하도록 돕는다. 뇌와 심장, 면역 기능을 지탱한다. 혈당을 조절하고 선천적 결함을 막는다.

> **Copper**
>
> - 얼마나 필요한가? ──── 2mg
> - 주목할 영양소 이름 ──── 구리 글루콘산염(copper gluconate), 구리 황산염(copper sulfate)
> - 어떠한 음식에 있는가? ──── 조개류, 육류의 장기 부분, 곡류, 견과류, 씨앗, 콩, 녹색잎 채소.

12 철 —— 피곤을 막고, 운동능력을 증진시키며, 면역체계를 강화시키고 민첩성과 기억력을 유지한다.

> Iron
>
> • 얼마나 필요한가? —— 19에서 50세 사이의 여성은 18mg, 임신부는 27mg. 남자와 폐경기 여성은 철분이 없는 영양 보조제를 찾아야 한다.
>
> • 어떠한 음식에 있는가? —— 고급 붉은 살코기, 생선, 가금류, 말린 강낭콩과 완두콩 요리, 마른 살구, 녹색잎 채소, 건포도, 통 곡물류, 강화 곡물

13 마그네슘 —— 근육의 수축과 신경 전달, 혈압 조절, 면역 기능, 뼈 형성을 돕는다. 심장병, 당뇨병의 위험을 낮춘다. 고혈압, 두통, 임신 중의 중독증 조절을 돕는다.

> Magnesium
>
> • 얼마나 필요한가? —— 400mcg. 양을 배분하여 섭취한다.
>
> • 주목할 영양소 이름 —— 마그네슘 산화물(magnesium oxide), 탄산염(carbonate), 수산화물(hydroxide)
>
> • 어떠한 음식에 있는가? —— 저지방 우유, 땅콩, 아보카도, 바나나, 밀배아, 말린 강낭콩과 완두콩 요리, 녹색잎 채소, 굴

14 셀레니움 —— 산화방지제로서 심장병, 류머티즘 관절염, 특정 암의 위험을 낮출 수 있다.

Selenium

• 얼마나 필요한가? —— 55mcg. 임신부는 60mcg, 수유부는 70mcg. 400mcg 이상의 복용은 독이 된다.

• 주목할 영양소 이름 —— 셀레노메치오닌 *selenomethionine*, 셀레니움 효모

• 어떠한 음식에 있는가? —— 정제하지 않은 곡류, 견과류, 해물, 살코기

15 아연 —— 회복을 빠르게 한다. 면역력을 증진시킨다. 임신 합병증(pregnancy complication)을 막는다. 강한 뼈, 정상적인 미각, 후각 기능을 유지시켜준다.

Zinc

• 얼마나 필요한가 —— 8mg. 임신부는 11mg, 수유부는 12mg. 하루에 40mg 이하로 섭취한다.

• 어떠한 음식에 있는가? —— 굴, 붉은 살코기, 칠면조, 견과류, 말린 강낭콩과 완두콩 요리, 밀 배아, 무정백곡물

혈당에 좋은 최고의 추가 보조제

좋은 멀티 비타민과 더불어 이 보조제는 신체의 혈당을 일정하게 유지하는 영양상의 틈새를 메우는 데 도움을 주거나 심장병과 기억력 문제와 같은 혈당 문제와 관련한 합병증의 위험을 없애줄 수 있다.

■ 오메가3 지방산 ── 생선(특히 연어와 같은 한류 종), 호두, 아마인에서 발견되는 오메가3 지방산은 심장병, 기억력 상실, 뼈의 손상, 그리고 골다공증의 위험을 낮출 수 있고 가벼운 우울증을 완화시키며, 류머티즘, 관절염 증상을 줄여준다.

최상의 일일 복용량은 1g. 높은 트리글리세리드를 먹은 사람은 의사의 처방에 따라 2~4g을 복용해야 한다. EPA와 DHA(eicosa-pentaenoic 산과 docosahexaenoic 산)혼합물을 찾는다. 생선기름에서 찾을 수 있다.

■ 크롬 ── 콩, 정제하지 않은 곡류, 브로콜리에서 발견되는 크롬은 세포가 혈당을 흡수하도록 돕는다. 몇몇 연구는 크롬이 들어 있는 보조제가 혈당을 조절할 수 있도록 돕는다고 말하는 반면에, 미국의 당뇨병협회는 크롬이 문제를 야기시키고 영양 보조제로서 알려진 어떠한 혜택도 주지 못한다고 말한다. 하지만 모든 사람들이 당뇨병 환자들에게 크롬의 도움이 필요없다고 생각하지는 않는다. 당뇨병 전문가들은 하루 600μg(마이크로그램)으로 효과를 입증했다고 말한다. 크롬 니코틴산, 크롬 효모는 훌륭한 크롬 공급원이다.

■ 마그네슘 —— 이 미네랄은 푸른색 잎채소와 콩류, 견과류, 밀 배아, 그리고 통밀 곡식에 풍부하다. 마그네슘 흡수량이 높아질수록 2형 당뇨병으로의 발전 가능성 위험률이 낮아진다.

전문가들은 충분한 마그네슘을 섭취했는가를 확인하는 것이 좋다고 말한다(특히 연장자들은 더 잘 확인해야 한다). 마그네슘 산화물 (magnesium oxide), 탄산염(cabonate), 그리고 수산화물(hydroxide) 을 포함하는 다양한 형태의 영양 보조제가 시중에 나와 있다.

■ Alpha-lipoic acid(ALA) —— 시금치와 고기에는 적은 양의 강력한 항산화제가 있다. 그러나 전문가들은 높은 혈당 수준이 섬세한 신경 말단에 손상을 입힐 때 발달하는 당뇨 합병증 완화를 돕기 위해 ALA가 더 필요하다고 말한다. 독일에서는 ALA가 당뇨병 신경 장애 치료를 위해 처방되는 약이다. ALA는 당뇨병을 가진 사람들의 인슐린 수준을 낮추고 세포로 설탕의 수송을 증가시켜 혈당 조절을 도울 수도 있다.

"나는 전통적 방법으로 해결이 안 된 당뇨병 신경장애 환자들에게 ALA를 추천한다"고 노포크 소재 이스턴 버지니아 의과대학교의 스터리츠 당뇨병연구소의 소장인 애론 비닉 *Aaron Vinik* 박사는 말한다.

600에서 1,200mg 사이의 ALA 영양 보충제를 찾으라. 당뇨병 환자라면 보충제가 치료제에 영향을 미칠 수도 있으므로 ALA를 먹기 전에 반드시 의사와 상담하라.

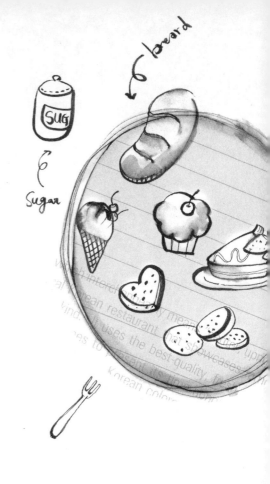

part
04

날씬하고 맵시 있게 !

혈당 조절을 위한 운동 요법

바쁜 사람들을 위한 활동 계획

새로운 걷기 운동법

하루 10분 근력 운동

13

바쁜 사람들을
위한 활동 계획

세포가 혈당을 처리하는 방식이 개선된다면 어떨까? 그 결과 당뇨병, 심장병, 암에 걸릴 가능성을 줄여준다면? 몸을 날씬하게 만들고, 문제를 제일 많이 일으키던 신체 부위가 정상으로 되돌아온다면, 에너지를 끌어올려줄 뿐 아니라 영혼까지 고양시킬 수 있다면 어떨까? 그것도 평소 즐겨보는 텔레비전을 보는 것보다 적은 시간을 사용하면서 말이다.

얼마든지 가능한 일이다. 일주일의 며칠, 운동화 끈을 묶고 문을 나서기만 하면 된다. 혹은 하루에 10분씩 낮은 강도의 운동을 하면서 근육을 움직이기만 해도 된다. 세차를 하거나 아이들과 놀아주고, 정원을 가꾸는 일과 같은 일상적인 활동을 통해 열량을 더욱 많이 소비할 기회를 만들 수도 있다.

신체 활동은 슈거솔루션의 핵심 전략이다. 신체 활동은 열량을 소모하고, 부풀어 있던 지방을 줄이며, 단단한 근육으로 전환시켜 주기도 하지만 몸이 혈당을 효과적으로 처리하는 데도 도움을 주기 때문이다.

- 걷기(혹은 운동용 자전거 타기)는 인슐린 저항성의 진행을 역전시킨다.

미시건 대학교 앤 아버(University of Michigan, Ann Arbor)에서 수행했던 연구에 의하면, 7일간 매일 걷거나 자전거를 탄 여성들은 인슐린 민감도가 상당히 향상되었다고 보고했다. 이들의 몸에서는 세포가 혈당을 흡수하라는 신호를 더 이상 무시하지 않는다는 의미다. UCLA 대학교 역시 대사증후군 혹은 2형 당뇨병 환자 31명을 연구한 후 유사한 결과를 보고했다. 이 연구에서 환자들은 45분에서 60분간 매일 러닝머신 위에서 걸었고 3주 후 인슐린 저항치는 절반으로 감소했다.

- 운동을 통해 얻는 즐거움은 인슐린 저항성과 당뇨병 전 단계로부터 몸을 지켜준다.

버팔로 대학교(University of Buffalo)는 20세에서 69세까지 7,485명의 남성과 5,856명의 여성들을 연구한 결과 여가 시간 동안 신체적으로 많은 활동을 하는 사람들은 인슐린 저항성 수치가 절반이었음을 발견했다. 이는 이 사람들이 높은 혈당과 대사증후군(인슐린 저항성, 약간의 고혈압, 트리글리세리드라 불리는 심장에 위협이 되는 혈액 내 지방이 많아지고, '좋은' HDL 콜레스테롤이 적어지면서 나타나는 현상)과 같은 당뇨병 전 단계의 위험을 줄여준다. 몇몇 연구 대상자들은 의도적으로 운동을 했고, 나머지는 경기에 참여하거나 정원을 가꾸고 산보를 즐겼다.

- 체력 훈련은 세포가 더 많은 혈당을 흡수하고 소모하게 한다.

일본 오사타 시의 종합병원에서 소규모이지만 잘 구성된 연구를 실시한 적이 있다. 당뇨병을 앓고 있는 9명의 여성과 남성에게 일주일에 5일씩, 짧은 체력 훈련을 4주에서 6주간 시행했다. 이들의 인슐린 민감도는 48% 증가했고, 체력 훈련에 참여하지 않은 그룹은 변화가 없었다.

● **유산소 운동과 근력 운동을 결합하면 훨씬 효과가 크다.**
그리스의 한 실험에서 2형 당뇨병을 앓고 있는 여성 9명을 4개월간 규칙적으로 근력 운동과 유산소 운동을 하게 했는데(매주 2번), 이들의 혈당은 13%가량 감소했으며 인슐린 저항성 수치는 38%로 줄어들었다. 이는 근육 조직이 인슐린에 좀 더 민감해졌다는 걸 의미한다.

운동 처방

신체 활동은 몸의 신진대사에 여러 가지 방식으로 도움을 준다. 운동을 하는 동안 근육은 수축과 이완을 통해 더 많은 포도당을 혈액에서 흡수하며, 에너지를 얻기 위해 이를 태운다. 하지만 이것은 시작에 불과하다.

인슐린은 세포에게 혈당을 흡수하라고 명령하는 호르몬이다. 운동을 하면 근육 세포는 인슐린이 보내는 신호에 더 민감해진다. 미주리-콜럼비아 대학교(Missouri-Columbia University) 연구에서 늘 앉아만 있던 실험용 쥐는 근육 세포 표면에 인슐린 수용체가 거의 존재하지 않았다. 이는 인슐린이 보내는 중요한 메시지를 끊어버리고 다시 연결할 기회를 거의 주지 않았다는 것을 의미한다. '카우치 포테이토(소파에 파묻혀 여가를 보내는 사람-옮긴이 주)' 형의 쥐들은 근육 세포 내부에서 포도당을 받아들여 이를 에너지로 변환시키는 단백질의 활동성 역시 적었다. 근육 세포들은 사용하지 않으면 잠든 것과 같고, 우리 몸을 해치는 현상은 생각보다 빨리 나타난다. 연구자들은 이틀만 활동을 안 해도 쥐들의 인슐린 민감도는 놀랍게도 33%까지 줄어든다는 놀라운 사실을 발견했다. 인간의 세포 역시 같은 과정을 겪는다고 과학자들은 말한다. 저녁 산보를 하거나 헬스클럽을 가는 대신 텔레비전을 보거나 홈쇼핑을 보는 것에 대해 진지하게 다시 생각해 볼 때이다.

또한 운동을 하면 복부 내 지방을 줄일 수 있다. 복부 내 지방은 배 안쪽 깊은 곳에 있는 내부 장기 주변을 감싸고 있다. 내장에 존재하는 이런 고약한 지방은 지방산과 염증성 혼합물을 끄집어낸다. 이것들이 인슐린 저항성에 대한 가능성을 높여 결국 2형 당뇨병이 되는 것이다. 여성의 경우 허리가 35인치, 남성의 경우 40인치인 경우 이런 위험성이 크다.

하지만 심장을 활발히 쓰게 만드는 운동을 일주일에 3번에서 5번 가량 한다면 복부 지방을 없앨 수 있다. "운동 시간은 40분에서 60분이어야 한다"라고 시라쿠스 대학교(Syracuse University) 질 카날리 *Jill Kanaley* 박사가 말한다. 카날리 박사는 최근 연구에서 이미 당뇨병을 가진 여성의 경우, 다이어트보다는 운동이 복부 비만을 줄이는 데 더 효과적이라고 밝혔다.

슈거솔루션 체력 단련 계획

필자가 제시하는 프로그램과 체력 단련 수준에 맞춰 가벼운 걷기 계획, 그리고 간단한 근력 훈련 프로그램은 초보자도 따라할 수 있다.

본 방법은 정식으로 운동하는 것이 아니더라도 날마다 더 많이 움직일 수 있게 해주는 현명한 방법이다.

본 방법은 열량을 더 많이 소비시키고, 심장 혈관의 상태를 건강하게 하고, 더욱 촘촘하며 강력한 근육을 만들어서 신진대사를 촉진시킬 수 있다(연구에 의하면, 웨이트 트레이닝은 신진대사를 촉진시켜 하루에 100kcal 이상을 소진하도록 만든다고 한다). 또한 시간을 내어 운동 일정을 잡기 힘들거나 바쁜 기간에도 실천할 수 있는 '대체 시스템'을 가지고 있다. 예를 들어 습관적으로 슈퍼마켓 입구에서 멀리 떨어진 곳에 주차하거나, 직장에서 엘리베이터 대신 계단을 이용하며, 부엌 창문을 통해 아이들을 지켜보기만 하는 대신 나가서 같이 뛰어논다면 운동은 특별한 것이 아니다. 매일 삶이 운동인 것이다.

그리고 본 방법은 여러분에게 운동의 즐거움을 재발견해 보여 줄 것이며, 성격에 맞는 피트니스 활동을 찾아내는 방법을 가르쳐 줄 것이다. 이 장 후반에 제시한 퀴즈를 풀어 보고 자신이 사교적인 사람인지 아니면 사려 깊은 내성적인 사람인지, 경쟁심이 강한 사람인지 야외 활동을 좋아하는 사람인지를 알아보자. 그리고 어떤 활동이 여러분의 운동 성향에 가장 잘 맞는지 알아 보자. 다음은 슈거솔루션 체력 단련 계획의 세부사항들이다.

1 걸어라! ──── 이제까지 건강을 위해 걸어 본 적이 없다면, 큰 효과를 얻기 위해서 어떻게 천천히 시작해야 하는지 알아보자. 계획을 끝낼 때 즈음에는, 걷기 운동 초보자들은 매일 30분 동안 열량을 소진하기 위해 밖으로 나오게 될 것이다. 만약 당신이 걷기 운동 전문가라면 어떻게 운동 시간을 점진적으로 60분 혹은 그 이상으로 증가시킬 수 있는지 배울 것이다(물론, 걷기 대신 유산소 운동들로 대체하거나

혼합하며 구성할 수 있다. 조깅, 자전거 타기, 수영, 크로스컨트리 스키, 혹은 비디오 운동 수업 등이 있다).

2 체력 훈련! ─── 9가지 단순한 운동들은 머리부터 발끝까지 순서대로 진행한다. 이 운동들 대부분은 자신의 체중만을 사용해서 근육을 움직이도록 만든다. 일주일에 6일 10분씩 근력 운동을 하거나, 주당 3일 20분, 혹은 주당 2번 30분 근력 운동 세트 중에서 선택할 수 있다. 여러분에게 편리한 것을 선택하면 된다. 이러한 간단한 습관이 날씬한 근육을 만들며 허리 사이즈를 줄이고 엉덩이를 날씬하게 만들어 준다. 동시에 신진대사를 촉진시켜 더 많은 열량을 하루 종일, 그리고 매일 소진할 것이다.

3 매일 활동하라! ─── 1950년대 영화에서 여자, 남자, 아이들조차도 그토록 날씬해 보이는 이유를 궁금해 한 적이 있는가? 수영장 트랙을 돌거나 5km 자선 달리기를 위해 연습하지도 않았다. 이들은 단순히 매일 모든 순간 더욱 많은 움직임을 했을 뿐이다. 손으로 자동차 창문을 내리고, 빨래는 손으로 짜서 옷을 빨랫줄에 널었으며 버스 정류장과 식료품점에 걸어 다녔다. 지금은 현대 기술 덕택에 자동식 창문, 세탁기 내의 건조기, 그리고 차에 앉은 채로 주문하는 도넛 가게, 패스트푸드점, 은행, 심지어는 맥주 상점까지 매일 700kcal에 해당하는 운동을 못 하고 있는 셈이다.

그냥 앉아 있지 말고 더 많은
열량을 소모하라

열량을 소모할 수 있는 일상 활동이 얼마나 다양한지 알 수 있다.

| 10분간 다음 활동을 할 때 소모되는 열량 |

	몸무게가 80kg인 경우	115kg인 경우
창문 닦기	48	69
먼지 털기	31	44
바닥 닦기	53	75
정원 가꾸기	42	59
잡초 뽑기	68	98
잔디 깎기	52	74
식사 준비하기	46	65
씻기 혹은 옷 입기	37	53
눈 쓸기	89	130
집 페인트 칠하기	40	55
땔감 자르기	84	121
자동차 손질하기	43	59
아이(갓난 아기 혹은 유아) 돌보기	41	63
피아노 치기	32	47
춤추기	60	80
전기 작업 혹은 배관일 하기	45	65

생활 방식을 고려할 때의 장점

메이요 병원(Mayo Clinic) 내분비과 제임스 르빈 *James Levine* 박사는 사무실 전화를 받을 때마다 열량을 소비할 수밖에 없다. 전화기를 보이는 곳에 놓지 않고 책상 서랍 안에 넣어 놓기 때문이다. 르빈 박사는 일상적인 활동에서 얼마나 극적으로 많은 열량을 소모시킬 수 있는가를 밝힌 바 있다. 르빈 박사는 러닝머신에 컴퓨터 장치를 장착하기까지 했다. 컴퓨터를 가지고 일하는 동안 천천히 걷기 위해서다.

르빈 박사의 전략은 무엇인가? 운동이 아닌 활동에 의한 열 발생 (NEAT : Non-Exercise Activity Thermogenesis)을 최대한 이용하는 것이다. NEAT는 매일 많은 열량을 소모하게 만드는 신체적 활동을 의미한다. 최근 10명의 과체중 '카우치 포테이토'들과 10명의 날씬한 '카우치 포테이토'들을 10일간 관찰했다. 르빈 박사는 두 그룹 모두 공식적인 운동을 하지 않지만 날씬한 이들의 그룹이 좀 더 많이 움직여서 매일 350kcal 더 소비한다는 것을 발견했다. 날씬한 '카우치 포테이토'들은 TV광고 중에 집을 돌아다니고, 머리카락을 돌리고, 무릎을 가볍게 흔들며 안절부절 못한다. 반면, 과체중 '카우치 포테이토'들은 매일 150분 넘게, 아주 심한 경우에는 그 이상 그저 가만히 앉아 있기만 했다.

"열량 소모는 헬스클럽에서도 가능하고 일상 활동에서도 가능하다"라고 르빈 박사는 밝힌다. "일상적인 활동에서 열량을 소모하는 것이 비만에 훨씬 더 중요하다는 연구 결과가 나왔다" 굳이 전화기를 부엌 서랍에 감추어 둘 필요는 없겠지만 몸을 일으키고 움직이는 작은 변화들을 많이 만들 수 있을 것이다. 운동이 아닌 일상 활동에 의한 열 발생(NEAT)을 통해 열량 소비 방법을 새롭게 찾을 수 있는 방법을 찾아내도록 창의력을 발휘하라"고 르빈 박사는 격려한다. "창의력을 발휘하는 데는 한계가 없으며 당신을 성공으로 이끌어 줄 것이다."

모닝커피가 끓는 동안 라디오를 틀어놓고 춤을 출 수 있다. 혹은 아침 식사 전 집 청소를 할 수도 있다. 아이들과 집에 있다면 매일 점심 시간을 이용해 소풍을 계획해 보라. 혹은 교통 체증에 걸렸을 때 스트레칭을 해보자. "기진맥진할 정도로 운동을 하지 않고서도 운동 혜택을 충분히 누릴 수 있다"라고 앨라배마 어번대학교의 마이클 올슨 박사는 말한다. "중요한 것은 움직임의 축척이라는 연구 결과가 나왔다. 움직임이란 개를 산보시키거나 요가를 하는 등의 움직임을 말한다. 특별한 활동보다는 규칙적인 활동이 더 중요하다."

달라스에 위치한 유산소 운동 연구 전문 쿠퍼연구소(Cooper Institute for Aerobic Research)는 2년간 공식적으로 활동을 하지 않는 남녀 235명을 대상으로 실험을 진행했다. 실험 참가자들은 생활 방식 활동 프로그램이나 조직된 운동 프로그램을 받았다. 두 개의 프로그램 모두 심장 건강, 혈액 내 지방 함유율의 감소 등에서 같은 효과를 보여 주었다. 이는 일상적 활동을 많이 하는 것이 조직적인 운동 프로그램만큼이나 효과적임을 말하는 결과다.

일상생활 속 활동은 얼마나 강력한 힘을 발휘할 수 있는가? 위스콘신 의과대학 연구원들이 열량을 계산해 보았을 때 집과 정원은 '돈 한 푼 안드는 헬스클럽'이라고 해도 될 만큼의 가치가 있다고 말한다. 운동화, 자전거나 헬스장처럼 말이다. 집에서 나오지 않고도 100kcal를 소모하고 싶다면 다음 일을 하면 된다.

- 25분에서 30분 동안 집을 청소한다.

- 45분에서 50분간 설거지를 하거나 다림질을 한다.

- 15분에서 25분간 잔디를 깎는다.

- 10분에서 20분간 정원을 손질한다.

- 20분에서 25분간 나뭇잎을 쓸어 담는다.

- 20분에서 30분간 창문을 닦는다.

- 35분에서 40분간 페인트 붓으로 벽이나 목재에 칠을 한다.

- 10분에서 15분간 눈을 쓴다.

- 15분에서 20분간 장작을 쌓는다.

　　또한 일상생활에서 몸을 계속 움직이게 만드는 방법도 있다(몸무게가 68kg인 사람을 기준으로 삼았다. 체중이 이보다 많으면, 열량 소모도 더 많다).

- 무설탕 껌 씹기. 턱 근육을 움직이는 것은 시간당 11kcal를 소모한다.

- 개와 함께 뛰어놀기. 5분 혹은 6분만 해도 40kcal를 소모할 것이다.

- 에스컬레이터 대신 계단 이용하기. 층계당 평균 16kcal를 소모한다.

- 버스나 친구를 기다리면서 아이쇼핑하기. 10분에 35kcal를 소모한다.

- 노래 부르기! 노래방에서 '위 아 더 월드 *We are the world*'를 힘차게 부르면 약 20kcal가 소모된다.

- 아이와 놀기. 농구, 터치 풋볼, 태그 등의 즉석 게임, 혹은 줄넘기나 공던 지기, 10분마다 80~137kcal를 소모시킨다.

- 춤, 춤, 춤추기! 집에서 제일 좋아하는 음악을 틀어라. 파티 장에서 열심히 춤을 추라. 15분 동안 50kcal를 소모할 것이다.

- 미니어처 골프를 쳐보라. 골프공이 회전 바람개비를 지나가게 하는 흥미진 진한 놀이로 한 시간에 211kcal를 소모한다.

- 가구 위치를 바꿔보라. 거실 가구를 재배치할 때가 되었는가? 스스로 해 결해 보자. 15분 만에 100kcal를 소모시키는 일이다.

- 음악 솜씨를 다시 발휘해 보자. 피아노를 친다거나 당신의 바이올린, 클 라리넷, 혹은 플룻을 집어 들자. 한 시간 동안 집에서 악기를 연주하면 150kcal 이상을 소비할 수 있다(드럼을 연주하는 경우, 시간당 거의 280kcal 를 소비할 수 있다).

- 집 근처로 소풍을 가서 스포츠를 즐겨 보자. 긴 침대의자에서 시간을 보 내는 대신 잔디밭에서 하는 볼링이나 크로켓, 혹은 편자박기놀이 (horseshoe)를 즐겨보자. 30분간 100kcal를 소비할 것이다.

- TV보는 시간을 운동 시간으로 바꿔라. TV를 시청하는 시간 중, 프로그램 사이에 적어도 20분간은 사실 시청할 필요가 없는 내용이 나온다. 이런 시간을 간단한 운동을 하는 시간으로 사용해 보라. 시청할 프로그램이 시 작하는 동안 준비 운동을 해보자(제자리 걷기나 준비체조를 해보자). 광고 가 나오는 동안 제자리에서 걷거나 뛰거나, 혹은 저벅저벅 돌아다니거나, 몸 구부려 발가락 닿게 하기와 몸 웅크리기 자세를 해보자. TV시청 시간 을 체력 훈련을 위한 시간으로 사용할 수 있다.

당신만의 운동 방식을 찾아라!

현재의 운동 습관을 바꾸고자 하든지, 아니면 처음 운동을 시작하려는 것인지 상관없이 다음 퀴즈를 풀어보면, 당신이 즐기면서 지속적으로 할 수 있는 운동이 무엇인지 파악하는 데 도움이 될 것이다. 이는 각 개인의 성격, 일정, 운동 목표에 기초를 두고 고안한 것이다. 각 파트별로 퀴즈에 답을 한 후, 세 부분의 결과를 합산하면 여러분의 운동 선호도를 알 수 있다. 이러한 선호도를 피트니스 성격이라 부르도록 하겠다.

❙ PART I
성격과 취미

1 어렸을 적 내가 가장 좋아했던 활동은? (   )

a. 체육, 응원, 줄넘기, 댄스 수업

b. 밖에서 놀기 – 요새 쌓기, 나무 오르기, 숲 탐험

c. 경쟁적 스포츠

d. 인형놀이, 독서, 색칠 놀이, 혹은 미술 프로젝트

e. 파티, 친구들과 놀기

2 현재 내가 가장 좋아하는 취미는? (   )

a. 새롭고 도전할 수 있는 것

b. 야외 활동: 정원 가꾸기, 개 산보시키기, 별 보기 등

c. 테니스, 카드 혹은 보드 게임, 팀스포츠 그리고/혹은 관중이 있는 스포츠

d. 독서, 영화감상, 바느질, 그림 그리기, 혹은 현실 도피가 가능한 것

e. 친구들과 하는 그룹 활동-걷기 혹은 독서모임, 단순히 얘기하기

3 운동해야겠다는 생각이 떠오를 때는? (　　　)

a. 새로운 운동 비디오 혹은 운동 장비를 구했을 때, 혹은 완전히 새로운 수업을 시도할 때

b. 야외에서 사용할 수 있는 새 운동장비가 생겼을 때. 새로운 산보 혹은 달리기 도로를 발견하거나 날씨가 좋을 때

c. 경쟁심이 발휘됐을 때

d. 주위 상황을 잊어버리고 몰두할 수 있는 운동을 새로 발견했을 때

e. 다른 사람과 함께 그룹으로 운동할 때

4 운동 장소로 선호하는 곳은? (　　　)

a. 실내, 체육관 혹은 집

b. 야외

c. 이길 기회가 있는 곳

d. 주목을 받지 않는 곳

e. 체육관이나 피트니스센터

[해설]

● 대부분 a이고 다른 답이 약간 섞여 있을 경우 : 학습자 수준

"당신은 항상 새로운 무언가를 시도하고 있다. 오늘 그림을 그리고 있고 며칠 전에는 사진을 찍었을 것이다"라고 올슨 박사가 말한다. 이런 유형의 사람은 항상 육체적, 정신적 도전을 환영한다.

새로운 움직임을 경험할 수 있는 운동을 선택하라. 에어로빅, 아프

리칸 댄스(혹은 모든 형태의 댄스), 필라테스, 태보, 태극권, 앉아서 하는 에어로빅, 인라인 스케이팅, 줄넘기, 펜싱 등이 이런 운동에 해당한다.

● 대부분 b인 경우 : 야외 생활자
신선한 공기를 마시면 에너지가 생긴다. 운동을 할 때 실내보다 야외에서 하면 어떨까? 하이킹, 자전거 타기, 자연 속에서 걷기, 정원 가꾸기, 혹은 크로스컨트리 스키 등을 시도해 보라. 집에서 하는 운동기구를 좋아한다면 날씨 좋은 날 정원으로 끌고 나와 보라. 혹은 베란다에 앉아서 요가를 해 보라.

● 대부분 c인 경우 : 경쟁자
"이런 사람은 본성적으로 일대일의 경쟁적인 활동을 좋아한다"고 올슨 박사가 말한다. 펜싱, 킥복싱, 태보, 태극권, 혹은 스피닝 수업을 들어보라.
어렸을 적 즐겨하던 운동이 있다면 다시 한 번 도전하자. "다쳐서 더 이상 운동할 수 없다면, 코치 역할을 하는 것을 고려해 보라. 운동 기술을 시범으로 보여 주면서 계속 몸을 움직이게 될 것이다. 그리고 다른 사람들이 운동하는 법을 배우는 데 도움을 줄 수도 있다"라고 올슨 박사는 말한다.

● 대부분 d인 경우 : 사려 깊은 내성적인 사람
당신은 '분열적인 운동가'이다. 이는 운동하는 동안 공상에 잠기거나 운동 자체보다는 하루에 있었던 일들을 생각한다는 뜻이다. "독서와 같은 활동을 좋아하기 때문에, 이야기에 빠지면 주변 환경을 잊는다. 요가와 같은 정신과 육체 둘 다 수련하는 운동을 좋아할 것이다"라고 올슨 박사가 말한다.

자연 속을 걷거나 등산도 좋다. "러닝머신 위에서 걷는 것보다 시골 어느 아름다운 곳이나 자연 관찰 도로를 걷는 것을 더 좋아할 것이다"라고 올슨 박사는 말한다.

● **대부분 e인 경우 : 사교를 좋아하는 사람**

당신은 집 거실에서 혼자서 운동하는 것보다는 여러 사람들과 웃고 떠들며 체육관에서 운동하는 것을 선호한다. 에어로빅 수업, 킥복싱, 좌식 에어로빅, 요가, 스피닝, 스텝 클래스, 아쿠아 에어로빅, 태보, 태극권 수업 등을 들어 보라. 웨이트 트레이닝을 위해서는 친구 한두 명을 찾아 교대로 운동할 수 있다.

PART 2
운동 스타일과 목적

5 내가 운동을 하는 주요 목적은? (   )

a. 몸무게를 줄이기 위해 / 힘을 얻기 위해

b. 휴식을 취하기 위해 그리고 / 혹은 스트레스를 풀기 위해

c. 즐기기 위해

d. 기분에 따라 다르다.

6 나는 이런 운동을 선호한다. (   )

a. 여러 가지 구성요소가 다양한 운동

b. 몇 가지 구성요소가 있기는 하지만 복잡하지 않은 운동

c. 구성이 특별히 없는 운동

d. 기분에 따라 다르다.

● **7** 운동할 때 내가 선호하는 형태는? (　　　)

a. 혼자 하는 것

b. 다른 사람과 함께 하는 것

d. 그룹으로 하는 것

d. 기분에 따라 다르다.

[해설]

● 대부분 a인 경우 : 충성스러운 운동가

이런 사람은 운동을 할 때 쓸데없이 시간을 소비하지 않는다. "내가 볼륨을 기초로 한 운동이라 부르는 운동들을 통해 가장 큰 이익을 얻을 것이다. 이 운동들과 함께 사이클링, 에어로빅, 러닝머신, 계단 오르기 등과 같은 특정한 활동을 적절한 강도로 덧붙여한다"라고 올슨 박사는 말한다. 몸무게가 줄어드는 효과를 보려면, 일주일에 2,000kcal를 소모해야 한다. 이 목표를 이루기 위해 매일 유산소 운동을 30분씩 하면서 일주일에 세 번 근력 운동을 병행해야 한다.

● 대부분 b인 경우 : 여유로운 운동가

운동을 하는 주요 목적은 휴식을 취하면서 스트레스를 풀기 위함이다. 신체 활동과 스트레스 감소 사이에는 직접적인 관련성을 지닌다는 연구 결과도 있다. "스트레스를 받았을 때 소비할 에너지만 있다면 잠깐의 운동만으로도 효과를 볼 수 있다"라고 올슨 박사는 말한다. 러닝머신 위로 올라가거나 밖으로 나서 보자. 그리고 5분간 걸은 후, 1분 동안 속도를 내어 걷다가 원래 속도로 걷는다. 이 순서로 여러 번 반복하자.

근력 운동을 순환하면서 하는 것 역시 또 하나의 훌륭한 선택이다. 한 부위 근육을 위한 운동 한 세트를 하고 나서, 다른 부위 근육을 위한 다른 운동 세트를 이어서 한다. 각 운동의 한 세트씩 마칠 때마다 이를 지속한 후, 다시 돌아가 두 번째 세트를 연속해서 한다. 세 번째 세트까지 가도 좋다. 이런 종류의 운동은 전반적인 스트레스 호르몬 수치를 줄여준다.

● 대부분 c인 경우 : 즐거움을 사랑하는 운동가

당신은 러닝머신에서 50분간 줄기차게 달리는 것을 지루하다고 생각할 것이다. "차라리 개와 함께 뒤뜰을 뛰어다녀라"라고 올슨 박사는 말한다. 인라인 스케이트를 타고 집 주변을 돌아다녀보라. 좋아하는 음악 CD를 들으면서 거실에서 춤을 추자.

● 대부분 d인 경우 : 융통성 있는 운동가

당신은 운동을 좋아하지만, 규칙적으로는 하지 못한다. 헬스클럽 운동복에서 도망치려 할 것이다. 괜찮다. "역도를 들고 싶지 않은 날엔 여유롭게 산보를 가거나 요가 수업을 들어라"라고 올슨 박사는 말한다.

다양성을 위해서, 어느 날은 자전거를 타고, 다음에는 러닝머신, 그 다음에는 크로스컨트리 스키를 타 보자.

PART 3

생활 방식과 스케줄

8 나는 에너지 대부분이 (   )에 많다.

a. 아침

b. 오후

c. 저녁, 혹은 밤

d. 에너지 수치는 수시로 변한다.

9 나는 (   )에 시간이 많다.

a. 아침

b. 오후

c. 저녁

d. 날에 따라 다르다.

10 나는 (   ) 자러 간다.

a. 일찍, 그리고 일찍 일어난다.

b. 그리고 매일 같은 시각에 일어나지만 특별히 빠르거나 늦지 않다.

c. 늦게, 그리고 늦게 일어난다.

d. 자고 싶을 때

[해설]

● 대부분 a인 경우 : 아침형 인간

당신이 아침에 일어나자마자 자질구레한 일들을 하는 사람이라면,

당신이 가장 많은 에너지를 가진 때는 아침이다. 하루를 시작하기 전에 체육관에 가든지, 새벽녘에 산보하러 나가는 당신은 아침에 알람시계를 여러 번 끄는 사람들을 앞서가는 것이다.

● 대부분 b인 경우 : 오후형 인간
당신은 점심시간에 샌드위치를 먹기보다는 운동용 자전거에 앉을 것이다. 괜찮다. 당신이 집에 있든 직장에 있든, 운동은 오후를 시작하는 좋은 방법이다.

● 대부분 c인 경우 : 야간형 인간
밤새워 노는 파티에 참가한 다음 잠에서 깨어나면 항상 해가 중천에 떠 있는가? 밤에 에너지가 더 많다면, 당신이 운동하기에 적절한 시간대는 저녁이다.

● 대부분 d인 경우, 혹은 알파벳이 섞여 있는 경우 : 융통성 있는 유형
당신이 운동하기 가장 적절한 시간은 일정에 따라 변한다. 그렇다면 당신의 하루 일정에 맞춰라. '여름에 강의가 없을 때, 오전에 운동을 한다. 하지만 가을에 강의 일정이 바뀌면, 오후에 운동을 한다' 는 등의 융통성이 필요하다. 자신의 몸은 약간의 변화를 겪어야 하지만 곧 적응할 수 있다.

14

새로운
걷기 운동법

걷기는 가장 유쾌하며 고통 없는 운동법이다. 뿐만 아니라 가장 효과적인 운동법이기도 하다. 걷기는 체중 감소에 도움이 되고, 건강을 개선시킬 뿐만 아니라(혈당 수치도 조절할 수 있다), 스트레스를 해소시키며, 기분을 밝게 해주고 에너지를 상승시킨다. 무엇보다도 나이를 막론하고 누구나 편하고, 쉽고, 안전하게 할 수 있는 운동법이다.

슈거솔루션 플랜에서 제시하는 기본적 형태의 유산소 운동(조깅, 수영, 자전거 타기, 등산, 에어로빅) 가운데 어느 것을 선택해도 좋으나, 이 가운데 가장 권하고 싶은 운동법은 걷기다. 걷기는 관절에 무리를 주지 않는다. 또한 두말할 나위 없이 편리하다(밖으로 나가기만 하면 되지 않는가!) 편안한 신발, 모자, 선크림 외에는 다른 특별한 장비를 갖출 필요도 없다. 게다가 일주일에 5일, 15분간 걷기 시작한 '초급자' 수준이든, 하루에 한 시간씩 걷는 전문가 수준이든 아무 상관없다.

슈거솔루션이 제안하는 걷기 운동법은 길거리만 잠깐씩 걷는 사람들이나 소파에 파묻혀 있는 사람들에게는 완벽한 운동이다. 처음 걷기 운동을 시작하는 초보자는 하루 15분씩 걷기 시작하다 점차 30분으로 늘인다. 걷기 베테랑이라면 1주차에는 하루에 30분으로 시작해서 4주차에는 60분 이상으로 늘이면 된다.

물론 걷기 같은 간단한 운동이라도 노력과 계획이 필요하며, 이미 어느 정도 걷기 운동을 해왔던 사람이라도 새로운 변화를 시도해야 할 것이다.

내 발에 딱 맞는 신발을 찾아라

걷기 운동의 경우 좋은 신발만큼 중요한 것도 없다. "초보자니까, 혹은 별로 많이 걷지 않으니까 라고 생각하면서 그냥 싼 운동화를 살 생각은 하지 말라"고 미국 여성족병의사연합회의 부회장인 멜린다 라이너 *Melinda Reiner*는 말한다. 사람마다 각자 자기에게 맞는 신발이 필요하다. 당신에게 딱 맞는 완벽한 신발을 찾으려면, 다음 지시사항을 기억하라.

■ 걷기용 신발을 선택하라 ── 이전부터 신던 신발도 좋지만, 걷기용으로 제작된 신발을 신으면 발을 다칠 위험이 적으며 운동 효과가 높다. 좋은 신발은 발바닥 앞쪽의 둥근 부분이 잘 구부러지되 발바닥의 움푹한 부분은 잘 구부러지지 않는 것을 말한다(발바닥에 움푹 패인 부분이 쉽게 구부러지는 신발을 신으면 발바닥 근막에 대한 압박이 커진다). 발뒤꿈치 부분은 쿠션이 있어야 하며(발 앞쪽에는 패딩이 많을 필요가 없다) 둥글어야 발꿈치에서 발가락에 이르기까지 발 전체에 쉽게 속도를 낼 수 있다.

- 신발은 반드시 신어보고 구입하라 ── 신발을 신은 사람이 직접 가서 사야 하는 물품이다. 평발이나 지나치게 발등이 휘어 있다면, 기능성과 전문성을 갖춘 운동화 상점 점원의 도움을 받자. 당신의 걷는 모습을 본 후 당신에게 필요하며 맞는 신발을 선택해 줄 것이다. 개인이 운영하는 상점을 가는 것이 제일 좋다.

- 사이즈가 큰 것을 사라 ── 대체로 사람들은 너무 작은 신발을 사는 경향이 있다. 여자들은 특히 더 그렇다. 당신에게 신발이 잘 맞는지 점원에게 봐달라고 하라. 이전에 항상 230을 신었다면서 꼭 그 사이즈를 신어야 한다고 고집을 부리지마라. 운동화 치수는 정장 구두 치수와는 다를 수 있다.

- 자주 바꿔라 ── 발에 투자하는 것은 아끼지 말라. 신발 내부가 닳고 딱딱해졌다면 새로운 신발을 사야 할 때가 온 것이다. 혹시 당신이 발, 발목, 무릎, 혹은 등에 문제가 있다면 새 신발을 사서 500마일(약 804km)을 걸을 때마다, 혹은 그보다 더 빨리 새 신발로 바꿔야 한다.

전략 \
초급자 : 걸음마 단계

"약간만 더 오래, 약간만 더 빠르게 걷는 것만으로도 근육 조직에 압박이 가해지기 쉽다"라고 이스턴 워싱턴 대학교(Eastern Washington University) 운동치료 전문가인 바이런 러셀*Byron Russell* 박사는 말한다. "사람들은 '고작 걷기에 불과한데' 라고 생각하면서 운동 강도를 점진적으로 높여가려는 생각을 하지 않는다. 그러나 만약 당신의 몸이 제대로 체격을 갖추지 못했다면 어차피 장거리 달리기나 빠른 속도의 운동으로 체력을 다지기는 힘들다. 특히 건강상 문제가 있을 경우는 더하다."

걷기 운동을 처음 시작하는 사람이라면, 일주일에 5번, 대체로 평지에서 10분에서 20분 사이로 걸어라. 최상의 효과를 보고 싶다면, 매일 걷도록 노력하라. 운동을 하루를 걸렀다고 해서 빠진 만큼의 운동 강도를 채우려 하지 말고, 점진적으로 꾸준히 증가시키도록 하라. 이전 단계보다 2배 이상 빠르게 속도를 내어 걷거나 2배 이상 더 먼 거리를 걷지 말라. 걷기 운동을 시작할 때 반드시 처음 3분에서 5분간은 천천히 걸으면서 근육을 준비시켜야 한다. 걷고 난 다음에는 반드시 스트레칭 운동을 하라.

더 많은 열량을 소모하고 싶다면, 몸 전체를 사용해 성큼성큼 걸어라. 짧은 보폭으로 더 빠르게 걸으려면, 발꿈치에서부터 발 가운데, 발의 둥근 앞부분, 마지막으로 발가락 끝 순서로 발이 의식적으로 땅에 닿도록 하면서 걸어라. 걸을 때는 팔을 흔들어라. 팔은 90도 정도 구부린 상태를 유지하면서 앞뒤로 흔든다. 팔 방향이 닭 날개처럼 옆으로 향하지 않도록 주의한다.

걷기 운동의 목표는 지칠 정도로 하기보다는 몸을 활기차게 만드는 수준으로 몸을 깨우는 것이다. 걷는 속도가 너무 빨라 숨찰 정도가 되어서도 안 되고, 땀이 전혀 나지 않을 정도로 느리게 걸어도 안 된다. 1에서 10까지의 강도가 있다면, 10이 가장 힘든 강도라고 할 때 7 정도의 강도를 목표로 정하라. 그 정도라면 평상시보다는 숨쉬기가 힘들지만 간단한 대화는 가능하다.

슈거솔루션 걷기 운동 계획

걷기 운동을 시작하기 전에 우선 당신에게 알맞은 수준을 선택하라.

- 규칙적으로 걷지 않거나 15분 이상 걷는 경우가 거의 없다면 당신은 걷기 운동의 초보자이다.

- 걷기 운동을 시작했다 하면 적어도 25분 이상씩 규칙적으로 걷는다면 당신은 베테랑이다.

1주차	3주차
초보자 l 하루에 15분 베테랑 l 하루에 30분 혹은 　　　그 이상	초보자 l 하루에 25분 베테랑 l 하루에 50분 혹은 　　　그 이상
2주차	4주차
초보자 l 하루에 20분 베테랑 l 하루에 30분 혹은 　　　그 이상	초보자 l 하루에 30분 베테랑 l 하루에 30분 혹은 　　　그 이상

전략 2
만보계를 차고 걷기 운동을 시작하라

소파에 달라붙어 사는 운동 부족 생활에서 벗어나거나, 혹은 이전에 조금이라도 걷기를 해왔다면 항상 해오던 운동 수준을 높여서 열량 소모 수준을 높이는 비법은 바로 만보계를 사용하는 것이다. 만보계는 허리춤에 찰 수 있을 만큼 크기가 작고, 가격도 얼마 하지 않는다. 여러 연구 결과에 따르면, 거의 앉아서 생활하는 사람들이 만보계를 착용하고 매일 걷기를 한다는 목표를 세운다면 보다 활동적으로 생활할 수 있다고 한다. 또한 헬스클럽에서 코치를 받아가며 운동했던 사람들과 비교해보더라도 건강과 체지방 개선에서 비슷한 수준으로 건강이 개선될 수 있다. 만보계 사용 관련 연구에 의하면, 일상생활에서 하는 움직임을 증가시키기만 해도, 예를 들어 개를 산보시키고 더 자주 몸을 일으키는 것도 큰 효과가 있다.

만보계의 가장 큰 위력은 동기부여가 아닐까? 걸음을 걸을 때 한 걸음 뗄 때마다 짤깍거리는 소리에 만족감을 느낄 수 있다. 또 허리에 찬 만보계를 보거나 느낄 때마다 '아차 움직여야지' 하는 생각을 하게 해준다.

전문가들은 매일 적어도 만 보, 혹은 8km 정도 걷는 것이 건강에 좋다고 권장한다. 상당히 많이 걸어야 하는 것처럼 들릴 수도 있다. 하지만 대체로 일상생활에서 보통 걸어도 4,000보를 걷는다(예를 들어, 쓰레기를 버리러 나가거나, 집 주변에 물건을 줍거나, 쇼핑몰에서 돌아다니는 등, 1분에 86걸음 정도 걷고 있다).

처음 3일간 하루 동안 자신이 얼마나 걸음을 걷는지 만보계를 사용해서 측정해 보라. 그리고 처음에는 목표 걸음수를 다소 적게 잡고, 차츰 늘려서 나중에는 하루에 만 보를 걷게끔 계획을 세우라. 보통 하루에 4,500보 걷는 사람이라면 처음 운동을 시작할 때는 매일 6,500걸음을 걷는 것으로 잡으면 된다. 몇 주 후에는 8,500보로 증가시키고, 그 후에는 만 보로 늘여보자. 너무 많은 것 같은가? 그렇지 않다. 2,000보가 약 1마일(약 1.6km) 정도의 거리를 걷는 것이다.

1.6km는 대부분의 사람들이 15분에서 20분 내에 걸어갈 수 있는 거리이다. 점심시간에 30분간 걷고 하루 동안 많이 걷는 활동을 합하면 충분히 가능한 일이다. 직장이나 시장을 갈 때 정문에서 가능한 한 멀리 떨어진 곳에 주차하라. 가능한 한 걸어서 잔심부름을 하라. 전화를 받으면서도 집안을 걸어 다녀 보라.

Sugar Solution

스트레칭을 잊지 말자

러닝머신이나 길에서 걷기 운동을 한 다음에는, 다음의 간단한 스트레칭을 하자. 스트레칭을 할 때는 성급하게 하지 말라. 천천히 움직이면서 편하게 느끼는 정도까지만 운동한다.

- **옆구리 운동** ── 한 팔을 머리 위로 올린 채 옆으로 몸을 기울인다. 엉덩이는 움직이지 말고 어깨는 옆구리와 직선을 이루도록 하라. 10초 동안 이 자세를 유지한 다음, 다른 쪽으로 몸을 구부린다.

- **무릎 당기기** ── 벽에 기대서라. 머리, 엉덩이, 발이 일직선이 되게 하라. 한쪽 무릎을 가슴까지 잡아당겨라. 10초간 자세를 유지한 후, 다른 쪽 발도 같은 자세로 반복한다.

- **벽 밀기** ── 벽에 손을 대고 발은 벽에서 90~120cm 정도 떨어지게 선다. 한쪽 무릎은 구부려서 벽 쪽을 향하게 하라. 뒤쪽 다리는 곧게 펴고 발은 평평하게 유지하면서 발가락을 앞쪽으로 곧게

향하게 하라. 10초간 자세를 유지한 후 다른 쪽 다리로 같은 방법
을 반복한다.

- **다리 구부리기** —— 오른쪽 발을 오른손으로 잡고 엉덩이 쪽으로
  잡아당긴다. 무릎은 곧게 바닥을 가리키도록 유지한다. 10초간 자
  세를 유지한 후, 왼쪽 발을 왼손으로 잡고 같은 자세를 반복한다.

전략 3
걷기 베테랑들 : 휴식을 통해 더 많은 열량과 지방을 소모한다

'걷기는 훌륭한 운동'이라고 뉴 멕시코 대학교(University of New
Mexico) 생리학자인 렌 크라비츠*Len Kravitz* 박사는 말한다. 그러나 항
상 같은 걷기 운동만 한다면 원하는 만큼 건강을 유지하기 힘들 수도
있다. 보다 강한 강도로 다양한 운동을 하여 몸이 놀라게 만듦으로써
더 많은 열량을 소모할 수 있으며, 더욱 빠르게 건강 상태를 개선시
킬 수 있다.

시애틀의 프레드 헛친슨 암연구센터(Fred Hutchinson Cancer
Research Center)에서 1,500명의 남녀를 대상으로 조사한 결과, 규칙
적으로 빠르게 걷거나 조깅을 하는 사람들이 계속 같은 속도로 느리
게 걷기 운동을 하던 사람들보다 중년에 이르렀을 때(중년 시기에는 많
은 이들이 몸무게가 증가한다) 몸무게가 더 이상 늘지 않음을 발견했다.

오랜 기간 걷기 운동을 해온 사람이라면, 특히 지난 몇 달간 혹은
몇 년간 다양하게 운동을 하지 않았다면, 다른 운동을 중간에 끼워

넣어 변화를 줄 때가 왔다. 일주일에 2, 3일 정도 보통 걷는 속도보다 빨리 걸어 '전속력 질주'를 하자. 이처럼 중간에 다른 운동을 끼워넣 으면 더 많은 지방을 소비하는 데 도움이 되며, 더 빨리 걸을 수 있게 된다. 이런 방식으로 규칙적으로 4주를 한 다음에는 걷기 속도가 더 빨라질 것이며 결과적으로 운동 강도를 높인 효과를 볼 수 있다.

물론 이렇게 중간에 끼워넣는 운동 프로그램을 실천하려면 적어도 몇 달간 꾸준히 걷기 운동을 해왔다는 것을 전제로 해야 한다. 처음 으로 걷기 운동을 시작하는 초보자라면, 관절과 인대가 그러한 강도 를 감당할 만큼 건강해야 한다. 따라서 운동 시작 6주에서 8주차 정 도가 됐을 때, 일주일에 한 번만 전력질주 운동을 포함시켜라.

● **초보자에게 맞는 중간 운동** —— 5분에서 10분간 준비운동을 하 라. 1~10까지의 강도 중 7 혹은 8의 강도로 증가시켜 1분 동안 운동 한다. 1분 후, 5 정도의 강도로 2분 동안 움직임을 통한 휴식을 취하 라. 이를 30분에서 40분 정도의 걷기 운동 동안 반복하라. 운동이 끝 나기 전 5분에서 10분 동안은 진정시켜라.

이 정도가 초급자에게 알맞은 끼워넣는 중간 운동이다. 운동 시간에 서 편하고 쉬운 시간은 좀 줄어들겠지만, 그렇다고 해서 갑자기 힘들 어지지도 않는다. 이보다 더 힘든 운동에 도전해 보고 싶다면, 힘든 운동을 하는 시간을 90초가량 늘리면 된다.

● **활기찬 중간 운동** —— 5분에서 10분간 준비 운동을 하라. 1~10까 지의 강도를 기준으로 할 때 1분 동안 8, 9 강도로 걷는 속도를 증가시 켜라. 1분 후, 5, 6 강도로 2분 동안 좀 쉽고 편하게 걷는 걸음을 3분 동 안 하라. 30분에서 40분간 걷기 운동을 하는 동안 이 과정을 반복하

라. 운동이 끝나기 전 5분에서 10분 동안은 진정시간을 갖는다.

그런데 이 활기찬 중간 운동을 반복하다 보면, 운동시간 가운데 '휴식기'를 가지면서 '움직이면서 회복하는 시간'이 점차 줄어든다. 따라서 중간 운동을 연속하는 것이 더욱 힘들게 느껴질 것이다. 필요하다면, 회복 강도를 낮춰 다음 운동을 위해 완전히 준비가 끝났다고 느끼게끔 하라.

● 강도 높은 중간 운동 ──── 5분에서 10분간 준비 운동을 하라. 1~10까지의 강도에서 10은 거의 걷기 힘든 수준이라고 한다면, 8, 9 이상의 강도로 운동 세기를 1분간 증가시킨다(밖에서 걷는 중이라면, 더 빨리 걷거나 뛰어라. 러닝머신을 이용하는 경우에는 더 빨리 걷거나 경사를 높여라). 1분 후 4분간 운동 강도를 4, 5로 줄여 '움직이면서 회복하는 시간'을 갖는다. 이 과정을 30분에서 40분 동안의 걷기 운동 동안 반복하라. 항상 운동이 끝나기 5분에서 10분 전에 움직임을 통한 휴식을 취하거나 진정시키는 시간을 갖도록 한다.

Sugar Solution

표준형 만보계

이제까지 보통 걷던 습관에 변화를 주고 싶은가? 혹은 좀 더 많은 열량을 소비하는 '일상생활 속 걷기 운동'을 시도하고 싶은가? 만보계를 사용하면 이런 희망을 빨리 이룰 수 있다. 건강 전문 잡지 〈프리벤션Preventiont〉 잡지사에서 38가지 유형의 만보계를 26명의 여성들에게 사용하게 하여 실험을 한 결과, 모든 이들이 이전보다 더 많이 움직였던 것으로 나타났다. 러닝을 잘하는 전문가, 꾸준히 걸음을 걸었던 사람들, 어쩌다 운동을 하는 사람들까지 상관없이 전체적으로 더 많이 움직인 것으로 나타났다. 한 여성은 자신의 걸음수를 늘리려고 이를 닦으면서 제자리뛰기까지 할 정도였다!

만보계의 종류는 단순한 기능만 있는 것부터 열량 소모와 심장박동까지 알려주고 컴퓨터를 통해서 그 자료를 다운받을 수도 있는 고급형에 이르기까지 종류가 정말 다양하다. 필자는 가격이 적당하면서도 매우 정확한 표준형 만보기를 권하는 바이다.

만보계는 정확성이 생명이다. 2004년 테니시 대학교(University of Tennessee) 연구에서 밝혀진 바에 따르면, 일부 만보계는 실제 걸음수의 25% 정도를 파악하지 못했고, 또 어떤 만보기의 경우에는 45% 정도 더 걸었다고 표시하기도 했다.

전략 4
바쁜 날에도 할 수 있는 걷기 운동

"사람들이 운동을 안 하는 가장 제일 큰 이유는 시간이 부족해서다"라고 질병 예방을 위한 신체 활동 및 건강센터(Centers for Disease Control and Prevention(CDC)를 위한 Physical Activity and Health Branch of the Centers)의 해롤드 콜 박사 *Harold Kohl, PhD*가 말한다. 그렇다면 바쁜 사람들을 위한 해답은 무엇인가? "자신의 하루를 잘 살펴보고 틈새를 찾아내는 것이다"라고 콜 박사는 말한다. 지방이 많은 음식 대신 저지방 음식으로 대체한 것처럼 운동도 그런 식으로 생각해 보라. 어떤 식으로든 걷는 것이 전혀 걷지 않는 것보다는 나

으니까 말이다. "중요한 것은 계획되어 있거나 미리 정해 놓지 않은 방법 이외에 움직일 기회를 찾는 것이다. 즉, 우리가 흔히 운동이라고 생각하는 것 이외의 것을 살펴보라는 뜻이다."

콜 박사의 제안을 참고하면 운동할 수 있는 기회는 얼마든지 있지 않은가? 제자리 걷기를 하거나 웅크리고 앉는 자세를 취해보라. 정원 일을 할 때에는 자동 잔디깎기 기계 대신 수동 기계를 사용해 보라. 학교 버스를 기다리고 있는 동안 버스가 보이기 전까지 부근을 걸어다녀라(정류장이 보이는 곳까지). 편지가 자주 오는가? 10분 정도 걸어서 갈 수 있는 곳에 편지함을 두고 날마다 편지를 찾으러 다녀라. 비행기 시간을 기다리느라 꼼짝없이 공항에 붙어 있어야 한다면 앉아서 기다리지 말고 공항을 이리저리 돌아다녀라.

● 관중석에서 벗어나라 ───── 자녀들을 운동 연습에 데려다 주러 다니면서 시간을 보내는가? "절대 그냥 앉아서 구경만 하지 마라"고 잡지 〈프리벤션Prevention〉의 전 편집자, 마기 스플리너Maggie Spliner가 말한다. 자녀들이 있는 경기장 주변을 돌아다니면 자녀들이 운동하는 모습을 더 잘 볼 수 있는 위치를 발견할 수 있을 뿐 아니라 운동도 된다."

● 아주 가벼운 운동을 찾아보라 ───── 할 일이 아무것도 없어서 마침내 운동을 할 수 있게 될 때까지 기다리지 말라. 그런 시간은 내년 크리스마스나 되어야 올 수도 있다. 목표를 소소한 것으로 나누어라. 10분간 짧게 걷기 운동을 3번 하는 것, 5분간 전력 질주를 6번 하는 것, 혹은 2분간의 빠른 걸음 걷기 15번 하는 것 등으로 매일 운동에 투자하는 시간을 나누어라(저녁 시간 텔레비전을 볼 때 나오는 광고 시간과 거

의 비슷하다). "연구에 따르면, 운동을 한꺼번에 다 하든, 짧게 나누어서 여러 번 하든 상관없이 같은 정도의 열량을 소모한다"고 개인 트레이닝 전문가인 리즈 네포렌트*Liz Neporent*가 말한다.

● 실내 트랙을 사용하라 —— 이 모든 방법이 다 수포로 돌아가면, 굳이 집 밖에 나가서 운동하려고 애쓰지 말라. 집 주변을 돌아다니는 일이 운동 계획으로 들리지 않겠지만, 시간상의 제약이 있거나 어린 아이들을 돌봐야 하는 여성들에게는 알맞은 운동이라고 네포렌트는 말한다. 이 운동의 최고 장점은 트랙을 만들 필요가 없다는 것이다. "물 끓기를 기다리는 동안이나 텔레비전을 보는 동안 제자리 걸음도 좋다"라고 그녀는 말한다. "평균적으로 사람들은 15분에서 20분 동안 1마일(약 1.6km)을 걷는다. 이는 움직이면서 걷거나 제자리 걸음을 걷거나 크게 상관이 없다." 그녀는 운동의 강도를 높이고 싶다면, 무릎을 높이 들고 팔을 크게 휘저으면서 걸으라고 제안한다.

전략 5
기온에 민감한가? 날씨를 이겨라!

추운 겨울이나 무더운 여름이 장애물은 되지 못한다. 러닝머신을 사거나 헬스클럽 회원권을 끊어라. 걷기 운동을 하는 사람들 중 25%는 러닝머신을 사용한다. 그러나 두 가지 방법 다 비쌀 수도 있고, 러닝머신의 경우 아이들 때문에 방해를 받을 수도 있다. 비용을 줄이기 위해 집이나 야외에서 운동을 하겠다면 약간의 계획만 세워서 날씨 문제를 극복할 수 있다.

● 자녀가 날씨를 견디게 만들어라 ──── 아이가 적절하게 옷을 입고 있기만 한다면, 당신과 함께 걷기 운동을 하지 못할 이유가 없다. 미국 소아학회는 어른이 입을 옷보다 한 겹 더 아이에게 입혀주는 것이 제일 좋다고 말한다. 아이들에게(그리고 당신도) 몇 개의 두꺼운 옷들보다는 얇은 옷을 여러 겹 껴입는 것(긴 털의 속옷, 터틀넥, 스웨터, 코트)이 더 낫다는 것을 명심하라. 온도가 높은 경우에는 자외선 차단제를 바르고 물을 많이 마시도록 한다.

● 비디오를 틀어라 ──── 운동 비디오테이프를 이용하면 효과적이다. 퇴근해서 집에 돌아온 후, 아이들의 낮잠시간, 혹은 아이들이 다른 방에서 텔레비전을 보고 있는 동안 이러한 비디오나 DVD를 틀어라.

● 창의성을 발휘하라 ──── 날씨가 아무리 방해 요인이 되더라도 다양하게 운동을 해라. 아이가 있다면 훌라후프를 하며 놀거나, 주차장에서 자전거를 타고 놀거나, 줄넘기나 자그마한 실내 트램펄린을 사서 쉬는 시간을 보내자. 매주, 가족과 함께 즐길 수 있는 활동을 그때그때 날씨에 맞게 계획해 보라. 롤러스케이팅, 아이스 스케이팅, 실내 수영장에서 잠수하기 등을 할 수 있다. 혹은 문화 활동을 운동에 접목시켜 지역 박물관에 가거나 도서관에 방문해 건물의 각층마다 돌아다닐 수도 있다.

● 운동을 순환시켜라 ──── 운동의 강도를 높이기 위해 비싼 장비나 개인 트레이너가 필요한 것은 아니다. 집에서 미니순환운동을 만들어보자. 30분 동안 운동을 하거나 아니면 10분간 3번씩 운동을 하도록 정해 놓고, 운동 비디오 보기, 아령을 들고 운동하기, 요가자세 취하

기, 윗몸 일으키기 등 몇 가지 운동을 하면서 운동을 순환시켜라.

규칙적인 운동, 고통없이 하기

걷기가 가장 안전하며 쉬운 운동이라는 것은 누구나 안다. 그렇다면 이 글을 왜 읽어야 할까? 만약 이 글이 말하는 것을 무시한 채 내버려 둔다면 사소한 문제가 만성적인 문제로 쉽게 변할 수 있기 때문이다. 사실, 매년 25만 명의 탭 댄서들이 걸을 때마다 통증을 느끼거나, 오래 전에 부상을 입었다가 걷기 때문에 악화되어 발을 절며 걷는 경우가 있다. 처음 문제가 생겼을 때에도 괴롭지만, 진짜 손상을 입는 것은 그 다음이다. 운동을 할 때마다 통증을 느끼기 때문에 결국은 운동을 중단하게 되고 그 의욕조차 사라져 곧 체중이 늘고 근육은 줄게 된다.

● **발꿈치 혹은 발바닥의 어느 부위가 민감한 경우 : 발바닥 근막**

발바닥 근막은 발꿈치 뼈에서 발등까지 퍼져 있는 조직막이다. 충격흡수와 아치를 지탱해 주기 어렵게 되면 작은 방울이 생기고 보호 반응으로 조직은 경직된다. 포장도로를 쿵쿵거리고 걷는다면 이 근막에 과중하게 무리를 줄 수 있다. 특히 딱딱한 신발을 신고 콘크리트 바닥을 걸을 때는 발바닥이 직접적으로 바닥을 딛는 것이 아니기 때문에 근막에 더욱 무리를 준다. 평소 걷는 습관에 갑자기 변화를 주거나 속도를 빠르게 했을 때 염증이 생기기도 한다. 발바닥 가운데의 움푹 들어간 부분이 너무 크거나, 반대로 발바닥이 너무 평평하다면 (그래서 발 안쪽으로 걷는다면) 특히 감염이 되기 쉽다. 아침에 일어나

자마자 발꿈치나 발바닥에 통증을 느낀다면 발바닥 근막 때문이라고 생각하면 된다(근막은 밤에 경직된다). 이때 치료하지 않은 채 그대로 둔다면 **족저근막염**으로 고생할 수도 있다.

발바닥이 경직되는 증상이 나타나면 바로 다음과 같은 스트레칭을 통해 조직을 풀어 주자.

● 다친 발의 발목을 다른 쪽 장딴지에 올려놓고 앉아라.

● 아치 부분이 펴지는 것을 느낄 때까지 발가락을 손으로 정강이 쪽을 향하게 잡아당겨라.

＊ 족저근막염

족저근막염 또는 발바닥건염이라고도 한다. 발바닥의 근막을 과다하게 사용하여 염증이 생기는 것이다.

일반적으로 운동을 처음 시작하거나 갑자기 운동량을 늘려서 발에 긴장을 가할 때 발생한다. 발바닥 뒤쪽에서 통증을 느낄 수 있는데, 이 통증은 아침에 일어났을 때, 앉았다가 일어날 때 가장 심하다. 그 이유는 처음 몇 걸음 옮길 때에, 발바닥의 근막이 긴장되기 때문이다. 서 있지 않으면 증상이 나아진다. 주된 원인은 엄지발가락을 올린 상태에서 체중을 발바닥에 실을 때 발바닥 근막이 심하게 스트레스를 받기 때문이다.

● 다른 손으로 발바닥을 만져보라. 팽팽한 조직 막을 느낄 수 있다. 10초씩 10번 이 스트레칭을 한다.

● 그리고 일어나서 발을 골프공 위나 물병 위에 놓고 굴리면서 마사지를 하라. 통증을 줄이기 위해 보호 신발을 신거나 발바닥 중간 부분이 지나치게 유연하지 않은 걷기용 신발을 신어라.

● 발가락 측면이 쓰리거나 부푸는 경우 : 살 속으로 파고든 발톱
신발이 너무 작거나 조이는 경우 발톱이 살 속을 파고들 가능성이 높다. 지나친 걷기운동으로 발에 과도한 압력이 너무 오랫동안 지속되

면 발톱 아래에서 피가 나고 발톱이 결국 빠질 수도 있다.

그럴 때는 신발 안에 발가락을 움직일 수 있는 여유를 두어라. 운동화를 살 때 조금 큰 치수를 사도록 한다. 운동을 하다보면 발이 붓는 경향이 있기 때문이다. 발톱깎이를 사용해서 손톱깎이나 가위를 사용하지 말라코너를 둥글게 하지 말고 직선으로 잘라라.

● 발꿈치 뒤쪽과 장딴지 아래쪽의 통증 : 아킬레스건의 염증

아킬레스건은 발꿈치와 장딴지 근육을 연결해 주는 것으로 너무 많이 걸으면 염증이 생길 수 있다. 특히 운동 준비가 제대로 되어 있지 않다면 말이다. 가파른 언덕이나 고르지 못한 지형을 걸을 때 발의 관절을 미리 구부려주는 것을 반복하라.

가벼운 통증이라면, 언덕을 올라가면서 걷는 운동을 장기간 지속하지 말고 거리를 줄여라. 혹은 수영이나 상체 운동과 같이 무게를 견딜 필요가 없는 운동으로 대체하라. 이런 운동들은 통증을 가속화시키지 않는다. 통증이 심한 경우라면 걷기 운동을 중단하고 15분에서 20분 간 부상 부위에 얼음 팩을 하루에 세네 번 올려놓아라. 그리고 다시 걷기 운동을 시작할 때 평지에서 시작하라. 운동 거리와 강도는 점진적으로 증가시켜라.

● 정강이의 경직 혹은 통증 : 정강이 부목

정강이는 운동을 하는 동안 몸무게의 6배만큼의 무게를 지탱해야 한다. 따라서 발바닥으로 바닥을 딛는 운동은 정강이 근육과 주변 조직에 문제를 일으킬 수 있다. 정강이 주변의 강력한 장딴지가 약한 근육을 반복해서 잡아당기면 정강이 근육이 늘어날 수 있다.

조직이 회복되도록 3주에서 8주간 걷기 운동을 줄여라. 얼음팩이나 항염제를 사용해 부풀어 오른 것을 가라앉히고 통증을 완화시켜야 한다. 동시에, 수영이나 사이클링과 같이 충격을 적게 주는 운동을 하면서 몸 상태를 유지한다. 또한 아랫다리 앞쪽 근육을 강화시켜서 재발을 막아야 한다. 다음 간단한 운동법을 이용해 보라. 서서 발가락을 위쪽으로 20회 들어 올려라. 이렇게 3회 진행 한다.

66 나의 슈거솔루션
매기 갤리번

55세의 매기 갤리번은 11살 때부터 식습 장애로 고통 받고 있었다. "활기찬 신체 활동을 경험하거나 다른 사람들과 의미 있게 관계를 맺으면서 살 수 있는 것은 달 위를 걷는 것만큼이나 어렵게 느껴졌습니다"라고 그녀는 말했다.

2000년 3월, 152cm 키에 몸무게가 무려 103kg였던 그녀는 당뇨병 전 단계였고 항우울제를 복용하고 있었다.

"목 아래로 내 모습을 보기 싫었죠. 무엇보다도 내가 그토록 바랐던 행복하고 창조적이며 신체적으로 활기찬 사람이 절대 될 수 없다는 생각을 하면 견딜 수가 없었습니다. 쉰 살이 된 지 한 달이 지난 어느 날, 나는 그동안 내버려 두었던 내 삶이 얼마나 끔찍한지 깨닫고 식습관 장애자 서포터 그룹의 도움을 받기로 결심했어요. 세심한 치료를 받기 시작하면서 일주일에 적어도 6일은 걸었죠."

처음 갤리번이 YWCA 체육관의 트랙 위에서 걸었을 때, 한 걸음 걸을 때마다 무릎과 발목이 아팠다. 땀으로 흠뻑 젖은 그녀는 울지 않으려 애쓰면서 바닥만 노려보고 있었다.

"트랙 위에서 걷는 걸 한 번밖에 못 했지만, 다음날 다시 돌아와 또 도전했죠. 2주가 지나자, 15분 동안 느린 걸음으로 걷는 수준이 되었어요."

그렇게 일주일에 6일을 걸었다. 한 달 후에는 하루 30분으로 시간을 늘렸고 팔을 조금씩 움직이기 시작했다. YWCA 건물 바깥쪽도 탐험하기 시작해서 도시 근처 호숫가를 거닐면서 5월의 상큼한 공기를 마셨다. 갤리번은 운동을 하는 것을 축하하기 위해 새로운 운동복을 자기 자신에게 선물했다.

18개월 후, 갤리번은 일주일에 여섯 번, 한 시간씩 걸을 수 있게 됐다. 팔은 위아래로 크게 흔들며 머리카락은 뒤로 물결치고 뺨에는 홍조를 띠었다. 몸무게는 60kg으로 떨어졌으며 하루에 세 번 건강식을 먹는다.

"더 이상 항우울제가 필요 없었어요. 그리고 혈당도 정상이 됐죠. 현재 내 일은 신나는 음악에 맞춰 일주일에 5일, 어린 아이들과 노래하고 춤을 추는 것이에요. 걷기 운동은 내가 아는 가장 최고의 약이자 어떤 디저트보다 맛있어요." 🂃

15

하루 10분
근력 운동

군살없는 엉덩이와 허벅지, 날씬한 허리, 탄탄해 보이는 뒷모습, 그리고 낮은 혈당 수치, 이런 것을 원하는가? 그렇다면 근력 운동(strength training)을 한번 해보라. 그런데 근력 운동, 즉 체중을 이용하고, 고무밴드, 아령, 또 체육관에 비치된 여러 운동 기계 등을 사용하여 근육을 단련시키는 일을 한다고 해서 갑자기 보디빌더로 변신하지는 않는다. 하지만 근육 단련은 근육 세포가 지방을 연소시켜 힘없이 축 늘어진 지방 대신에 균형 있고 맵시 있는 근육을 만드는 운동이며 신진대사를 촉진시키는 역할도 한다.

호주에서 60세에서 80세 사이 36명의 사람들을 6개월간 연구했는데, 건강에 이로운 식사를 하고 근력 운동을 했던 사람들은 그냥 건강식만 했던 사람들보다 혈당이 세 배나 더 많이 떨어졌다고 한다(게다가 체지방도 많이 줄었다). 미국에서는 혈당이 정상치보다 높고 과체중인 사람들에게 16주 동안 운동을 병행하는 프로그램을 하게 했는데, 결과적으로 운동을 전혀 하지 않는 사람들보다 혈당 조절이 수월해졌다.

저항력 훈련(resistance training)은 몸 전체의 세포로 하여금 인슐린, 즉 혈당을 세포 안으로 보내는 호르몬에 민감하게 만든다. 더불어 근력 운동은 glut-4의 수치를 낮추어 주는데, glut-4는 세포막에 붙어 있는 혼합물로서 포도당을 세포 안으로 옮기는 데 도움을 준다. 혈당이 높은 사람들은 이따금 glut-4 수치가 최적 수준이 아닌 경우가 있다(유전적인 이유 때문이거나 또는 늘 앉아있는 습관 때문이기도 하다). 근육을 움직이면 이처럼 당분을 이동시키는 과정을 촉진시킬 수 있다.

보너스로 이런 효과도 있다. 근력 운동은 혈당이 높은 사람들의 심장을 건강하게 해준다는 연구 보고도 있다. 이 점은 매우 중요하다. 왜냐하면 혈당이 높다는 것은 심장병의 위험이 2배, 심지어 4배까지 높다는 것을 의미하기 때문이다. 체력 훈련을 통해 이런 모든 혜택을 얻을 수 있고, 게다가 몸이 튼튼해지며, 뭉친 살이 풀어지고, 에너지는 강해지며, 자신감이 생긴다(전문가들과 트레이너들은 체력 훈련을 받은 여성들은 자신감을 얻는다고 말한다. 아마도 외모가 아름다워지고 기분이 좋아지기 때문일 것이다).

Sugar Solution

근육을 만들어라!

근력 운동의 이점은 단순히 몸매를 만드는 것 이상의 의미를 지닌다. 미리암 E. 넬슨 *Miriam E. Nelson* 박사는 보스턴에 위치한 터프츠 대학교(Tufts University)의 프리드만 영양과학 및 정책대학(Friedman School of Nutrition and Policy)의 신체활동 및 영양센터 책임자다. 넬슨 박사와 동료 연구진들이 폐경기 여성 20명을 대상으로 실시한 연구 결과, 근력 운동 프로그램에 참여한 여성들의 몸이 완전히 바뀌었음을 발견했다. 일주일에 2번, 5가지 근력 운동을 1년 동안 실시했고 이후 연구에 참여한 여성들의 신체 상태는 15세에서 20세 젊은 여성들의 몸과 똑같았다. 이들은 근력 운동을 통해 얻은 다음과 같은 이득을 얻었다.

날씬해진 몸 —— 다이어트를 하지 않았음에도 지방은 사라지고 대신 근육이 생겼다. 그 결과 살이 빠진 듯 보였고 옷 치수도 2단계나 줄어들었다.

신진대사율 상승 —— 나이가 들수록 신진대사가 감소하는 경향이 있기 때문에 따라서 체중을 유지하는 것도 어려워진다. 근육 양을 증가시키면 신진대사율을 높일 수 있다. 근육 조직은 지방보다 더 많은 열량을 연소시키기 때문이다. 본 연구에 참여한 한 여성은 신진대사율이 상당히 증가하였다. 이 여성은 13kg의 지방을 없앴고 하루에 160kcal를 더 연소시켜 충분한 근육을 가지게 되었다.

에너지 증가 —— 실험에 참가한 여성들이 신체적으로 강해지면서 에너지가 넘쳐난다고 느꼈고 몇 해 동안 하지 않았던 일, 혹은 한 번도 한 적이 없던 일들을 하기 시작했다. 그들은 카누를 타러 가거나 래프팅을 하러 가고 춤을 추고 자전거와 스케이트도 탔다. 실험이 끝날 무렵, 근력 훈련 그룹의 여성들은 1년 전보다 활동량이 27%나 증가했다. 반면 훈련에 참가하지 않은 그룹의 여성들은 활동량이 25%가 감소하였다.

기분 상승 —— 아령을 들어 올리면 기분도 올라갈 수 있다. 또 다른 실험에서, 근력 운동은 항우울제와 같은 역할을 한다는 결과가 나왔다. 여성들은 남성들보다 우울증에 영향을 더 많이 받는다.

뼈의 증가 ──── 폐경기 이후, 여성들은 매년 1%의 뼈를 잃는다. 근력 운동 실험에 참여한 근력 운동 그룹은 골밀도가 1% 증가하였다. 반면, 근력 운동에 참여하지 않은 그룹의 여성들은 골밀도가 2% 낮아졌다.

균형 증가 ──── 나이가 들수록 균형을 유지하는 능력이 퇴화하기 때문에 심하게 넘어지는 경우가 늘어난다. 근력 운동을 하지 않은 여성의 경우 균형을 유지하는 능력이 8.5% 감소하였다. 하지만 근력 운동을 한 여성들은 균형 감각이 14% 증가하였다.

근력 운동과 슈거솔루션 방식

앞으로 소개할 운동은 아무리 바쁘게 사는 사람이라도 실천할 수 있게 고안되었다. 이 운동 플랜은 3부로 구성되어 있는데, 하체 운동 10분, 복부 및 등에 집중하는 '핵심' 운동 10분, 상체 운동 10분이다. 이 운동을 각 부위별로 하루 두세 차례 하면 많은 효과를 볼 수 있다. 어떻게 효과를 얻을 것이냐는 당신에게 달려 있다. 한번에 10분씩 여러 번에 나누어서 해도 되고, 한번에 20분 정도 2가지를 조합해서 해도 되고, 한꺼번에 30분씩 2번 해도 된다.

슈거솔루션 운동은 대체로 자기 자신의 체중을 이용하여 근육을 움직이게 하는 것이다. 그러나 무게가 가벼운 아령에서 중간 무게의 아령 정도는 상체 운동을 할 때 필요하다. 이전에 아령을 사용한 적이 없다면 어느 정도 익숙해질 때까지는 제일 가벼운 아령을 사용하라. 초보자용에 알맞은 아령을 찾고 싶다면 피트니스 상점, 스포츠 용품점, 혹은 할인점의 스포츠 용품 섹션에 갈 때 이 책을 가져가라.

1.6kg짜리 아령부터 들고서 이 책에 있는 상체 운동 중 하나를 해보라. 12번 이상 아령을 너무 쉽게 들었다면, 당신에게 너무 가벼운 것이다. 약간 더 무거운 것으로 시도하자. 천천히 그리고 안정된 상태로 몸 혹은 팔을 갑자기 당기지 않으면서 아령을 8번 들어 올리지 못한다면 당신에게 너무 무겁다는 뜻이다(아령의 무게가 너무 가볍고 그 다음 무게의 아령이 무겁다면 우선은 가벼운 것을 선택하라. 무거운 아령은 당신의 근육이 강해진 다음에 구입해도 전혀 늦지 않다).

성공을 향한 첫걸음,
장비 현명하게 마련하기

헬스클럽 1년 회원권보다 훨씬 적은 돈으로도 체형 만들기 프로그램을 시작하는 데 필요한 모든 것을 살 수 있다. 다음 준비물만 있으면 된다.

1 아령 —— 프리웨이트 *free weight* 라고도 부르는 아령은 1.6kg에서 32kg까지 다양하게 있어서 필요에 따라 골라 이용할 수 있다.

2 매트 —— 바닥에 매트를 까는 그 순간 집은 체육관이 된다. 매트는 스트레칭, 팔굽혀펴기, 윗몸일으키기를 하기에 좋다.

3 운동용 신발 —— 운동할 때 안정감 있게 할 수 있으며 아령을 떨어뜨릴 경우에 대비하여 발을 보호할 수 있다.

4 편안하면서 기능적인 운동복 —— 면과 합성수지가 섞인 섬유처럼 공기가 잘 통하는 섬유로 만들어진 편안한 운동복을 입어야 한다. 움직이기에 불편한 옷이거나, 너무 헐렁해서 아령이 옷에 엉킬 수 있는 옷은 피하라.

다음은 성공적인 근력 운동을 위한 전문가의 조언이다.

1 식사 시간 사이에 운동하라 ——— 배부르게 식사를 한 직후 근력 운동을 하면 거북한 느낌이 들 것이다. 또 배고플 때 운동을 하면 어지러울 것이다. 운동하기에 가장 좋은 시간은 식사와 식사 사이의 중간 시간이다. 운동하기 한 시간 전, 혹은 그보다 전에 가벼운 식사를 하거나 간식을 먹어라.

2 준비 운동을 하라 ——— 5분에서 10분 동안 활발하게 걸어라. 혹은 준비 체조나 제자리 걷기, 혹은 제자리 뛰기를 하라. 근력 운동과 유산소 운동을 병행한다면, 준비 운동으로 유산소 운동을 먼저 한다.

3 긴장을 조절하라 ——— 한 부위의 근육을 긴장시키는 운동을 할 때는 나머지 다른 부위의 근육들도 긴장하는 경향이 있다. 그러나 근력 운동을 할 때는 집중해서 근육을 키우고자 하는 근육만을 긴장시켜야 한다. 이를 악물거나, 눈살을 찌푸리거나, 혹은 귀 주변까지 어깨를 끌러 올려 다른 근육을 긴장시키고 있지 않은가 확인해 보라.

4 숨을 내쉬는 것을 참지 말라 ——— 이상한 말 같겠지만, 많은 사람들이 근력 운동을 하는 도중 말 그대로 숨을 참는다. 그러나 숨을 참으면 혈압이 치솟는다. 아령을 들어 올리거나 근육을 긴장시킬 때와 같은 힘든 운동을 할 때는 숨을 내쉬어라. 그리고 아령을 내리거나 원래 자세로 되돌아갈 때 숨을 들이 마셔라.

5 천천히 하라 ——— 빠르고 불규칙하게 움직이면 부상을 입을 수 있다.

또한 아령을 들어 올릴 때 성급하게 하면 근육보다는 순간적인 힘을 사용하게 된다. 느리면서 제어된 움직임이 안전하면서도 더 많은 노력을 요하기 때문에 더 많은 효과를 가져다 준다. 각 움직임을 반복할 때 약 6초 정도의 시간이 걸리게끔 속도를 조절하라(예를 들어, 2초간 아령을 들어올리고, 2초간 쉬며, 2초간 아령을 내린다).

6 올바른 자세로 하라 ——— 좋은 자세로 정확하게 올바른 방법으로 아령을 들어 올리면 효과도 극대화되고 부상도 방지할 수 있다. 좋은 자세인가 확인하려면 아령을 들고 전신 거울 앞에 서 보라. 손목은 앞이나 뒤로 구부러지지 않고 곧게 펴져 있는지, 제시된 대로 그 운동을 정확하게 하고 있는지 확인할 수 있다.

7 자세에 집중하라 ——— 앉아 있든 서 있든 상관없이, 아령을 들 때는 허리, 목, 머리가 곧게 펴진 상태를 유지하라. 근육이 늘어나거나 부상당하는 것을 막기 위해서이다. 좋은 자세란 뻣뻣하게 서 있는 것이 아니라 똑바로 서 있지만 긴장을 푼 상태를 말한다. 앉아서 운동을 한다면 바닥에 발을 평평하게 붙이고 똑바로 앉는다.

8 관절을 부드럽게 다루어라 ——— 아령을 들어 올릴 때, 팔꿈치나 무릎을 고정시키지 말라. 관절을 고정시키면 근육이 아닌 관절이 아령의 압력을 지탱해야 한다. 운동을 하다가 무릎이나 팔꿈치가 어딘가에 고정되면 그 즉시 동작을 멈춰라.

9 운동 세트 사이에 휴식을 취하라 ——— 각 세트를 끝낸 후, 1분에서 2분간 휴식을 취하라. 이러한 휴식 시간은 근육을 회복시키면서 다음 세

트를 준비시키는 역할을 한다. 시간을 절약하고 싶다면 다른 근육을 사용하는 운동을 같이 하면 된다. 예를 들어, 다리 운동과 팔 운동을 번갈아할 수도 있다.

10 하루는 쉬어라 ─── 근력 운동을 하는 동안 근육은 적어도 하루의 휴식 기간이 필요하다. 사실상 근육이 더욱 강해지는 것은 바로 이 휴식 기간 동안이다. 아령을 들어 올리면 근육 조직은 미세하게 찢어 진다. 이러한 손상을 치료하면서, 근육은 더 강해진다. 하루에 10분 씩 근력 운동을 하기로 정했다면, 같은 근육 부위를 이틀 연속으로 운동하지 말아야 한다. 예를 들어, 월요일에 상체 부위의 근력 운동 을 진행한다면, 상체 부위를 다시 운동시키기 전인 화요일과 수요일 에는 복부와 하체를 운동해야 한다. 이 때 각각의 근육 부위는 휴식 을 취할 수 있는 시간을 얻는다.

11 유연성을 위한 운동으로 마무리하라 ─── 근력 운동 후 스트레칭을 하면 근육을 유연하게 만들어 부상의 위험을 예방해 준다.

12 근육통을 이겨내라 ─── 근력 운동 프로그램에 참여한 후 처음 몇 주간 약간의 근육통을 느낄 것이다. 통증이 가라앉을 때까지 무게를 늘이지 말라. 통증이 가라앉았다 해도 한번에 1.6kg 이상 무게를 늘 이지는 말라. 통증이 너무 심해 일상생활에 지장이 있을 정도라면, 며칠간 운동을 쉬었다가 이전보다 가벼운 무게로 다시 시도해 보라.

13 통증에 관심을 기울이라 ─── 통증을 느꼈다면 근육, 인대, 혹은 관 절에 무리가 갔거나 늘어났다는 징후일 수 있다. 뭔가 이상하다고 느

낀다면 즉시 멈춰라. 며칠 휴식을 취한 후 다시 운동을 시작해 보라. 통증이 지속된다면 진찰을 받아봐야 한다.

14 주의사항 ──── 각 운동을 8회에서 12회 반복하고, 1분간 휴식을 취한다. 그리고 다시 8회에서 12회 같은 동작을 반복한다. 이후, 다른 부위의 운동을 한다. 혹은 각각의 부위별 운동을 한번에 8회에서 12회 반복하는 것을 하나의 세트로 진행하고 이후 한 세트 더 반복한다. 각 세트별로 8번씩 반복하는 것으로 시작하라. 쉽게 12회를 반복할 수 있을 정도가 되면, 무게를 약간 더 올린다.

근력 운동 스케줄 만들기

당신의 스케줄에 맞게 운동 프로그램 짜는 방법을 제시하였다 (주의 : '휴식'이 표시된 날에 근력 운동은 안 하더라도, 걷기 운동이나 조깅, 수영, 수중 걷기 혹은 자전거 타기 등의 유산소 운동은 계속해야 한다).

선택 1 하루에 10분, 일주일에 6일 ──── 일주일에 2번씩 각 부위별 근력 운동을 하며 하루는 완전히 쉬는 날이다.

월	화	수	목	금	토	일
상체 근력 운동	하체 근력 운동	복부 근력 운동	휴식	상체 근력 운동	하체 근력 운동	복부 근력 운동

선택 2 하루에 20분, 일주일에 3일 ─── 일주일에 2번씩 각 부위별 근육 운동을 할 것이며 휴식 기간은 4일이다.

월	화	수	목	금	토	일
상·하체 근력 운동	휴식	하체·복부 근력 운동	휴식	상체·복부 근력 운동	휴식	휴식

선택 3 하루에 30분, 일주일에 2일 혹은 3일 ─── 매일 모든 각 부위별 근육 운동을 실행하지만 일주일에 2번만 한다. 보다 빠른 결과를 얻고자 하면 1번 더 실시하라.

월	화	수	목	금	토	일
휴식	상·하체·복부 근력 운동	휴식	상·하체·복부 근력 운동	휴식	상·하체·복부 근력 운동	휴식

하프 스퀴트

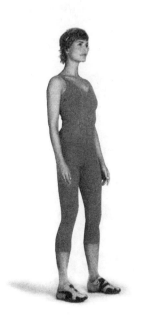
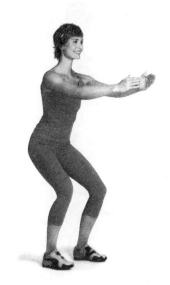

1 다리를 어깨 너비로 벌리고 팔은 양 옆에 자연스럽게 내려 놓는다. 몸무게를 발꿈치에 싣는다.

2 배에 힘을 주고 등을 곧게 편 상태를 유지한 채 무릎을 구부리고 엉덩이를 15cm 정도 내린다. 마치 의자에 앉는 것 같은 자세를 만든다. 동시에 팔은 앞으로 올려 균형을 잡도록 한다. 1초 정도 유지한 후 곧바로 선다.

<u>1 운동 부위</u> 이 운동을 하면 허벅지 앞 뒤, 엉덩이가 긴장되는 것을 느낄 수 있다.

<u>2 테크닉</u> 이 운동을 하면서 아래를 내려다 보았을 때 발가락을 볼 수 있어야 한다. 만일 발가락을 볼 수 없으면 엉덩이를 더 뒤로 밀어 깊숙이 앉은 자세를 취하여 발가락을 무릎 뒤에 놓아라. 발가락을 조금씩 움직여서 자세를 교정해도 괜찮다.

<u>3 안전 주의</u> 만일 이 운동을 하면서 무릎이 뻐근하면 발꿈치에 무게를 확실하게 주고, 무릎이 발가락 위치보다 더 앞으로 나가지 않게 하라. 원래 무릎에 문제가 있었으면 이 운동을 하기 전에 의사에게 상담하라.

Stantionary Lunge

스테이셔너리 런지

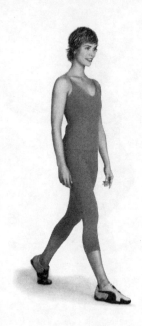

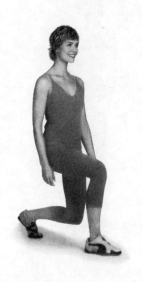

1 오른발을 왼발보다 보폭 크기만큼 앞으로 내딛고 팔은 자연스럽게 양옆으로 내린다. 몸무게를 오른발에 온전히 싣고 왼발 뒤꿈치를 땅에서 뗀다.

2 오른쪽 허벅지가 바닥과 수평을 이룰 때까지 무릎을 구부리면서 중세기사처럼 무릎 꿇고 앉는 자세를 취한다.

<u>1 운동 부위</u> 이 운동을 하면 허벅지 앞 뒤, 엉덩이가 긴장되는 것을 느낄 수 있다.

<u>2 테크닉</u> 이 운동을 하면서 아래를 내려다 보았을 때 항상 발가락을 볼 수 있어야 한다. 만일 발가락을 볼 수 없다면, 몸을 내리면서 앞으로 기울였기 때문이거나 몸을 뒤로 젖혔기 때문이다. 반드시 무릎이 발목과 직선을 이루도록 하면서 몸을 곧게 아래로 내려야 한다.

<u>3 안전 주의</u> 원래 무릎에 문제가 있다면 이 운동을 하기 전에 의사에게 상담하라.

스텝 업

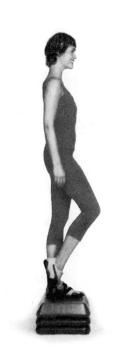

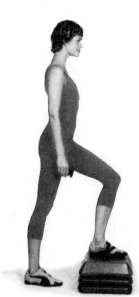

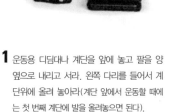

1 운동용 디딤대나 계단을 앞에 놓고 팔을 양
옆으로 내리고 서라. 왼쪽 다리를 들어서 계
단위에 올려 놓아라(계단 앞에서 운동할 때에
는 첫 번째 계단에 발을 올려놓으면 된다).

2 온 무게를 왼발에 실어 계단을 꽉 누르면서
계단위로 올라선다. 오른발로 계단을 툭툭
치고 다시 원래 위치로 내려간다.

<u>1 운동 부위</u>   이 운동을 하면 허벅지 앞 뒤, 엉덩이가 긴장되는 것을 느낄 수 있다.

<u>2 테크닉</u>   발바닥 전체를 확실하게 계단 위에 올려놓는다. 계단에 오르면서 몸을 너
무 앞으로 내밀거나 너무 뒤로 젖히지 않도록 한다.

<u>3 안전 주의</u>   계단을 오르고 내릴 때 등을 꼿꼿이 세운다. 그래야 다리가 제대로 운
동이 된다.

Chest Press
체스트 프레스

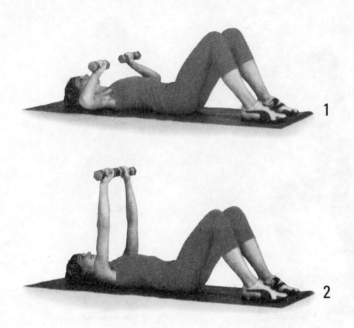

1 아령을 한 손에 하나씩 들고 위를 바라보면서 누워라. 무릎은 구부리고 발은 바닥을 평평하게 닫는다. 아령을 가슴 바로 위로 내리고 팔꿈치는 바깥쪽을 향하게 하라.

2 아령을 가슴 위로 밀어 올려라. 팔꿈치는 구부리지 말라. 잠시 그 상태를 유지하다가 천천히 내려라.

<u>1 운동 부위</u>   이 운동을 하면 가슴, 팔 위쪽의 뒷부분, 어깨에 느낌이 온다.

<u>2 테크닉</u>   어깨가 너무 긴장된다는 느낌이 있으면 팔을 돌려서 손바닥이 마주보도록 하고 아령을 서로 나란하게 하라. 팔꿈치는 발쪽을 향하게 하라.

<u>3 이럴 땐 이렇게</u>   운동용 벤치가 없으면, 스텝에어로빅용 벤치를 사용해서 해도 된다.

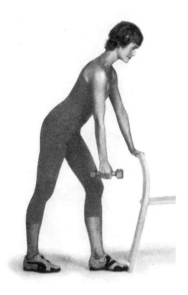 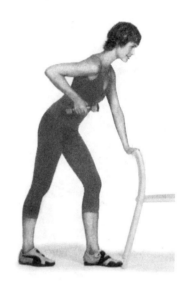

1 오른손에 아령을 들고 의자 뒤에 선다. 왼발
은 오른발보다 보폭 하나 크기만큼 앞에 놓
는다. 왼손은 의자를 짚고 앞으로 몸을 기울
이며 오른팔은 오른쪽 어깨에서 직선을 이
루도록 아래로 뻗는다.

2 배에 힘을 주고 오른쪽 팔꿈치를 구부려서
아령을 가슴쪽으로 끌어 올린다. 그 상태로
약간 정지했다가 다시 팔을 내린다.

<u>1 운동 부위</u> 이 운동을 하면 등 가운데 부분, 어깨, 위쪽 팔에 느낌이 온다.

<u>2 테크닉</u> 아령을 몸에 가깝게 붙이고 팔꿈치는 안쪽을 향하게 한다. 팔꿈치가 바깥
쪽을 향하게 하지 말라.

<u>3 이럴 땐 이렇게</u> 처음에는 제대로 자세를 잡도록 아령없이 해 보도록 한다.

Overhead Press

오버헤드 프레스

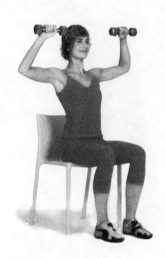

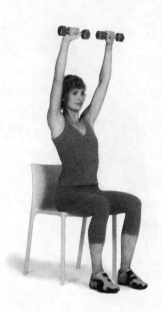

1 아령을 양쪽에 하나씩 들고 의자에 앉는다. 발은 엉덩이 너비로 벌린다. 팔을 양옆 바깥쪽으로 벌려서 90도를 만든다.

2 아령을 머리 위로 직선으로 들어 올린다. 팔꿈치를 구부리지 말라. 그 상태로 1초 정도 있다가 천천히 내린다.

<u>1 운동 부위</u> 이 운동을 하면 어깨, 위쪽 팔의 뒷부분에 느낌이 온다.

<u>2 테크닉</u> 어깨에 조금이라도 무리가 가면 팔을 돌려서 손바닥이 마주보게 하고 아령은 서로 나란하게 하라. 팔꿈치는 바깥을 향하게 하라.

<u>3 이럴 땐 이렇게</u> 자세를 조금씩 바꾸어서 해도 좋다. 시작할 때 손바닥과 팔뚝이 가슴을 향하는 자세에서 시작한다. 이때는 아령이 정면을 향하지 않는다. 팔을 뻗을 때 아령을 들어 올리면서 팔뚝과 손바닥을 돌려서 정면을 향하게 한다. 다시 처음 자세로 돌아올 때 팔을 돌리고 내린다.

크런치

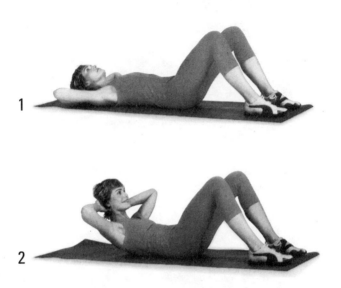

1 위를 바라보면서 눕는다. 다리는 구부리고 발은 바닥에 붙인다. 팔은 머리 뒤에 놓는다.

2 배를 당기면서 천천히 머리와 어깨를 바닥에서 떼어 둥글게 구부린다. 그 자세로 잠깐 정지했다가 천천히 바닥에 도로 눕는다.

<u>1 운동 부위</u> 이 운동을 하면 배에 느낌이 온다.

<u>2 테크닉</u> 몸통을 들어 올리면서 숨을 내쉰다. 그리고 마치 갈비뼈를 골반 쪽으로 밀어 넣는다는 상상을 한다. 몸통을 내리면서 숨을 들이 마신다. 목을 잡아당기지 말라. 항상 목과 가슴 사이에 주먹 하나 정도는 들어갈 간격을 유지하라. 몸을 들어 올리면서 시선은 머리를 따라 움직여야 한다. 상체를 들었을 때 시선은 무릎에 둔다.

<u>3 이럴 땐 이렇게</u> 좀 더 운동효과를 보고 싶다면 역방향 '크런치'를 하라. 즉, 머리와 어깨는 바닥에 붙인 채 하체를 들어 올려 상체를 향하게 하는 것이다. 다리는 무릎 부분에서 살짝 구부리고 발목 부분에서 발을 교차시킨다.

Twisting Crunch

트위스팅 크런치

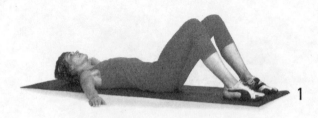

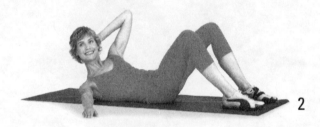

1 위를 바라보면서 눕는다. 다리는 구부리고 발은 바닥에 평평하게 붙인다. 왼쪽 팔은 머리 뒤에 놓고, 오른쪽 팔은 옆으로 바닥에 내려놓는다.

2 배를 당기면서 천천히 머리와 어깨를 바닥에서 떼어 둥글게 구부린다. 그렇게 몸을 들어 올릴 때 상체를 오른쪽으로 비틀어서 왼쪽 어깨가 오른쪽 무릎을 향하게 한다. 그 자세로 잠깐 정지했다가 천천히 바닥에 도로 눕는다.

<u>1 운동 부위</u> 이 운동을 하면 배의 앞쪽과 옆구리에 느낌이 온다.

<u>2 테크닉</u> 팔꿈치가 몸을 가로질러 반대편으로 향하지 않게 하라.

<u>3 안전 주의</u> 목에 통증이 오지 않게 하려면 손을 머리 옆쪽으로 두고 손가락을 뒤통수에 가볍게 얹은 상태로 살짝 눌러준다.

반대편 손과 다리 들기

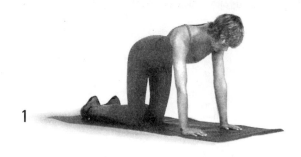

1

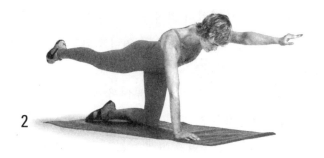

2

1 무릎과 손을 바닥에 붙인다. 무릎이 엉덩이에서 직선으로 내려오도록 하고, 손은 어깨에서 직선으로 바로 내려오도록 한다. 배를 평평하게 하고 등, 머리, 목이 일직선을 이루도록 한다.

2 왼팔과 오른쪽 다리를 동시에 든다. 이 때 왼팔과 오른쪽 다리가 등과 일직선을 이루도록 한다. 그 상태로 1초 정도 정지했다가 천천히 내린다.

<u>1 운동 부위</u>   이 운동을 하면 등, 엉덩이, 어깨에 느낌이 온다.

<u>2 테크닉</u>   배가 땅에 닿게 축 저지거나 등이 둥글게 휘면 안 된다.

<u>3 안전 주의</u>   이 운동을 하는 동안, 또는 하고 나서 뒷목이 아프면 의사와 상담하라.

스트레치로 마무리한다.

운동을 끝낼 때에는 다음에 소개하는 스트레치로 마무리 하면 몸의
유연성이 좋아진다.

▌누워서 하는 대퇴부 스트레치

● 스트레치 부위 ──── 허벅지 앞부분, 엉덩이 앞부분
● 동작 ──── 두 다리를 곧게 붙인 채 옆으로 눕는다. 한쪽 다리를 다
른 쪽 다리 위에 나란히 얹어 놓은 모양이다. 팔뚝 부분은 바닥에 붙
이고 팔꿈치를 구부려서 손으로 머리를 받친다. 균형이 잘 안 잡히면
아래쪽에 놓인 다리를 살짝만 구부린다.
위쪽에 놓인 다리의 무릎을 구부려서 발이 엉덩이 뒤쪽으로 오게 한
다. 머리를 받치지 않은 한 손으로 발을 잡아서 엉덩이 쪽으로 잡아
당긴다. 허벅지 앞쪽이 편하게 당겨진다는 느낌이 들 때까지 잡아당
긴다. 그 상태로 20~30초를 유지했다가 천천히 몸을 푼다. 다른 쪽
방향으로 돌아 주워서 나머지 다리를 당겨 준다.

▌서서 하는 대퇴부 스트레치

● 스트레치 부위 ────허벅지 뒷부분, 허벅지 안쪽, 엉덩이
● 동작 ──── 양발에 고르게 힘을 주고 팔을 양옆으로 내린 채 선다.
오른쪽 다리는 크게 한 걸음 앞으로 내딛는다. 오른발은 앞을 향하게

한다. 뒤에 있는 발은 살짝 움직여서 왼쪽 발이 왼쪽을 향하게 한다. 뒤쪽에 있는 왼쪽 다리의 무릎을 구부리고 양손은 앞쪽에 있는 오른쪽 허벅지 위에 올려 놓는다. 그리고 상체를 앞으로 기울인다. 앞쪽의 다리는 쭉 펴고 이 때 등, 목, 머리는 일직선이 되게 한다. 뒤쪽에 있는 다리는 최대한 구부린다. 엉덩이와 골반은 의자에 앉듯이 최대한 아래 뒤쪽으로 내린다. 오른쪽 발의 앞쪽을 바닥에서 떼는 동안 오른쪽 발의 뒤꿈치로 무게를 감당한다. 등과 앞쪽 다리의 허벅지 안쪽이 편하게 당겨지도록 해야 한다. 이 상태로 20초 내지 30초 유지한 다음 다른 쪽 허벅지를 스트레치한다.

▌어깨 스트레치

● 스트레치 부위 ──가슴, 어깨, 팔
● 동작 ── 발을 어깨 너비로 벌리고 서서 팔은 양옆으로 내린다. 두 팔을 몸 뒤쪽으로 쭉 뻗는다. 불편하지 않은 한 최대한 뒤쪽 위로 쭉 뻗어 스트레치한다. 팔이 충분히 뒤로 뻗었다 싶으면 깍지를 낀다. 그 상태로 20초 내지 30초 유지한다.

▌옆구리 스트레치

● 스트레치 부위 ──등 가운데, 등 아래쪽 부분, 옆구리
● 동작 ── 발을 어깨 너비로 벌리고 서서 팔은 골반에 올려놓고 시작한다. 몸을 앞으로 내밀지 않도록 조심하면서 허리를 왼쪽으로 활처럼 구부린다. 이때 오른손을 머리 위로 올려서 최대한 쭉 뻗는다.

불편하지 않은 한 최대한 스트레치한다. 그 상태로 20초에서 30초 유지했다가 반대쪽을 스트레치한다.

▎절하기 어깨 스트레치

- **스트레치 부위** ──── 등 가운데, 등 아래쪽 부분, 어깨, 팔
- **동작** ──── 운동용 매트 위에 양 무릎, 양발을 붙이고 엎드린다. 손과 손 사이, 무릎과 무릎 사이는 어깨 너비로 벌린다. 등을 반듯하고 평평하게 유지하면서 목은 곧게 편다. 시선은 바닥을 바라본다. 엎드려 절하는 듯이 발꿈치 위에 앉아 팔을 앞으로 쭉 편다. 손바닥으로 바닥을 약간 누른 채 20초에서 30초 유지한다.

스트레스를 줄여라!

혈당 조절을 위한 정신 요법

휴식과 즐거움의 원칙

거품 목욕 이상으로 긴장을 풀어주는 것들

달콤한 숙면

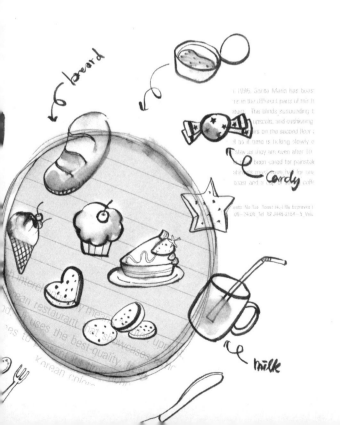

16

휴식과
즐거움의 원칙

웃어라. 사랑하라. 춤춰라. 길고, 느린 요가 스트레칭으로 긴장을 풀라. 생각을 차분히 가라앉히고 주의 깊은 운동을 하면서 현재 그 순간에 집중하라. 멋진 색깔의 실크 털실로 스웨터를 짜면서 뜨개질 바늘의 리드미컬한 움직임에 자신을 맡겨보라.

우리가 휴식과 즐거움을 얻는 방법은 수천 가지다. 수백 가지의 의학 연구는 '아, 좋다'라는 탄성을 얻는 것이 단순히 기분 전환 이상의 효과가 있음을 증명했다. 스트레스를 줄여주고 즐거움을 극대화시키면 혈당이 감소된다. 몸무게는 더 쉽게 줄고, 당뇨병 전 단계의 혈당 문제 같은 심각한 질병이 생길 위험도 줄어든다. 몸과 마음은 서로 연결되어 있다. 연구자들은 사람이 쉬지 못하고 행복하지 않을 때, 예를 들어 일의 압박, 결혼 생활 불화, 재정상의 걱정, 부모로서의 의무, 혹은 세계 정세에 대한 불안 때문에 스트레스 호르몬 **코르티솔**

> *** 코르티솔**
> 부신 피질에서 분비되는 호르몬의 하나. 항염증 작용이 있어 각종 염증성·알레르기성 질환 따위에 이용한다. 그런데 뇌하수체의 이상으로 부신 피질에서 분비되는 코르티솔이 너무 많아지면 '쿠싱증후군'에 걸릴 수 있다. 이 병에 걸리면 몸에 지방이 쌓여 다모증, 무력증, 고혈압증 따위가 나타나며 얼굴이 둥글어지고 목이 굵어진다.

cortisol 수치가 상승한다. 혈당도 마찬가지다.

사람의 몸은 원래 스트레스를 즉시 해소하게끔 만들어져 있다. 무서운 사자가 쫓아오면 잽싸게 도망치지 않는가? 그 도망칠 때의 빠르기만큼 빠르게 스트레스를 해소하게 되어 있다. 그런데 오늘날 사람들은 24시간 내내 긴장하고 걱정하는 것이 보통 일이 되었다. 마음, 신체, 영혼에 재충전할 시간과 공간을 내주지 못하고 있는 것이다. "잠시 수레바퀴 밑에서 벗어나 쉴 필요가 있다"고 캘리포니아의 목사이자 심리치료사인 웨인 뮬러*Wayne Muller*가 말한다. "삶은 리듬을 타야 한다. 바다, 파도, 몸, 모든 것들이 다 그러하다. 하나의 방향으로만 가는 궤도에 있어 심사숙고하며 다시 축적할 수 있게 해주는 시간 없이 생산과 일만 하고 있다면, 우리는 스스로에게 해를 끼치는 일을 하고 있는 것이다."

이제 스트레스에서 벗어나 진정한 행복을 향해 가야 할 시간이다.

슈거솔루션의 스트레스 날려버리기 프로그램

필자들이 많은 연구를 접하면서 인상 깊었던 점은 스트레스가 살이 찐다거나, 살을 빼기 어렵다거나, 다시 살이 찌거나 하는 일에 매우 밀접한 관련을 맺고 있다는 것이다. 고혈당과 이로 인한 건강상의 문제에 스트레스가 관련되어 있는 것처럼 말이다. 그래서 긴장을 길들이는 것을 슈거솔루션 기획의 주요 요소로 삼았다. 스트레스를 없애는 것만으로 건강한 식사를 하거나 규칙적인 운동을 하는 것을 대신할 수 있는 것은 아니다. 하지만 스트레스를 없애면 이 책에서 소개한 다른 프로그램에 더욱 집중할 수 있으며, 더 나은 결과를 얻을 수 있고, 즉시 기분을 좋게 만들어 준다. 혈당 문제에서 벗어나기 위해 당신이 할 수 있는 모든 일을 다 했다는 확신을 주는 도우미 역할을 할 것이다. 다음은 스트레스를 없앨 수 있는 현명한 전략들이다.

스트레스를 없애는 현명한 전략들!

- 회복력을 길러라. 일상생활에서 얻는 스트레스에서 벗어날 수 있다.

- 하루의 15분 휴식을 위한 '나만의 시간'을 가져라.

- 매일, 어떤 모양이나 형태로든지 즐거움을 추구하고 마음껏 즐겨라.

- 재충전할 수 있도록 숙면을 충분히 취하라.

● 스트레스 해소는 혈당에 어떻게 유익한가 ─── 온갖 종류의 스트레스는 혈당을 증가시킨다. 간에서 여분의 포도당이 나오도록 만드는 호르몬의 수치는 높아지기 때문이다. 즉, 스트레스를 줄이고 즐겁게 지내면 혈당은 감소하고 스트레스-질병-과체중이라는 악순환의 고리를 끊을 수 있다. 스트레스를 줄이고, 행복한 시간을 늘려라. 그러면 혈당 관리에도 좋다.

듀크 대학교에서 진행한 연구에서, 고혈당인 108명의 남성과 여성들이 5가지 당뇨병 교육을 받았다. 그들을 스트레스 관리 훈련을 받은 사람들과 받지 않은 사람들로 나누고 1년 후 결과를 보았더니, 스트레스 관리를 받은 사람들 가운데 절반 이상은 혈당 수치가 개선되어 심장병, 신장 쇠약, 신경 손상, 시력 손상 같은 심각한 합병증 발병의 위험성이 줄어들었다. 실험 참가자들은 점진적인 근육 이완, 깊은 호흡, 긍정적인 상상, 긴장 줄이기 등 다양한 방법을 사용하면서 스트레스를 완화시켰다.

행복도 역시 중요하다. 영국 콜리지 런던의 연구원들은 중년의 런던 사람 200명의 기분, 침, 그리고 혈액을 테스트한 후 다음과 같은 연구 결과를 얻었다. 가장 행복한 사람들의 코르티솔 수치는 가장 불행한 사람들보다 32% 적었다. "코르티솔은 주요 스트레스 호르몬으로 복부비만, 제 2 유형 당뇨병, 고혈압, 자기 면역 상태와 같은 다양한 병리 현상과 관련되어 있다"라고 실험을 주관한 임상심리학자인 앤드류 스텝토Andrew Steptoe 박사는 말한다. "행복을 가장 적게 느끼는 사람들과 가장 높게 느끼는 사람들의 코르티솔 평균 차이는 상당하며, 행복을 적게 느끼는 상태가 몇 달, 혹은 몇 년 지속된다면 건강에 문제가 생길 수도 있다." 불행한 사람들은 또한 섬유소원(fibrinogen), 즉 동맥을 막히게 하며 심장을 위협하는 혈액 응고(blood clots)와 관련된 혼합물 수치가 가장 행복한 사람들의 수치보다 12배 더 높게 나타났다.

● 체중 감소라는 보너스 ──── 미국인들의 2/3는 과체중인데 만성적인 스트레스가 그 원인 중 하나다. 스트레스 호르몬, 코르티솔이 솟구치면 체지방이 증가하고 불면증에 시달리게 된다. 몸은 운동 에너지가 줄어들어 더 빠르게 욕구를 만족시켜줄 먹을 것을 갈망하게 된다. 연구에 따르면 엄청난 스트레스를 주는 것들, 예를 들어 행복하지 않은 결혼 생활이나 이혼은 무엇을 먹고 얼마나 운동을 하는지와는 상관없이 몸무게 문제를 일으킨다고 한다.

스트레스를 줄이면 몸무게의 덫에서 빠져 나올 수 있다고 샌프란시스코 캘리포니아 주립대학교의 연구진은 밝혔다. 포유류는 스트레스를 받으면 당분이 높고 지방이 많은 고열량 음식을 먹을 수밖에 없다고 한다. 선사시대에는 열심히 먹는 것만이 살 길이었을 것이다.

선사시대 사람들은 호랑이한테 잡아먹히지 않기 위해 도망치다가 호랑이가 물러 간 다음에 놀란 가슴을 진정시키면서 산딸기를 집어 먹었을 것이다. 반면 현대인은 상사에게 시달린 다음에 달착지근한 사탕을 사러 간다. "다음 위기 상황에 대비해 연료를 재충전해야 하기 때문이다"라고 동료 연구원인 노만 페코라로 *Norman Pecoraro* 박사가 설명한다. 전문가들은 실험용 쥐가 스트레스를 받으면 고열량 음식을 먹게끔 하는 호르몬이 많이 분비된다는 것을 확인하였다. 먹고, 먹고, 또 먹으라고 명령하는 신호는 실험용 쥐가 여분의 열량을 저장해 놓은 후에야 멈췄다. 페코라로 박사는 이러한 과정이 인간에게도 놀라울 정도로 똑같이 적용된다고 말한다.

스트레스를 없애면 다시 몸무게가 올라가는 것도 막을 수 있다. 최근 연구에서, 심리학자들은 몸무게를 줄인 지 얼마 안 된 69명의 여성들의 기분, 스트레스, 식습관을 체크했다. 가장 스트레스를 많이 받은 여성들의 경우 18개월 내에 체중이 가장 많이 증가했다. "스트레스 관리 요령과 기분 관리 기술을 다이어트 프로그램에 접목시키면, 체중이 도로 증가하는 것을 막거나 적어도 지연시킬 수 있다. 체중이 도로 증가하는 것은 스트레스를 제대로 극복하지 못하여 건강에 좋지 않은 행동을 하거나 위험성이 높은 행동을 한 결과이기 때문이다"라고 캔사스 의과대학교(University of Kansas School of Medicine) 예방의학 프로그램의 임상심리학자인 폴라 로드 *Paula Rhode* 박사는 말한다.

스트레스로부터 벗어나자

스트레스를 날려버리는 계획 1단계는 희망을 가지고 다시 일어설 능력을 기르는 것이다.

스트레스 해소의 비결은 바로 스트레스가 생활의 일부임을 인정하는 것이다. 스트레스를 받아들여라. 그리고 스트레스를 처리할 건강한 방법을 찾아라. 스트레스가 전혀 없는 상태를 바란다면, 그것은 비현실적인 기대이며 결국 좌절감만 느끼게 될 뿐이다. 그 대신 스트레스가 생기고 그 스트레스를 극복하는 순환 과정을 생활 방식으로 삼아라. 이런 생활 방식을 가지면, 어떤 일이 벌어지더라도 끊임없이 적응하고 변화하면서 스트레스로부터 벗어날 수 있다.

삶이 미친 듯 정신없는 속도로 흘러간다는 느낌이 드는가? 스트레스를 손전등이라고 생각해 보라. 어떤 일에 필요하면, 손전등을 켠다. 일이 끝나면, 손전등을 끈다. 그렇지 않으면 배터리가 곧 바닥난다. 스트레스와 몸도 이런 관계다. 약간의 스트레스는 괜찮다. 하지만 시간이 지나도 스트레스가 꺼지지 않는다면 건강에 좋지 않을 뿐만 아니라 치명적이기까지 하다. 완전히 지쳐서 아무 것도 못하겠다고 느낄 때, 스트레스 호르몬 수치는 한없이 올라가서 내려오지 않는다. 그 결과 몸과 정신을 소홀히 하거나 함부로 남용한다. 이것이 바로 가장 위험한 스트레스다.

스트레스를 막을 무기는 무엇일까? 바로 희망이다. 희망은 스트레스를 다스릴 수 있는 결정적인 해독제로서, 긴장과 걱정을 끌어 내린다. 그렇다면 희망은 어디에서 오는가? 대부분 희망은 자기 자신이 만들어야 한다. 예를 들어, 돈이 부족하여 문제가 생기면 무기력함을 느끼기 쉽다. 그렇지만 스트레스에 압도당하지 말라. 대신, 팔을 걷어 부치고 열정적으로 일하라. 문제에 대한 해결책을 찾아라. 돈을 절약할 계획을 세우고, 필요하지 않은 물건은 팔고, 빚을 갚아나갈 계획을 세워라. 그러다 보면 두려움은 눈 녹듯 사라지기 시작한다. 그러므로 결론은 희망이다. 다음은 희망을 유지하는 방법이다.

● 도전장을 던져라 ── 스트레스 요인이 당신을 공격해도 도망치거나 패배감을 느끼지 말라. 스트레스는 인간의 삶에 늘 존재하기 마련인 일상적인 도전이라고 생각하고, 그 도전을 끌어안아라. 그리고 도전을 극복하기 위해서 동원할 수 있는 자원은 모두 동원하라. 인내심을 가지고 그 과정을 이겨내라. 때로 희망은 숨어서 당신이 발견해 주기를 기다리고 있다.

● 가능성은 어디에나 있다 ── 당신은 어떤 집을 사기를 원했는데 다른 누군가가 더 높은 가격을 제시했다. 그러면 당신은 실망하고 스트레스를 받는다. 그러나 어려움 중에도 가능성이 있음을 기억하라. 차라리 그 부정적인 감정을 마음 깊이 느껴보라. 그 다음 그 느낌은 그냥 흘려보내고 잊어라. 조만간 더 좋은 위치에 더 적당한 가격으로 다른 집이 나올 것이다.

● 즐거움과 희망을 유지할 수 있는 방법을 찾아라 ── 인생을 어떻게 보내고 싶은가? 당신의 열정과 꿈은 무엇인가? 일이 지겹고 희망이 보이지 않아서 끊임없이 스트레스를 받는다면, 당신에게 흥분과 도전의식을 주는 분야의 교육을 받으면서 희망을 만들어 보라. 대인 관계에 문제가 생겼다면, 과감히 문제가 있는 관계를 청산하고 다음 단계로 넘어가는 등, 자기 자신의 즐거움과 희망을 위한 방법을 찾아야 한다.

하루 15분 휴식을 위한 시간을 가져라

스트레스 중에는 우리가 제어할 수 있는 것이 있다. 그리고 제어할수 없는 스트레스도 있다. 아침 출근길의 날씨, 상사의 기분, 아이들이 오늘 학교에서 어떻게 지냈는지 등은 제어가 불가능하다. 그러나스트레스 감소 테크닉을 배우고 하루 15분(혹은 그 이상) 실천한다면, 어떤 일이 생기더라도 얼마든지 극복할 수 있을 것이다. 다음의방법들을 추천한다.

Sugar Solution

5분밖에 없는가?
그래도 얼마든지 쉴 수 있다

안정을 취하기에 앞서 다음 간단한 깊은 숨 들이쉬기 운동을 해보라.

1 누워도 좋고 자리에 앉아도 좋다.

2 손을 배 위에 얹어 놓는다.

3 천천히 4까지 세고 코로 숨을 들이쉰다. 배가 올라가는 것을 느껴보라.
1초 동안 숨을 멈춰라.

4 천천히 4까지 세면서 입으로 숨을 내쉰다. 숨을 내쉬는 속도를 제어하기
위해, 휘파람을 부는 것처럼 입을 오므려라. 배가 천천히 내려갈 것이다.

5 위의 과정을 5번에서 10번 반복하라.

마음챙김으로 하는
스트레스 감소법

스트레스를 줄이기 위해 산꼭대기에 있는 아슈람(ashram : 힌두교의 종교적 훈련을 받는 곳 —옮긴이 주)에 갈 필요도 없고, 털이 덥수룩한 얼굴의 그루(guru : 힌두교의 종교적 지도자 —옮긴이 주)를 찾거나 신비한 주문을 욀 필요는 없다. 마음챙김을 기본으로 하는 스트레스 감소법(MBSR : Mindfulness-Based Stress Reduction)이라고 불리는 현대적 명상법만으로도 충분히 당신은 행복해지고 더 건강해질 수 있다.

● 마음챙김(mindfulness) ──── 마음챙김이란 단순히 보이는 그대로 경험하는 것에 집중하는 것이다. 과거의 기억이나 저녁 식사 계획, 혹은 주변에 어떤 일이 일어나고 있는지에 대한 생각 등으로 현재 하고 있는 일에서 샛길로 빠지지 않고 말이다. 결과로 얻는 것은 인식, 통찰력, 그리고 휴식이다. 너무 간단하다고? 그럴지도 모른다. 심오하다고? 물론 그렇다.

"야구 선수 요기 베라는 '당신은 그냥 바라보는 것만으로도 많은 것을 볼 수 있다'고 말했다. 당신이 사는 삶, 그 자체에 집중한다면, 다른 모든 것들을 알 수 있다. 이는 새로운 통찰력과 변화를 이끌어낼 수 있는 능력으로 이어진다"라고 사키 샌토렐리 *Saki Santorelli* 박사가 말했다. "그렇게 하면 당신에게 도움이 되지 않는 정신적 습관이나 신체적 습관을 발견할 수도 있다. 편두통의 초기 증상을 일찍 알아차릴 수도 있고, 혹은 불면이나 소화 장애의 원인을 알아낼 수도 있다. 그러면 이런 문제에 대한 해결책도 갖게 된다."

그러나 이것이 전부가 아니다. MBSR으로 더 많은 효과를 볼 수 있다. 만성적인 스트레스가 없어지고, 광범위한 의학적 문제를 일으키는 호르몬 분비가 멈출 수도 있다. 매릴랜드 주 베대스다에서 열린 주의력과 명상에 관한 한 국립건강기구(National Institute of Health) 세미나에서 발표된 연구 결과에 따르면, MBSR을 의학 치료에 결합시키면 암에서부터 만성적인 질병과 마른버짐에 이르기까지 거의 모든 병을 가지고도 좀 더 나은 삶을 살 수 있다고 한다.

"오랫동안 의학에서 정신과 몸은 인위적인 장벽에 의해 분리되어 있었다"라고 샌토렐리 박사는 말한다. 샌토렐리 박사가 있는 메디컬 센터는 20년 이상 MBSR을 지지해 왔다. "이제는 과학도 정신 건강과 정서 건강이 질병과 관련되어 있음을 인식하기 시작했다."

MBSR은 의학 치료를 완전히 대체하는 것은 아니지만, 치료를 효과적으로 보완하는 역할을 한다. MBSR 처리 과정에는 일련의 운동이 주로 포함되어 있다. 숨쉬기 운동, 바디 스캔을 통한 신체 스트레스 줄이기, 몇 가지 요가 동작 등이 그것이다.

이 단순하면서 비싸지 않은 기술을 배우기 위해 굳이 숲속 깊은 곳에 위치한 특별한 명상센터로 수행하러 갈 필요도 없고 먼 나라로 떠날 필요도 없다. 잘 훈련된 심리학자, 사회복지사, 뿐만 아니라 미국 전역에 위치한 수백 개의 병원에서도 누구나 MBSR 수업을 배울 수 있다.

▌요가

빠른 속도로 땀을 흘리며 하는 요가는 많은 열량을 소모시킬 수 있다. 하지만 부드러운 스타일의 요가는 허리둘레를 줄이는 데 좀 더 확실하게 도움이 되며 다칠 염려도 없다. 왜일까? 요가는 몸무게를 쉽게 줄이도록 감정적인 측면에 영향을 준다. 45세에서 55세까지의 성인 15,500명의 체중 증가를 연구한 결과, 요가를 하지 않았던 사람들의 몸무게는 일주일에 적어도 30분씩 4년간 요가를 한 사람들보다 몸무게가 1.4kg 더 늘었다(요가를 한 사람들은 4.3kg 증가한 반면, 하지 않은 사람들은 5.7kg이 늘었다). 또한 과체중인 사람들이 요가를 했을 때 10년간 2.2kg을 줄인 반면, 요가를 하지 않은 동년배들은 체중이 6.3kg 증가하였다.

"요가는 열량을 많이 소모하는 운동이 아니다. 하지만 요가를 하면 자신의 몸을 더 잘 의식할 수 있기 때문에 과식으로 인한 포만감을 견딜 수 없어진다"라고 알랜 R. 크리스탈*Allan R. Kristal* 박사가 말했다. 크리스탈 박사는 이 연구의 리더이자 요가 강사이며 시애틀에 위치한 프레드 헛친슨 암연구소(Fred Hutchinson Cancer Research Center)에서 일한다. "요가는 스트레스를 없애기 때문에 쓸데없는 생각들로 스스로를 채울 가능성이 줄어든다." 요가 수업에 한번만 참여하더라도 코르티솔 수치 감소에 도움이 된다.

제퍼슨 의과대학교의 연구진들은 일주일 동안 16명의 요가 초보자들에게서 혈액 샘플을 채취했다. 요가 초보자들은 매일 50분 동안의 전통적인 요가 수업에 참여하고 있었다. 그 결과, 코르티솔 수치는 즉시 떨어졌다. 바로 첫날부터 말이다. "이는 매우 중요한 결과이다. 어떻게 스트레스가 코르티솔 수치를 증가시키는지에 대해서 무척 많은 연구가 나왔지만 어떻게 코르티솔 수치를 감소시킬지에 대한 지식은 거의 없었기 때문이다." 제퍼슨 의과대학센터의 신경과학자 조지 브레나드*George Brainard* 박사가 말했다.

요가는 근력 훈련에 버금가는 효과도 가져다준다. 피츠버그 대학교 연구진들이 25세에서 55세의 활동량이 거의 없는 59명의 비만 여성들을 저지방 다이어트 프로그램에 참여시켜 요가와 근력 운동 비교 분석 실험을 했다. 이 실험에서 여성 참가자들은 1주일에 5일, 40분간 걸었고 지원자들 중 1/3은 근력운동을, 나머지 1/3은 요가를 일주일에 3일씩 부가적으로 했다. 4개월 후, 요가 운동을 했던 여성들은 평균 12kg을 줄였고, 근력 운동을 했던 여성들은 평균 10kg, 걷기만 했던 여성들은 900g을 줄였다.

요가의 또 혈당을 감소시키는 효과도 있다. 인도 델리에 있는 요가를 연구하는 센트럴 리서치 인스티튜트의 연구진들은 당뇨병 환자 149명을 대상으로 실험을 진행했다. 연구진들은 40일간 매일 요가 운동을 했던 이들의 70%가 혈당이 감소했음을 발견했다.

"요가는 일정한 포즈를 딱딱하게 따라하는 것이 아니라 운동을 하게끔 만들어 주는 것이다"라고 리차드 폴즈 *Richard Faulds* 요가 전문가가 말했다. "코를 무릎에 대거나 발을 머리에 닿는 어려운 자세를 취하지 않고도 스트레칭만으로도 몸을 강화시킬 수 있다." 요가 초보자들이 명심할 점이다.

● 스타일 가이드 —— 크리팔루, 비니요가, 혹은 통합요가처럼 부드러운 스타일을 찾으라. 비크람, 아시탕가, 파워 요가는 일반적으로 초급자들이나 유연성이 없는 사람들이 하기에는 너무 강하다.

● 트레이닝 강사 —— 경력이 많고 자격을 갖춘 요가 강사를 찾아라. 이런 요가 강사는 당신의 신체적 한계를 물을 것이며 속도를 바꿔주거나 적당한 대안적인 포즈를 가르쳐 줄 것이다.

● 순서 —— 10분간 쉬운 동작으로 몸을 풀어주면 혈액 순환이 증가

하고 관절은 부드러워져서 몸은 스트레칭 하기 좋은 상태가 된다. 요가 포즈는 간단한 동작에서 좀 더 어려운 동작으로의 순서로 진행해야 한다.

● 자세 ──── 요가 동작에는 관절과 디스크에 주는 부담이 너무 큰 동작들도 있다. 쟁기 자세, 어깨로 서기, 물구나무서기, 연꽃 모양 동작들을 주의하라!

● 등 보호 ──── 무릎은 약간 구부린 상태로 서 있는 자세에서 엉덩이를 중심으로 앞으로 구부린다. 어떤 포즈든지 뒤로 구부리는 자세를 잡을 때는 배꼽에서 가슴까지 몸을 늘이면서 몸의 앞쪽을 여는 데 집중하라. 허리 아래쪽을 너무 많이 구부리지 말라. 요추 디스크를 압박할 수 있기 때문이다.

● 무릎 보호대 ──── 서있는 자세에서 무릎을 고정시키지 말라. 강사가 뭐라고 말하든 말이다. 앉는 자세나 무릎을 꿇는 자세를 하는 동안 너무 무리라는 느낌이 들면, 엉덩이 아래에 쿠션이나 담요 접은 것을 받쳐라.

● 목 보호 ──── 몸을 뒤로 젖힐 때, 척추의 나머지 부분과 목은 항상 나란히 직선을 유지해야 한다. 목이 뒤로 혹은 아래로 향하게 하지 말라.

● 한계 ──── 자신의 몸에 대해 알고 손상입기 쉬운 부위에 대해서도 잘 알고 있어야 한다. 통증이나 경련을 일으키는 동작은 바로 그만

둔다. 다른 사람들과 비교하지 말라.

● **자세를 교정 받거나, 혹은 그대로 두게 하라** ── 많은 요가 강사들이 수업 중 수강자들을 도와 준다. 일반적으로 강사가 가볍게 지적해 줌으로써 자신의 자세에 대해 깨닫게 되고 스스로 자세를 교정할 수 있게 된다. 하지만 강사가 당신의 몸을 잡고 움직이거나 자세를 억지로 잡아주면 부상을 입을 수도 있다. 주의해 달라고 말하라!

마음을 진정시키거나 원기를 회복할 수 있는 취미를 가져라

창조적이며 몰두할 수 있고 사색할 수 있는 취미, 그게 무엇이든 언제 시간이 흘렀는지 모르겠다고 느끼게 만드는 것이 있다. 예컨대 요가, 명상, 아이들이 수영하는 모습을 보는 것만큼 스트레스를 없애는 데 효과적인 방법이 없다. 뜨개질, 바느질, 목공예, 원예, 혹은 악기 연주 같은 취미도 그러하다.

뉴욕 대학교 심리학자들은 미국 전 지역에 걸쳐서 바느질을 즐겨하는 30명의 여성들의 바느질을 하기 전과 후, 스트레스 징후를 각각 측정했다. 그리고 카드게임을 하고, 그림을 그리고, 신문을 읽고, 비디오 게임을 하기 전과 후 스트레스 정도를 측정했다. 바느질은 일 분당 심장박동수가 7번에서 11번 정도 줄었지만 다른 오락거리들은 일 분에 약 4번에서 8번 정도 심장박동수를 증가시켰다고 연구를 진행한 로버트 H. 라이너 *Robert H. Reiner* 박사가 보고했다. "취미나 창조적인 일의 중요성은 아무리 강조해도 지나치지 않다"라고 라이

너 박사는 말한다. "몸을 일상생활의 압박으로부터 쉬게 하지 않으면 심장병이나 다른 질병의 위험에 많이 노출된다. 바느질 같은 창조적인 활동들과 취미는 무엇인가 생산적인 일에 집중할 수 있고, 잠시 동안 걱정거리에서 벗어날 수 있는 좋은 스트레스 해소 방법이다."

강조하지 않아도 여성들은 이미 휴식과 스트레스 완화의 방법으로 이러한 창조적인 취미활동을 하고 있다. 미국 크래프트 얀 카운실(Craft Yarn Council of America)에 따르면, 미국 여성들의 36%, 즉 5,300만 명이 뜨개질이나 코바늘뜨기 하는 방법을 알고 있으며 이 인구는 지난 10년간 51%로 증가했다. 그들이 뜨개질이나 코바늘뜨기를 하게 된 이유는 바로 휴식과 스트레스 완화 때문이었다.

이러한 취미활동이 스트레스를 완화시키는 이유는 뭘까? "몸에는 휴식 반응이 내재되어 있다. 이러한 반응이 일어나면 스트레스 호르몬 아드레날린과 노르아드레날린을 막을 수 있다. 뇌파가 느려지기도 하는데 이 효과는 상당히 직접적으로 나타난다. 뜨개질과 같은 명상적인 활동을 하면, 신진대사, 심장박동, 혈압, 그리고 숨쉬는 속도가 감소한다"라고 하버드 의과대학 교수 허버트 벤슨*Herbert Benson* 박사는 말한다. "반복적인 동작은 일상적인 생각을 잠시 잊게 하며, 몸이 조용한 상태를 유지하도록 해준다." 손으로 하는 취미를 가지면 혼자서 명상만 하게 되는 것이 아니다. 뜨개질하는 많은 사람들은 뜨개질 모임에서 즐거움을 느끼고 스트레스를 해소하고 있다.

즐거움의 원칙

어떤 일을 하다가 발가락이 근질근질하거나 몇 분 간격으로 자주 일어나 밖으로 나가야 한다면, 그게 무엇이든지 당신은 그 일에 충분히 빠져 들지 못하고 있다는 증거다. 정말로 인생이 향연과 같은 것이라면, 우리는 그 향연에서 즐거움을 얻을 수 있도록 자신을 맞춰야 한다. 왜냐하면 즐거움은 감정적인 건강, 신체적인 건강 양쪽을 모두 유지시키기 때문이다.

즐거움을 많이 추구하면서 살수록, 짜증이나 신경질은 줄어들 것이라고 로스앤젤레스의 심리학자인 스텔라 레스닉 *Stella Resnick* 박사가 말한다. "몸이 더 긴장을 풀고 여유로워진다. 숨쉬기가 쉬워진다. 혈액도 자유롭게 흐른다. 그러다 보면 병에 걸릴 확률이 줄어든다"라고 레스닉 박사는 말한다.

다행인 것은, 바쁜 회사일과 집안일을 모두 해내야 하는 상황 자체는 그대로라고 해도 약간의 창조력만 발휘한다면 재미, 놀이, 즐거움을 그대로 즐길 수 있다는 점이다. 아래 제시한 조언은 당신 마음속, 유치원 다닐 때의 그 모습을 다시 불러내어 인생을 즐겁게 사는 데 도움이 될 것이다.

● 오랫동안 크게 웃어라 ——— 일본 연구진들은 당뇨병을 가진 사람들이 유머가 전혀 없는 강의를 들었을 때보다 코미디 쇼를 봤을 때 식후 혈당이 덜 올라간다는 사실을 발견했다. 당뇨병이 없는 사람들도 같은 결과를 보였다.

● 남편이나 아내와 데이트를 하라 ——— 청구서, 집안일, 집수리 계획,

아이들의 치과교정은 잊어라. 처음 둘이 하나가 되었을 때의 열정과 가슴 설렘을 다시 발견해 보라. 즐거움을 공유하면 행복한 한 쌍이라는 느낌을 받는다. 상대방과 보내는 시간에는 아이들, 심부름, 청구서, 설거지는 잊어라. 더 친밀한 정신적 유대감을 갖는 일에 집중하라. 삶이 편안한 즐거움으로 가득해질수록, 서로를 더 많이 안아주고, 키스하며 감사의 미소를 짓게 된다.

● 온천에서 정신 건강을 위한 휴식을 취하라 ── 얼굴 마사지, 전신마사지, 그밖에 여러 가지 마음을 달래주는 아이템으로 구성된 온천상품 종류들은 정신 건강을 위해 필요하다.

● 마사지를 받아 보자 ── 마사지를 받아야 할 필요를 느낀다면 딴 생각하지 말고 기꺼이 마사지를 받도록 하라. 마사지가 주는 효과는 대단히 놀랍다. 발을 문지르는 동안 스스로는 별로 의식하지 못하더라도 면역력을 강화시킨다는 연구 결과가 있었다. 마사지는 몸이 질병과 싸워주는 백혈구 생산을 늘리고, 혈압은 낮추고, 스트레스 호르몬 수치를 감소시키며 기분을 좋게 하는 데 도움이 되기 때문이다.

● 아로마테라피를 시도해 보라 ── 신선한 꽃, 멋진 녹색 식물들, 포푸리, 아로마테라피 스프레이, 초, 혹은 오일 등으로 집과 사무실의 공기를 향기롭게 해보라. 이 향기에는 과학적 원리가 숨어 있다. 산업 무역 그룹인 국제 맛과 향(International Flavors and Fragrances)의 연구진들은 목욕을 할 때 향을 사용한 여성 100명은 향을 사용하지 않고 목욕한 여성들보다 긴장이 풀어지고 더 편안해졌다고 보고했다. 또 최근에는 감귤향이 사람들에게 가장 행복한 기분을 느끼게

한다는 연구 보고가 나왔다. 바닐라 향은 긴장을 풀고, 편안한 기분을 느끼게 하는 데 가장 효과적이다.

● 긍정적인 감정의 순간들을 '수집하라' ── 즐거움, 안락함, 부드러움, 자신감, 혹은 긍정적인 다른 감정들을 느꼈던 순간을 반드시 회상해 보라.

● 강아지를 길러라 ── 연구진들은 강아지를 기르면 좋은 점 3가지 가운데 하나로 행복을 꼽았다(나머지 2가지는 같이 사는 존재가 생겼다는 사실과 사람을 보호할 수 있다는 점이다). 행복을 주는 이유는 우선 강아지가 있으면 뛰어놀 수 있다는 점이다. 개를 키우는 성인들은 자기 자신의 시간 가운데 44%를 애완견과 함께 보낸다. 65세 이상의 사람들의 경우, 개를 소유한 사람들이 그렇지 않은 사람들보다 2배 더 많이 걷는다. 이들은 개가 없는 동년배들보다 사회적 삶과 신체적 건강과 감정적 건강 면에서 훨씬 더 많은 만족감을 보였다. "애완동물을 기르는 사람들은 기르지 않는 사람들보다 자기 자신을 묘사할 때 긍정적인 말을 더 많이 쓴다"라고 캘리포니아 대학교의 리네트 하트 *Lynette Hart*가 말한다.

그러나 만일 당신 주변에 늘 사랑을 표현해 주고 사회적 지위가 어떻든 몸이 뚱뚱하든 아니든 돈이 얼마나 있든 신경 쓰지 않고 당신을 아껴주는 사람만 있다면(애완견이 없더라도) 자기 자신에 대해 긍정적으로 느낄 수 있다.

17

거품 목욕 이상으로
긴장을
풀어주는 것들

스트레스를 받고 있는가? 물론 그럴 것이다. 좋든 싫든 사회적 지위가 높아질수록 스트레스는 점점 더 쌓이며, 현대 도시 사회에서는 스트레스에 압도당하는 일이 너무 많다. 최근 내셔널컨슈머스리그*National Consumers League*에서 수행한 연구에 따르면, 1,000명의 피폐해진 미국인 중 절반 이상이 스트레스가 너무 많다고 했다. 그들이 가장 많이 손꼽는 스트레스의 원인은 다음과 같다.

● 일 ──── 41%의 사람들이 일 때문에 완전히 지쳐 떨어졌다고 말했다.
● 시간 부족 ──── 25%의 사람들이 가정, 직장, 공동체에 모두 성실하게 임할 수 없으며, 그 사이의 균형을 잡을 수 없다고 말했다.

한편, 미국인들이 겪고 있는 주요 스트레스 원인을 밝히는 또 다른 연구도 있다.

● 우리는 1주일에 7일, 하루 24시간 쫓기고 있다. 프린스턴의 오피니언 리서치 국제 기업(Opinopn Research Corporation International)이 미국인 1,000명에게 물어 본 설문 조사에서 56%의 사람들이 직장과 사생활의 시간 균형을 맞추는 데 어려움을 겪고 있었다.

● 아픈 배우자, 다른 친척들을 돌보는 것도 스트레스다. '돌보는 사람들을 위한 국립 연합(National Alliance for Caregiving)'과 '은퇴자들을 위한 미국협회(American Association for Retired Persons)'에 속한 1,247명의 여성과 남성들을 조사한 결과를 바탕으로 추정하기를, 미국인 중 4,440만 명은 누군가를 돈을 받지 않고 돌보고 있으며 절반 이상은 아픈 친인척을 돌보면서 일을 하고 있었다.

● 결혼한 사람들은 더 행복한 결혼 생활을 바란다. 미네소타 대학교(University of Minnesota)에서는 기념비적인 시리즈 연구를 수행했는데, 이 연구에서 15,000명 이상의 부부 가운데 65%가 갈등과 실망으로 고통 받 고 있으며 불행하다고 대답했다(비록 만족스럽다고 대답한 35%에 속하는 사람일지라도, 부인 4명 가운데 한 명은 한 번 이상 이혼을 생각했다고 말했다). 더 행복한 결혼 생활을 원하지만, 대부분의 부부들은 아이들, 집안일, 주택부금, 누가 쓰레기를 버릴 것인가에 대한 것 외에 진솔한 이야기를 하는 시간이 하루에 4분도 채 되지 않는다고 한다.

이 장에서는 스트레스를 줄이고 일상생활의 가장 일반적인 스트레스에 대한 해결책을 발견하는 데 도움이 되도록 기본적이고도 실용적인 조언을 할 것이다.

스트레스를 받을 때, 당신은 굶는가?
아니면 잔뜩 먹는가?

왜 어떤 여성들은 스트레스를 받으면 식욕을 잃고, 어떤 여성들은 먹을 것을 찾을까?

대부분의 사람들은 심한 스트레스를 받으면 처음에는 먹는 것을 멈춘다. 첫 번째 스트레스 호르몬인 코티코이드[corticoid-releasing factor(CRF)]가 분비되어 식욕을 억제하기 때문이라고 샌프란시스코의 캘리포니아 대학교의 정신의학 조교수인 엘리사 에펠 *Elissa Epel* 박사는 말한다. 하지만 스트레스성 과식 또한 심각한 문제다. 스트레스를 받을 때 사람들은 부정적인 감정을 떨쳐 보려고 많이 먹는다. 곧 스트레스를 먹는 것으로 푸는 것이다. 이 스트레스성 과식은 강력한 조건반사적 행동이며 나중에는 호르몬 작용을 능가해 과도한 열량 섭취와 몸무게 증가로 이어질 수 있다.

게다가 스트레스 호르몬은 개인마다 다양하기 때문에 어떤 사람들은 먹는 양이 줄어들지만 어떤 사람들은 스트레스로 인해 폭식을 하게 된다고 파멜라 M. 피크 *Pamela M. Peeke* 박사는 말한다. 한 이론에 따르면, 식욕을 촉진시키는 스트레스 호르몬 코르티솔을 다른 사람에 비해 많이 만들어 내는 여성들은 스트레스를 받을 때 더 많이 먹는 경향을 보인다고 한다. 아마 이 여성들은 식욕을 억제시키는 CRF보다 식욕을 자극하는 코르티솔을 상대적으로 더욱 많이 만들어 내기 때문일 것이다.

집을 고요함의 오아시스로 만들어라

아이들의 점심 도시락을 깜빡했고, 아침 식사는 다 태웠고, 차 열쇠는 어디로 갔는지 보이지 않는다. 아마 평일 아침 시간이면 이렇게 정신없다고 느낄 것이다. 그러나 꼭 필요한 몇 가지를 명심하고 있으면, 가족과 당신 자신의 아침 준비를 할 때 스트레스를 덜 받을 것이다. 아래의 전략이 도움이 될 것이다.

● **운동으로 하루를 맞이하라** —— 운동은 스트레스에 대한 반응으로 나오는 독소를 연소시켜 준다. 또 기분을 좋게 만드는 엔돌핀을 촉진시키며, 코르티솔을 감소시키는 훌륭한 스트레스 완화제 역할을 한다. 아침에 운동을 하는 사람들은 규칙적으로 운동하는 습관을 들이기가 제일 쉽다. 다가오는 하루에 대한 스트레스로 방해받지 않으면서, 샤워하기 전에 운동이라는 주요 목표를 수행하면 하루 종일 무슨 일이든 할 수 있다는 기분을 느끼게 된다. 20분 더 일찍 일어나 해가 뜰 무렵 개를 산보시키거나 뒷마당에서 요가를 해보라.

특히 당신이 걱정이 팔자인 그런 사람이라면 땀 흘리며 운동하는 것이 가장 좋다. 캘리포니아 주립 대학교가 118명의 대학생들을 대상으로 스트레스를 받는 기말고사 기간 중 걱정이 많은 학생에게 심장 박동이 빨라지고 땀이 날 정도로 오래 운동을 시켰다. 그 결과 운동을 하지 않은 학생들보다 우울한 증상들이 적게 나타났다.

이 연구가 말하는 바는, 원래 걱정거리가 많은 사람은 운동이 한층 효과적이며, 특히 스테레스를 받고 있을 때에는 더욱 그렇다는 점이다. 워렌 R. 콜맨*Warren R. Coleman* 박사는 "우리는 왜 운동이 스트레스 해소 효과를 보이는지 정확히 알지는 못한다. 하지만 해볼 만한 가치가 있다는 건 확실하다"고 말한다.

● 가볍게 아침 식사를 하라 ——아침 식사로 먹을 수 있도록, 일주일 분의 요거트, 저지방 치즈, 당근 등 채소, 건포도, 땅콩을 사놓아라. 섬유소가 풍부한 시리얼을 적정량 덜어 봉투에 담아두어라. 일요일 에 달걀 한 상자를 삶아서 냉장고에 넣어두었다가 껍질을 벗겨 약간 의 소금과 함께 봉지에 넣어두면 간편하게 먹을 수 있다.

Sugar Solution

스트레스를 글로 써 보자

규칙적이지 않더라도 일기를 쓰는 것은 스트레스라는 폭풍에 대응하 는 효과적인 방법이다. 대학생들을 대상으로 했던 한 연구에서, 1주 일에 한 번, 20분간 일기를 쓰는 것만으로도 기분이 좋아지고 전반적 인 건강도 개선되었다고 나왔다. 그것도 단 3주 만에 나온 결과였다. 3, 4일 정도, 약 20분 정도씩 글을 쓸 시간을 마련해 보라. 굳이 규칙 적으로 쓸 필요는 없다. 필요할 때만 써보라. 글의 첫 부분은 감정이 뒤죽박죽 섞여 있지만 나중엔 잘 정리되면서 스트레스 요인이 되는 문제들을 하나하나 해결할 생각이 들 것이다.

출퇴근 시간을 평온하게 하라

일상적으로 겪는 교통체증은 '사춘기 아이' 못지않게 조절 불가능한 요소다. 가장 대담무쌍한 운전자라도 길이 막히는 일은 어쩔 수 없다. 출퇴근할 때 길이 막히면, 다음과 같이 방법을 써서 감정을 조절해 보도록 하라.

● 출근 시간을 준비하라 ── 출근하는 데 걸리는 평균 시간을 재보라. 그 시간에 5분의 여유시간을 더하라. 직장에 도착하면, 붐비지 않는 장소에 차를 주차하고 사무실에 들어가기 전 5분 동안 명상의 시간을 가져보라. 매일 명상하면 몸무게를 줄이는 효과도 있다. 캘리포니아 대학교 심리학 교수, 엘리사 에펠 박사는 한 예비 연구에서 3개월 동안 명상을 한 남자들은 하지 않은 남자들보다 복부 지방이 더 많이 줄어들었음을 발견했다.

● 당신만의 시간으로 만들어라 ── 긴 출근길을 좀 더 즐겁게 만들어 보라. 차 안을 새소리, 클래식, 경쾌한 유행가로 채워 보라. 도서관에서 오디오 북을 빌려 들어보거나 동료 직원들과 카풀을 시작해 보라.

● 스스로의 말에 귀를 기울여라 ── 스트레스는 종종 "나는 모든 사람에게 실망만 안겨주고 있어"와 같은 무의식적인 생각을 하게 만든다. 이처럼 자신의 내부에서 나오는 잔소리 대신에 5가지 긍정적인 확신의 문장을 당신의 목소리로 녹음하여 그 테이프를 틀어보라. 앤 R. 페덴Ann R. Peden은 정신과 간호사이자, 렉싱턴에 위치한 켄터키 대학교(University of Kentucky) 간호대학 교수다. 페덴 박사는 일단

부정적인 메시지로 시작한 다음, 이를 역으로 바꿔 말해보라고 제안한다. 예를 들어, "나는 어쩔 수 없어"를 뒤집어서, "나는 지금 마음이 차분하고 내가 통제할 수 있는 상황에 있어"로 설정한다. 각각 긍정의 말을 3번씩 반복해서 말하고 하루에 2번 당신이 만든 테이프를 들어라. 페덴 박사의 연구에 따르면 규칙적으로 긍정의 말을 하면, 부정적인 생각을 물리칠 수 있다고 한다.

집과 가정

상상 속에서는 누구나 멋진 잡지에서 보았던 것처럼 작고 멋진 이파리를 손수 이어서 귀여운 크리스마스 화환을 만들 것이다. 그러나 현실 속에서는 빨래 바구니가 넘쳐나고 있다. 스트레스가 쌓이기 시작하는가? 하지만 당신의 집은 모델하우스가 아니다. 다음에 소개하는 방법을 실천해 보면서 그러한 혼란을 마음속에서 지우기 바란다.

● 집안일은 모름지기 나누어 맡겨야 한다 —— 저녁 식사 전, 가족 모두에게 집 전체를 훑으면서, 예를 들어 한 번에 방 하나씩 자신들의 물건을 자기 방으로 가져가라고 하라. 일찍부터 아이들에게 식탁 차리는 것을 돕도록 훈련시키고 저녁 접시를 치우고 설거지 하는 것도 가르쳐라. 칭찬을 아끼지 말고 더욱 신나게 일하도록 만들어라.

● 집안일을 하는 동안 짧은 명상의 시간으로 이용하라 —— 정신을 마비시키는 TV를 보려고 서둘러 설거지를 하지 말고, 따뜻한 물이 주는 느낌

에 집중하며 건조대의 깨끗한 컵이 반짝이는 것을 감상해 보라.

● 지휘 본부를 만들어라 —— 머릿속에서 정신없이 무엇을 해야 하나 고민하지 말고 부엌에 커다란 화이트보드를 걸어두어라. 맨 위에 가족 이름을 써놓고 옆에 일주일 단위로 날짜를 써놓아라. 축구경기, 연극 연습, 교사학부모회의, 치과 예약 등의 일들을 그 안에 쓰고 아이를 따라다니며 도와 줄지 아니면 데려다 주기만 하면 될지 표시해 놓는다. 당신만의 시간을 공개적으로 관리하면, 이 기술을 아이들에게도 가르쳐 줄 수 있다(그리고 언제 엄마가 아이들의 도움을 필요로 하는지도 알려 준다).

● 토요일에 '숙제'를 하라 —— 당신이 '해야 한다'고 생각하지만 굳이 필요한 일이 아니라면 귀중한 주말 시간을 헛되이 쓰지 말라. 만일 당신이 시간을 많이 소모하는 완벽주의 기질이 있다면, 3시간마다 알람시계를 맞추어 두고, 우선 순위를 적어 목록을 만들어라. 일단 알람 벨이 울리면, 하던 일을 멈추고 그만두는 것이다. 스스로에게 마감 시간을 정하면 완벽주의 때문에 쓸데없이 산만해지지 않으면서도 온 에너지를 집중해서 일을 할 수 있다.

● 스트레스를 해소하기 위한 쉬는 시간은 결코 타협의 대상이 아니다. 무슨 일을 하고 있든지 당장 중지하라 —— 매일 혼자만의 시간을 30분 정도 갖느냐 아니냐에 따라 극도의 피로감과 상대적인 행복감이 결정된다. 제일 큰 아이에게 전화가 걸려오면 받고, 아이들끼리 다투면 알아서 해결하게 하고, 당신은 멀찌감치 숨어 버려라. 그리고 욕실 문을 잠그고 목욕물에 당신의 고민거리를 풀어 놓는 데 집중하라.

● 잠자는 시간을 열심히 지켜라 —— 아무리 빨래거리가 산더미처럼 쌓여 있고 설거지 거리가 쌓여 있어도 8시간 동안 푹 자는 일이 더 중요하다. 잠을 충분히 자면, 의지력을 약하게 만드는 피로도 사라진다. 현실을 직시하라. 빨래를 100% 완벽하게 마치는 날은 결코 오지 않는다. 이 현실을 받아들이면 매우 자유로워질 수 있다. 기대감을 낮추어 평화를 찾고 잠자리에 들어라.

일을 처리하기 쉽게 만들어라

혹시 당신의 직업이 '독심술(讀心術)'인가? 물론 아닐 것이다. 마감에 대한 압박감이 클 때, 가장 큰 스트레스는 상사가 당신에게 무엇을 기대하는지 알아내려고 혼자 끙끙대는 일이다. 다음 제시해 놓은 방법들을 따라해 보면, 난무하는 추측 속에서 일을 처리하는 경우가 줄어들 것이다.

● 질문을 하라 —— 새로운 프로젝트를 시작할 때마다 몇 가지 기본적인 질문을 하라. '이 일의 기한은 언제입니까? 어느 정도 걸립니까? 어떤 정보를 원하십니까? 이런 결과는 나오지 않았으면 좋겠다고 생각하는 게 있습니까?' 일을 시작하기 전에 우선 완성된 결과물을 미리 마음속으로 그려 보라.

● 일을 조금씩 나누어 보라 —— 마감 날짜로부터 거꾸로 거슬러 올라가면서, 전체 작업과정을 작은 목표들로 나누어 각각의 목표별로 작업완수 날짜를 정하라. 이러한 목표들 중 하나라도 놓쳤다면, 프로젝트

전체를 재평가해서 마감 기한을 적절하게 옮겨라. 마지막에 가서 부족한 점을 발견하기 전에 말이다. 매일 하나씩 목표를 성취한다면 당신이 일을 통제하고 있다는 느낌을 가질 수 있다.

● 휴식시간을 가져라 ── 예전에 승려였고, 《영성 수련을 하듯 일하라 *Work as a Spiritual Practice*》를 저술한 루이스 리치몬드*Lewis Richmond*는 화장실 가는 시간을 스스로를 재편하고 집중할 수 있는 기회로 삼으라고 권한다. 네 걸음 걸으면서 숨을 들이쉬고, 네 걸음 걸으면서 숨을 내쉬어 보라. "시간도 충분하고 에너지도 충분히 많다" 혹은 "시간도 충분하고 관심도 충분하다"와 같은 직장에서 사용할 만한 주문을 되뇌어 보라.

돌보는 사람으로서 갖는 무거운 짐을 덜어라

연로한 부모를 모시고 사는 경우, 사람들은 정작 부모님이 신체적으로 편치 않아서라기보다 감정적인 짐이 무거워서 힘들어 할 수 있다. 연구에 따르면 누군가를 돌보는 역할을 하는 여성들 가운데 25%가 자신들의 그러한 역할로 인해 생기는 감정상의 스트레스를 참고 있다고 말했다. 스트레스 완화를 위해 다음을 실천해 보라.

● 현실적인 기대치를 세워라 ── 사랑하는 사람이 당신을 필요로 한다면 거절하기 힘들 것이다. 하지만 조심하지 않으면 한계를 벗어나서 짐을 짊어질 수 있다. 함께 앉아서 각각 원하는 바를 이야기 해 보라. 의견이 일치하는 부분에 초점을 맞추고("식사는 함께 한다") 서로 의

견이 다른 부분은 협상을 하라("주말 내내 같이 있겠다"). 서로 동의한 일에 대해서는 약속을 지키고 기대감을 충족시켜야 한다. 물론 조건이 허락하는 한 그 후에도 얼마든지 더 많은 시간을 내어 헌신할 수 있다.

● 대안적인 사교 생활의 대상을 찾아라 ── 당신 혼자서 모든 짐을 짊어질 필요는 없다. 노인들 가운데 의료적인 의미에서의 간호가 아니라 친구가 필요한 경우가 점점 늘어나고 있다. 이에 부응하여 수천 가지 서비스들이 생기고 있다. 노인을 위한 일일 봉사, 커뮤니티 프로그램, 버스 투어, 독서 그룹 등에 대해 알아 보라. 가까운 이웃에게 당신 부모를 확인해 달라고 요청하거나, '돌보는 시간'을 정해놓고 필요하다면 다른 사람과 교대해서 나만의 시간을 만들자.

● 도우미를 고용하라 ── 부모님이 당신 집으로 들어오셨다면, 밥상에 숟가락 하나 더 놓는 것만이 아니라 빨래, 설거지 등 일이 더 생긴 것이다. 이처럼 일이 늘어나면 돈을 벌기 위해 일해야 하는 시간도 늘어난다. 가족을 돌보며 사는 사람들 가운데 2/3는 사실상 직장에서 받는 돈을 잃고 있는 셈이다. 모든 이들의 요구를 들어주려고 항상 허둥대기 때문이다. 이런 상황에 화를 내지 말고, 당신이 할 일이 적어지면 당신과 더 많은 시간을 보낼 수 있다고 어머니께 말하라. 그리고 청소 도우미를 부르는 데 돈을 내달라고 요청하라. 어머니는 도움을 줄 수 있는 기회가 생긴 것을 환영할 것이다. 그리고 어머니는 당신이 스트레스를 덜 받으면서 어머니와 더 많은 시간을 보낼 수 있게 되었음에 감사하실 것이나.

부부 싸움의 스트레스에서 벗어나라

누군가와 수십 년을 살다 보면 긴장된 순간이 몇 번은 있기 마련이다. 중요한 것은 서로가 잘못했음에도 불구하고 두 사람이 얼마나 서로 사랑하는지를 기억하는 것이다.

● **목표 일람표를 만들자** — 일 년에 한 번 정도 휴일에 두 사람이 머리를 맞대고 다음 해에 함께 이루고 싶은 일에 대해 대화를 나눠보라. 부부로서, 가족으로서, 그리고 개인으로서의 목표를 되도록 구체적으로 써놓아라. 이 일람표를 특별한 장소에 넣어두고 목표가 하나씩 이루어졌을 때 두 사람만을 위한 저녁을 먹거나 가족끼리 소풍을 즐기면서 자축해 보라. 부부가 공유하는 임무가 적힌 일람표가 있으면, 두 사람이 같은 마음으로 일할 수 있고 돈이나 일정에 관한 흔한 부부싸움을 예방할 수 있을 것이다.

● **일을 나눠라** — 일단 목표를 알면, 일을 나눌 수 있다. 당신의 목표에 '집안을 깨끗하게 유지하기'가 있는가? 그렇다면 얼마나 자주 청소할 것인가? 누가 청소할 것인가? 모든 집안 일을 적고 각각의 일들을 가족 구성원에게 일임하라. 누가 어떤 일을 어떻게 하고 있는지 아는 것만으로도 스트레스를 많이 줄일 수 있다.

● **감사의 말을 하라** — 남편이 본래 해야 할 일을 했을 때라도 감사 표현을 하라. 남편이 차를 닦았다면, 남편이 자기 빨래를 직접 했다면, "나를 도와줬다"고 말할 것이 아니라 "고마워"라고 말하라. 감사는 상대로 하여금 계속 베풀게끔 만드는 선물이나 마찬가지다.

18

달콤한 숙면

간밤에 잠을 제대로 못 자면 에너지가 없어지고 기분이 언짢아지며 머릿속도 뒤죽박죽이 된다. 게다가 얼굴도 초췌해진다. 이미 알고 있는 사실이지만 막상 동료가 새삼 지적하면 짜증스럽기 짝이 없을 것이다.

불면증 때문이든 아니면 별다른 이유 없이 그저 늦게 잔 것이든, 잠이 부족하면 인체의 모든 세포가 혈당을 제대로 흡수하지 못한다. 또한 충분히 잠을 자지 못하면 몸이 인슐린에 대해 민감하게 반응하지 못한다. 한 연구에서는, 5시간 30분이나 그 이하로 수면을 취하는 사람들은 수면시간이 약 8시간인 사람들보다 인슐린 민감도가 훨씬 낮았다. 또, 평균 4시간만 자는 사람들의 경우, 노년기에 주로 나타나는 성격의 인슐린 저항성을 보인다는 연구도 있었다. 시간이 지나면서, 인슐린 저항성은 대사증후군(혈관 시스템, 기억, 수정 능력에 해를 끼칠 수 있는 당뇨병 이전 단계)과 당뇨병으로 이어진다.

사람들이 숙면을 취하지 못하는 또 다른 이유는 잠에 대한 잘못된 정보가 너무 만연해 있기 때문이다. 이 장에서는 잠에 관해 가장 크게 잘못된 생각 몇 가지를 지적하고, 흔히 볼 수 있는 수면 문제를 해결할 현명한 비법을 제시한다.

█ 오류 1
█ 누구나 적어도 8시간은 자야 한다

이 주장이 옳은 것일까? 미안하지만 틀린 말씀이다! "건강한 성인의 적정 수면 시간을 묻는 것은 건강한 성인의 적정 열량을 묻는 것과 마찬가지다"라고 로체스터 대학교(University of Rochester)의 수면 및 신경 생리학 연구 실험실 책임자인 마이클 퍼리스*Micheal Perlis* 박사는 말한다. "적정 수면량은 사람에 따라 다르다. 필요한 수면의 양은 타고나기 때문에, 어떤 사람들은 더 많이 자야 하는가 하면 어떤 사람들은 더 적게 자야 한다."

이 부분은 오늘날 수면 연구에서 가장 크게 논쟁의 대상이 되고 있다. 샌디에이고에 있는 캘리포니아 대학교(University of California, San Diego)의 수면 전문가인 대니얼 크립키*Daniel Kripke* 박사는 최근 학회에서 8시간보다 적게 자는 것이 더 좋다고 주장했다.

크립키 박사가 8시간 수면 이론에 반대하는 데는 나름대로 근거가 있다. 그가 진행했던 연구 가운데 하나에서 수면 시간이 8시간 이상 혹은 6시간 이하인 사람들이 심장병, 쇼크, 혹은 암으로 죽을 위험이 상당히 높았음을 발견했다. 위험도가 가장 높았던 사람들은 가장 많이 자는 사람들이었다(크립키 박사의 주장에 비판을 제기하는 이들은, 오래 자는 사람들은 건강상 정말로 심각한 문제가 있어서 그렇게 잔다고 말하기도 한다. 당뇨병, 우울증, 심장 질환, 혹은 암이 이러한 문제들에 해당한다).

당신이 할 수 있는 최선은 당신의 몸이 무엇을 필요로 하는지를 알아내는 것이다. 앞으로 1, 2주일 정도 밤에 몇 시간을 자는지, 그리고 다음날 얼마나 정신이 맑은지 기록해 보라. 오후에 커피를 마시거나 찬물로 세수하는 등의 자극을 주지 않고서도 말이다. 정신이 맑기 위해서 뭔가 자극을 필요로 한다면, 충분히 자지 못했다는 뜻이다.

▌오류 2
조는 것, 특히 오후에 조는 것은 지극히 정상이다

오후에 약간 기운이 없는 느낌이 드는 것은, 잠자고 깨는 주기 리듬 때문에 나타나는 것으로 정상이다. 그러나 상사가 지난달 실적을 검토하고 있는 동안에, 또 사랑스러운 자녀들이 슈퍼맨이 배트맨을 이기는 이유를 설명하는 동안에 머리를 꾸벅거리며 존다면, 잠을 더 자야 한다는 뜻이다. 기운이 다소 없는 것과 노골적으로 조는 것의 차이는? 수면 연구의 아버지라고 알려진 스탠포드 대학교의 윌리암 C. 데멘트*Wiilam C. Dement* 박사는, 눈꺼풀이 무겁게 느껴진다면 피곤하다는 뜻이라고 했다.

이 경우 '수면 부채'가 심각한 수준일 수도 있다. 수면 부채란 수면 연구 분야의 전문 용어로서 매일 밤 제대로 잠을 자지 못해 잃어버린 총 수면 시간을 말한다. 예를 들어 8시간의 수면이 필요한 사람이 매일 7시간씩 밖에 자지 못한다면, 일주일 후에는 거의 하룻밤 분량의 수면 시간을 잃어버린 것이다. 이것이 수면 부채다. 수면 부채는 축적된다. 한 전문가에 따르면, 미국인들의 평균 수면 부채는 1년에 500시간이라고 한다.

1주일 동안 하루치 수면 시간을 잃어버린 다음에는 마치 몸이 밤새

놀러다닌 것 같은 반응을 보일 것이다. 극심한 피로가 몰려오고 눈은 따갑고 타는 듯하며 감정적으로도 허약해지고 집중력이 떨어진다. 심지어 허기를 느낄 수도 있는데 이는 몸이 원기를 찾고 똑바로 깨어 있으려고 애쓰기 때문이다. 수면 부채는 심각한 건강 문제를 유발한다. 최근 일부 연구가 밝혀낸 바에 따르면, 수십 년간 만성적인 수면 부족으로 고생하는 사람들은 고혈압, 심장 질환, 당뇨병에 걸릴 위험이 높았다고 한다.

만일 당신도 시간에 굶주린 수백 만 명 가운데 한 사람이라면, 아마 잠자는 시간을 줄여 가면서 사무실에서 일을 끝내고 이메일에 답장을 보내고 청구서를 지불하고 세탁을 하거나 조용한 시간을 갖고 있을 것이다. 칼 E. 헌트*Carl E. Hunt*(미국 국립건강센터 소장)는 이런 나쁜 습관이 낮에 졸린 제일 첫 번째 이유라고 말한다.

코골이, 알고 보면 위험한 증상

만일 당신이 매일 밤 코를 골고 과체중이라면, 진단을 받아보라. 7만 명의 간호사들을 대상으로 한 연구에서, 규칙적으로 코를 고는 사람들의 경우 몸무게와는 상관없이 2형 당뇨병에 걸릴 위험이 2배나 높았다. 규칙적으로 코를 골면 카테콜아민이라는 인슐린 저항을 촉진시키는 호르몬이 분비된다고 와엘 K. 알-데라이미*Wael K. al-Delaimy* 하버드 공중위생학 박사는 말한다. 수면 무호흡증은 밤에 여러 번 호흡을 멈추는 상태를 말하는데 이 경우 같은 효과를 갖는다고 한다.

수면 부채를 청산하여 장차 문제가 생기지 않도록 예방하려면 우선 수면 부채가 왜 일어나는지 알아야 한다. 치료는 올바른 진단에 달려 있다. 다음 질문을 읽고 본인의 경우를 생각해 보라.

- 잠이 들 때까지 30분 이상 걸리는가?
- 한밤중에 한 번 깨면 다시 잠들기 어려운가?

당신이 만일 이 두 가지 질문에 다 '그렇다'는 대답을 했다면, 이런 일이 일주일에 3일 이상 일어난다면 당신의 수면 부채는 불면증이 원인이다. 이런 경우라면 뒤쪽의 '오류 3'으로 가서 조언을 얻도록 하라. 불면증에 대한 처방은 다른 수면 문제의 치료법과는 상당히 다르기 때문이다.

그렇다면 불면증이 원인이 아니라면 무엇이 문제일까? 당신이 잠을 자지 못하는 수많은 요소들을 가지고 있는 것이다. 걱정거리가 있거나 아이들이 악몽을 꾸었다고 달려오거나 애완동물이 베개로 파고들거나, 아니면 옆에서 남편이나 아내가 코를 골고 있기 때문일 수도 있다. 심지어 바깥에 굴러다니는 나뭇가지 소리도 방해요인이다. 이런 경우에는 하룻밤 푹 자고 나면 괜찮다. 하지만 하던 일 때문에 잠자는 시간을 줄이는 중이라면, 이제는 반대로 해야 한다. 수면 부채를 갚아야 할 때가 온 것이다.

일주일 정도 실험을 해보라. 일어나는 시간은 같지만 잠자는 시간은 3~4일간 한 시간 앞당겨 보라. 예를 들어, 보통 자정에 잠자리에 들었다면 11시로 취침시간을 옮겨 보라. 아침에 일어나서도 여전히 피곤하고 오후에는 커피숍을 향해 비틀거리며 걸어가고 있다면, 잠자리에 드는 시간을 다시 45분에서 한 시간 더 앞당겨 보라. 반대로 잠들기 전 최소한 30분은 천장을 노려보고 있는가? 잠자는 시간을 15분씩 뒤로 늦추어서, 당신에게 잘 맞는 마법 같은 수면 시간을 찾아 보라. 최적의 수면을 찾았는지 어떻게 알 수 있을까? 잠에서 깼을 때 기분이 상쾌하고, 직장에서도 최상의 모습을 유지할 수 있다는 느낌이 들며, 카페인 없는 커피로도 충분히 정신을 차리게 되면 당신은 최적의 수면을 취하고 있는 것이다.

Sugar Solution

애완동물이 문제일 수도 있다

밤새 머리맡에 복슬거리는 털북숭이 강아지가 있다고 생각해 보자. 새벽 3시와 5시에 화장실에 가야 한다고 낑낑거릴 수도 있다. 불면증에 걸린 사람들 가운데 25%는 애완동물이 수면 장애의 원인이라고 할 수도 있다. 이것은 미네소타 주 로체스터에 위치한 메이요 클리닉 수면 장애 센터(Mayo Clinic Sleep Disorder Center in Rochester) 연구진들이 300명의 환자들을 조사한 후 내린 결론이다. 애완동물 때문에 불면증이 생겼다면 어떻게 해소할까?

- 애완동물이 한밤중에 만들어 내는 소음을 감추기 위해서 백색 소음 장치, 선풍기, 에어컨을 켜 놓아라.

- 애완동물이 방광이나 요로에 문제가 없다면 아침까지 소변을 참을 수 있다. 잠자리에 들기 몇 시간 전에는 물그릇을 치워 놓아라. 그리고 자기 전에 반드시 '일을 보았는지' 확인하라. 나가고 싶어 하면 10분에서 15분간 기다렸다가 데리고 나가라. 3~4일 동안 밤마다 몇 분씩 기다리는 시간을 늘려가라.

- 애완동물이 잠잘 곳을 새로 마련하라. 수의사에게 상담해서 애완동물에게 가장 잘 맞는 크기를 파악하고 새로운 잠자리에 익숙해지는 법을 알아내라.

오류 3

불면증이라면, 잠자는 시간을 앞뒤로 조정하거나 낮잠을 자야 한다

불면증이 있다면 침대에서 멀리 떨어져 있어라! 불면증으로 고통 받는 경우에 위에서 제시한 3가지 '치료법'을 사용하면 불면증을 더욱 심각하게 만들 수 있다고 온타리오에 있는 브락 대학교(Brock University in Ontario)의 수면 연구가, 킴벌리 코트*Kimberly Cote* 박사는 말한다.

문제의 원인은 '수면 지혈제(sleep homeostat)'라는 것이다. 수면 지혈제는 뇌 화학물질에 의해 지배를 받는 회로 시스템으로서 식욕과도 비슷하다. 수면 지혈제는 당신이 얼마나 오래 깨어 있었는지 얼마나 활동적이었는지에 기초해서 잠자고 싶은 욕망을 만들어 낸다. 잠이 부족할수록, 더 빨리 꾸벅거리며 졸고 더 많이 선잠을 잔다. 하지만 만일 하루 종일 엄청나게 먹어댄 후에는 저녁 식사를 먹고 싶지 않은 것과 마찬가지로 일찍부터 자거나 낮잠을 잔다면 피곤한 느낌이 들지 않을 것이다.

대신, 좀 더 피곤하게 만들고 싶다면 평소보다 한 시간 더 늦게 자보는 것도 좋다. 반드시 낮잠을 자야 하는 경우라면, 예를 들어 완전히 지쳤거나 장시간 운전해야 하는 경우 낮잠을 잔 시간만큼 저녁에 잘 시간을 미뤄서 이를 보충하라. 잠들 일이 걱정스러운가? 아니면 다른 걱정거리가 있는가? 침대에 누워서 길고 천천히 숨을 쉬며 숨을 세어 보라. 혹은 즐겁고 마음을 안정시키는 경험들을 떠올려 보라. 예를 들어 바닷가의 호화 유람선 선상 위에 놓인 갑판 의자에 누워 있다고 상상해 보라. 여전히 안정이 안 되는가? 이에 잠자리에서 일어나 나와라. 침대와 걱정 사이의 연상 작용을 없애기 위함이다. 독서를 하거나, 즐겁지만 활동량이 적은 일을 해 보라. 잠을 자는 데 효과적이다.

● 자기 전에 따뜻한 물로 목욕하라 —— 목욕을 하면 체온이 올라간다.
반면에 누워 있으면 체온이 떨어진다. 근육이 편안해지면 열 생산이
줄어들기 때문이다. 잠을 자면 체온이 급격하게 떨어진다.

● 운동을 하라 —— 수많은 연구자들이 밝힌 바에 따르면, 낮이나 저녁
때 30분에서 45분간 운동을 하면 불면증이 있는 사람들이 깊이, 오래
자는 데 도움이 된다고 한다. 왜 운동이 이렇게 도움이 되는지는 아
직 명확하게 밝혀지지 않았으나 수면제와 유사한 효과를 지녔다고
본다. 저녁 운동이 오히려 긴장하게 만드는 것 같다면, 운동 시간을
더 이른 낮 시간으로 옮겨라.

● 진찰을 받아보라 —— 만성 불면증이라면, 의사에게 진찰을 받아라. 무
엇이 원인인지 진단해서 치료하거나 수면 센터를 소개해 줄 것이다.

Sugar Solution

낮잠의 위력

10분간의 낮잠은 더할 나위 없는 오후의 재충전 기회이다. 호주에서
진행된 한 연구에서는, 12명의 대학생들에게 전혀 낮잠을 자지 않게
하기도 하고, 5분, 10분, 30분 씩 낮잠을 자게 하기도 했다. 최상의 결
과는 10분간 낮잠을 잘 때였다. 이 정도면 일어나기 힘들 정도로 깊
은 잠에 빠지지 않으면서도 재충전이 가능하기 때문이다.

혈당 문제 해결책

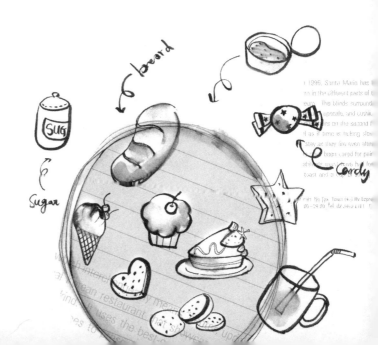

19

당신도 예외는 아니다
대사증후군

만일 우리가 가장 크게 두려워하는 병, 예를 들면 심장마비, 뇌졸중, 불임, 당뇨병, 심지어 알츠하이머병과 암에 이르기까지 이런 건강 문제를 야기하는 단 하나의 주범이 있다면 어떻게 할 것인가? 신발장 구석에서 먼지만 쌓였던 운동화를 꺼내어 걷기 운동을 시작하거나 사과파이 대신에 신선한 사과를 먹어서 그 주범과 쉽게 싸워 이길 수 있다면 어떨까?

주치의가 말하지 않을까?

질병은 우리가 피부로 직접 느끼는 것이다. 미국 질병관리예방센터(The Center for Disease Control and Prevention)는 대사증후군, 즉 너무 운동을 안 하고, 또 복부 주변에 지방이 너무 많기 때문에 생긴 '혈당 수치가 비정상이고, 인슐린 수치가 높은' 증후군이 미국에서 적어도 5,100만 명의 성인과 아이들에게 영향을 미치고 있다고 얘기한다. 현대인은 활동량이 줄어들면서, 더욱 뚱뚱해지고 대사증후군의 비율은 더욱 높아질 것이다. 캘리포니아 라졸라에 위치한 스크립스 휘터 당뇨병 연구소(Scripps Whittier Institute for Diabetes in La Jolla)의 대니얼 에인혼*Daniel Einhorn* 박사는 "현재 우리가 처한 조건들을 보면, 당뇨병이 우리가 접한 질병 중 가장 무섭고 또 가장 치료비용이 비싼 질병이라는 것을 알 수 있다"라고 말한다. 또한 그는 이렇게 덧붙인다. "유전적 요소가 영향을 주긴 하지만 이 질병에 걸린 사람의 90% 이상이 과체중에 운동 부족 때문이었다고 본다."

이처럼 전문가들은 이 질병을 21세기의 가장 심각한 건강 위기 중의 하나라고 부르고 있지만, 우리들 중 의사들로부터 그 위험성에 대해서 경고 받거나 들어본 적은 드물다.

그것은 마치 폭발이 얼마 남지 않은 폭탄과 같다. 미친 듯 바쁜 생활, 여유 없이 먹는 음식, 운동할 시간이 없는 빡빡한 스케줄, 컴퓨터 앞에 매여 있는 생활 방식 등이 모두 합쳐져서 나온 유독성 결과다. 보스턴에 있는 조슬린 당뇨병 연구소 소장이자 대사증후군 전문가인 C. 로널드 칸*C. Ronal Kahn* 박사는 이렇게 말했다 "이 질병은 발병까지 약 15년에서 20년 정도가 걸린다. 한때, 이 대사증후군은 나이가 많은 사람들만의 질병이었는데, 오늘날에는 더 이른 나이에 병이 나타나기 시작한다는 것이 문제다. 그 나이가 15살, 20살, 30살이 될 수도 있다. 심지어 10대가 되기 이전의 어린이들이 이런 증상을 보이기도 한다. 우리는 인생의 절정기에서 극적이면서도 광범위한 건강 위협을 받고 있는 셈이다."

소문만 무성한가,
아니면 진짜 심각한 병인가?

대사증후군을 둘러싸고 있는 위험한 이중의 침묵이 있다. 내분비내과 전문의, 심장내과 전문의(심장내과 전문의는 신진대사 증후군의 심각성을 가장 각별하게 느끼는 사람들이다), 불임 전문가, 또는 실력 있는 내분비내과 전문의로부터 각별한 도움이나 진찰을 받지 않는 이상, 일반 사람들은 대사증후군이라는 용어 자체를 듣기 어렵다.

첫째, 대사증후군을 측정할 수 있는 간단한 혈액 테스트도 없고, 어떤 증상도 없다는 것이 문제다. 따라서 평소에 제일 좋아하던 바지의 허리가 점차 줄어든 느낌이 들다가 어느 날 너무 꽉 조이기 시작한다든가, 혈압이 조금씩 높아지고 있다든가, 유익한 HDL 콜레스테롤 비중이 낮아진다든가 하는 초기의 작은 신호들을 놓치지 말고 묶어서 민감하게 생각해 볼 필요가 있다.

둘째, 대사증후군을 고칠 수 있는 특별한 약이 따로 없다. 약학 연구자들은 '마법의 탄환' 과도 같은 잠재력을 지녔다는 몇 가지 약을 개발하기 위해서 열심히 노력하고 있다. 예를 들면, 인슐린 수치를 적정 수준으로 초기부터 관리해서 장차 여러 가지 주요 질병들의 발병을 막거나 적어도 발병 위험을 눈에 띄게 줄이는 성분을 사용한다. 로지글리타존이나 메트포르민 성분이 들어가 인슐린에 민감하게 반응할 수 있도록 도와주는 당뇨병 약이 그 예라고 할 수 있다. 그러나 지금으로서는 특별히 내놓을 만한 약은 없다. 그렇다고 해서 전문가들이 돈을 들여 '대사증후군 관련 공익 캠페인' 등을 통해 콜레스테롤 수치, 천식, 관절염 등의 위험을 대중에게 깨우쳐 줄 생각은 못하고 있는 것 같다.

또한 대사증후군은 새로운 질병이기 때문에, 전문가들은 어떤 이름을 붙여야 할지조차 의견의 일치를 보지 못하고 있다. 현재 불리는 이름들은 대사증후군, 대사 불량 증후군, 인슐린 저항성 증후군, X 증후군 등 다양하다.

당신도 대사증후군 환자인가?

대사증후군을 확인할 수 있는 간단한 검사가 있는 것은 아니다. 대신, 전문가들은 겉으로 보기에는 별로 중요해 보이지 않는 일정한 징후의 패턴에 주목하고 있다. 그 패턴들이 퍼즐처럼 짜맞춰지면, 그 질병의 주범이 은밀히 활동하고 있음을 알아낼 수 있기 때문이다. 버밍엄 앨라배마 주립 대학교(University of Alabama at Birmingham)의 생리학 및 신진대사 분야의 메리—피에르 교수는 이렇게 말했다. "작은 신호이지만, 합해지면 하나의 문제 상황을 나타내는 것들이 있다. 우선 허리둘레를 재는 것부터 시작하라. 만일 허리둘레가 너무 두껍다면, 병원에 가거나 혈압을 재 볼 필요가 있다. 허리둘레가 아주 조금 늘었다고 해도, 바로 콜레스테롤 수치와 트리글리세리드 수치를 확인해 보아야 한다."
다음의 '소소한' 건강상 문제들 가운데 2개 혹은 3개 정도만 나타난다고 해도 대사증후군에 걸렸을 가능성이 매우 높다.

- 여자라면 허리둘레가 31인치 이상일 때, 남자라면 35인치 이상일 때
- 혈압이 130/85mmHg 이거나 그 이상일 때
- 중성지방 수치가 150mg/dl이거나 그 이상일 때

- HDL-콜레스테롤 수치가 여성의 경우 50mg/dl 이하, 남성의 경우 40mg/dl 이하일 때
- 공복 혈당이 100mg/dl이거나 그 이상일 때

현재로서는 대사증후군을 감지하기 위해 숨겨져 있는 실마리들을 잘 찾는 것이 반드시 필요하다. 에인혼 박사는, "당신 자신, 혹은 주치의가 이미 필요한 모든 정보를 가지고 있다는 점이 중요하다. 허리둘레나 가족 병력, 혈중 지질테스트 결과, 혈압 수치 등 대사증후군을 확인하기 위해서 필요한 모든 정보는 이미 파악된 상태인 경우가 많다. 하지만 그 정보를 열람하기 위해서는 의사에게 요청해야 한다."

많은 사람들이 이러한 조기경보들을 중요하지 않다고 생각하는 경우가 많다. '나중에 시간 날 때 걱정할 문제' 정도로 치부하는 것이다. 또한 그 증상들이 자연스럽게 서서히 없어질 것이라고 바라는 경우도 있다. 하지만 지금 당장 주의를 기울여야 할 이유가 있다. 에인혼 박사는, "위험 요소가 몇 개만 나타나도, 이미 위험 지대에 있는 셈이다. 인슐린 수치가 높다는 것은, 몸에 어떤 해를 끼치는 작용이 일어나고 있다는 뜻이다."

그렇다면 치료법은 무엇이겠는가? '혼자서도 잘 해요' 프로젝트가 바로 치료법이다. 현재까지 대사증후군을 극복하는 데 있어서 모든 사람에게 효과가 있다고 증명된 유일한 방법은 체중을 줄이고, 정기적으로 운동을 하는 것뿐이다. 스트레스를 줄이고 밤에 잘 자는 것 또한 중요하다.

유전적인 영향을 받는 경우

선사시대에는 인슐린 저항성이 바로 기근에서 살아남는 방법이었을 것이다. 인슐린 저항성은, 굶주린 근육 세포들이 혈중 당분을 너무 빨리 흡수하는 것을 막아서 뇌나 재생 시스템이 나중에 그 혈당을 이용할 수 있게끔 하는 일종의 유전적 속임수이다. 그러나 이런 원시 시대의 유전자가 21세기의 생활 방식과 부딪히면 이 속임수는 살인범이 된다.

정상적으로는 아주 적은 양의 인슐린만 있어도, 근육과 간세포가 식사 후 세포에 꼭 필요한 연료인 당분을 흡수하는 과정을 촉진하는 데 도움이 된다. 인슐린은 세포 표면에 있는 수용체들에게 신호를 보낸다. "이봐, 저녁이 왔잖아! 가서 먹어!" 이 세포는 포도당 수송체인, GLUT4라고 불리는 분자 형태의 '트럭'을 보내서 포도당을 흡수하도록 만든다.

그러나 현대인 세 명 가운데 두 명이 그러하듯, 당신 역시 과다 체중에 활동량이 적은 편이라면 포도당 흡수 과정이 제대로 이루어지지 않을 수도 있다. 예일대학교 의과대학의 내분비학 및 소아과의 소냐 카프리오*Sonia Caprio* 교수는, "지방이 주범이다. 과체중이 되면, 대식세포라고 하는 면역체가 지방 조직을 둘러싸고, 인터류킨*interleukin*(면역 담당 세포가 분비하는 면역 매개 물질)-6과 C 반응성 단백질과 같은 비가연성 합성 물질을 혈액 속으로 내보낸다. 이 현상은 심지어 어린이에게도 일어난다. 이 물질들은 근육과 간세포에 내부에 있는 수용체의 기능을 방해하게 되는데 이에 따라 수용체는 인슐린으로부터 신호가 와도 적절히 처리하지 못한다"라고 설명한다.

인슐린 수용체가 제대로 작용하지 못하면, 세포들은 당분을 흡수하지 못하고, 이에 따라 혈당 수치는 자연스레 높아진다. 근육과 간세포는 여전히 당분이 필요하기 때문에, 이에 다급해진 췌장의 랑게르한스섬은 인슐린을 더 과도하게 작동시켜 굶주린 세포들이 당분을 흡수할 수 있게 한다. 에인혼 박사는, "이 메커니즘은 실제로 효과가 있다. 인슐린 수치가 높으면 세포가 당분을 보다 더 잘 흡수할 수 있게 된다. 사실, 이 메커니즘은 이상이 없는 편이라 지난 몇 십 년 동안 혈당 수치가 정상을 유지하거나, 올라도 아주 조금만 올라갔을 것이다"라고 말했다. 하지만 보이지 않으면서 느껴지지 않게 조금씩 높아진 인슐린 수치는 몇 년 동안 조금씩 위험한 수준으로 도달했을 것이다.

주로 앉아서 지내는 생활 방식 또한 좋지 않다. 카프리오는 "몸을 움직여서 근육이 수축되면, 인슐린 수치나 인슐린 저항성과 관계없이 세포가 혈당을 더 잘 흡수할 수 있게 된다. 그러나 운동을 하지 않으면, 당분을 세포로 흡수하는 과정에서 세포가 인슐린이나 인슐린 수용체에만 의존하게 된다"라고 말한다.

스트레스를 받으면서 매일 밤 늦게까지 야근을 하면 상황은 더욱 악화된다. 하버드 대학교와 듀크 대학교의 연구에 따르면, 수면 부족과 정서 불안이 대사증후군을 심각하게 만든다고 한다. 이는 아마도 스트레스 호르몬 지수를 높이기 때문일 것이다.

흡연도 위험을 높인다. 3,649명을 대상으로 한 최근의 연구에서, 매일 20개피 정도의 담배를 피우는 남성은 하루에 반 갑 정도의 담배를 피우는 사람에 비해 대사증후군에 걸릴 확률이 60% 이상 높다는 결과가 나왔다.

대사증후군을 피하거나
낮게 할 수 있는 방법 6가지

대사증후군을 피하거나 낮게 할 수 있는 가장 좋은 처방은 결코 약이 아니다. 에인혼 박사는 건강한 생활 방식을 유지하는 것이 가장 좋다고 이야기한다. 여기에 효과 있는 방법을 소개하고자 한다.

1 일단 단 몇 킬로그램이라도 몸무게를 줄여라 —— 전체 몸무게의 5%에서 7%만 줄여도 인슐린의 민감성을 높이기에 충분하다. 만약 80kg 정도 나간다면, 4kg에서 5.6kg 정도만 줄여도 된다.

2 탄수화물은 현명하게 골라 먹어라 —— 최근의 연구에 따르면, 인슐린 저항성을 가진 피실험자들이 각각 7kg씩 몸무게를 줄였는데, 건강 식단을 먹은 사람만이 인슐린 저항성까지 줄일 수 있었다. 그들은 과일, 야채, 곡물 등 음식물이 혈당에 미치는 영향을 토대로 작성된 글리세믹 인덱스(GI)의 하단에 위치한 것만 골라먹었다. GI가 낮은 품목은 콩, 정백하지 않은 곡물, 그리고 소화가 천천히 되면서 혈관으로 당분을 서서히 배출하는 대부분의 과일들이 이에 해당한다. 반면에 GI가 높은 식품인 케이크와 당분이 첨가된 음식들은 혈당과 인슐린 수치를 급격히 높인다.

3 식단에 생선과 호두를 첨가하라 —— 연어와 정어리, 참치, 그밖에 찬물에 사는 물고기, 호두와 아마인에 있는 오메가-3 지방산은 체내의 LDL 콜레스테롤 수치와 트리글리세리드 수치를 낮추고 HDL 콜레스테롤 수치는 높인다. 이 과정에서 대사증후군 때문에 심장 동맥 기

관에 이상이 생기지 않도록 몸을 보호할 수 있다.

4 적당히 걸어라 —— 운동의 효과는 날씬해지는 것 이상이다. 운동은 혈당 수치를 매우 신속하게 낮춰 주고, 혈당이 근육 세포로 흡수되도록 만듦으로써 인슐린 수치를 낮춘다. 매일 20분 정도 산책하면 크게 도움이 된다. 에인혼 박사는, "그 어느 것도 운동만큼 좋을 수는 없다"라고 말했다.

5 근력 운동을 하라 —— 동네 헬스클럽에서 코치를 받아보고 적당한 크기의 아령과 손목 보호 밴드를 사는 데 돈을 투자해라. 근력 운동을 하면 세포들이 인슐린에 좀 더 쉽게 반응할 수 있다. 혈당을 세포 안으로 흡수하는 수용체 수가 늘어나기 때문이다.

6 금연하라 —— 담배를 피우면 인슐린 저항성이 더 커지고, 따라서 심장 질환, 당뇨병, 암에 걸릴 위험이 한층 더 높아진다.

20

달콤하고도 위험한 당분의 흔적

당뇨병 전 단계

당뇨병 전 단계를 무시하지 마라. 당뇨병 전 단계라고 하니 아직은 안심이다 싶겠지만 그것은 착각이다. 혈당에 문제가 생기기 시작했다는 의미이기 때문이다.

혈당이 정상인보다 높지만, 당뇨병이라고 확실히 진단하기에는 너무 낮다고 하면 당뇨병 전 단계라고 할 수 있다. 이 회색 지대에서는 혈당 수치 그 자체는 큰 문제가 아니라고 느껴질 수 있다. 또 혈당이 과하다는 사실을 느낄 수도 볼 수도 없기 때문에 그냥 두어도 저절로 나아질 것이라는 희망을 품기 쉽다. 의사들도 당뇨병 전 단계가 '정상보다 약간 높은 혈당', 아니면 '경계성 당뇨병' 정도로 그 심각성을 무시하는 경우가 많고, 이 애매한 증상을 보이는 사람들은 '혈당 문제 흔적' 정도로만 받아들이고 떨쳐버리려고 한다.

그러나 당뇨병 전 단계에 주의를 기울여야 하는 이유가 분명히 있다. 당뇨병 전 단계는 결국 본격적인 당뇨병을 야기하는, 대사 체계가 와해되고 즉 인슐린 저항과 대사증후군의 징후가 나타나고 나서 드러나는 단계이기 때문이다. 인슐린 저항성이 단순하게 혈당을 흡수하라는 인슐린 신호를 무시하고 그 결과 더 많은 인슐린을 분비하게 만드는 것인 반면, 당뇨병 전 단계에서는 그 밖에 또 다른 문제가 발생할 수 있다. 즉 몸이 더 이상 인슐린을 생성하지 못하게 되어, 세포로 하여금 혈당을 흡수하도록 명령하는 체계 자체에 문제가 생기는 것이다.

당뇨병 전 단계는 아직 돌이킬 수 있는 단계다. 그러나 미국당뇨병 협회는 당뇨병 전 단계를 무시했을 때, 10년 이내에 본격적인 당뇨병이 발병할 확률은 거의 100%에 가깝다고 경고한다. 당뇨병 전 단계는 불필요한 당분을 혈관으로 쏟아내서, 혈관과 신경을 손상시키고 실명, 신장 이상, 감염, 절단 등 무서운 당뇨병 합병증을 야기할 수 있다. 보다 더 심각한 연구 결과에 따르면, 이는 또한 심각한 심장 발작과 뇌졸중과 같은 적색 경고로 발달할 수 있다.

USC의 임상 당뇨병 프로그램 책임자인 앤 피터스 *Anne Peters* 박사는 "대부분의 사람이 2형 당뇨병이라는 진단을 받았을 때, 이미 그보다 10년에서 15년 정도 이전에 당뇨병 전 단계 증상을 보였을 것이고, 당뇨병으로 진행된 이후에도 5년에서 10년간은 치료를 받지 않았을 것이다. 그 때쯤이면 혈당 수준이 점점 더 높아지고, 더 심각한 합병증의 발병이 상당히 진행되었을 가능성이 높다. 그래서 조기 진단이 중요하다"라고 말한다.

위험 진단

당신이 당뇨병 전 단계에 걸렸을 확률

만약 당신이 다음 경우에 해당된다면 당뇨병 전 단계에 걸렸을 확률은 점점 더 높아진다.

- 심장 관련 질병을 가지고 있을 때 ──── 유럽의 어느 연구에 따르면 고혈압이 있을 때, HDL 콜레스테롤 수치가 낮을 때, LDL 콜레스테롤 수치가 높을 때 등 심장 관련 질환을 보이는 39,000명의 남성과 여성의 경우 4명 중 한 명꼴로 당뇨병 전 단계 증상을 보였다.

- 비만이거나 과체중일 경우 ──── 당뇨병 전 단계를 보일 확률이 25% 정도다.

- 45살 이상일 때 ──── CDC(Centers for Diseaes Control and Prevention)는 미국의 중년 혹은 그 이상일 때 40% 정도가 당뇨병 전 단계를 갖고 있다고 얘기한다.

- 당뇨병 가계 병력이 있을 때 ──── 당뇨병을 앓은 가족이 있을 때, 부모님이거나 형제·자매 혹은 삼촌이나 이모, 혹은 조부모라도 당뇨병으로 고생한 사람이 있었다면, 이는 당신의 가계에 당뇨병과 관련된 최소한 하나 이상의 당뇨병 유전자가 흐르고 유전되고 있음을 의미한다. 새로운 연구들은 현재 미국인의 거의 반 정도가 이 위험을 높이는 유전자를 적어도 하나 이상 갖고 있다고 얘기한다.

- 임신 중에 당뇨병 증상을 보였거나, 혹은 4kg 이상 나가는 아기를 출산했을 때 ──── 이 그룹에 해당하는 여성들은 임신 이후 10년 안에 당뇨병이 발병할 확률이 20%에서 50%에 해당한다고 한다.

- 태어날 때 체중이 너무 낮을 경우 ──── 태어날 때 체중이 2.4kg보다 적었을 경우 위험도가 23% 정도 높으며, 2.2kg 이하는 76% 정도 높아진다.

그래도 좋은 소식도 있다. 당뇨병 전 단계의 증세가 있을 때, 약을 먹지 않고서도 당뇨병 전 단계에서 실제 당뇨병으로 진행될 위험을 60%가량 낮출 수 있다. 혈당의 공격으로부터 신경과 혈관 그리고 기관들을 보호할 수도 있다. 미국인 3,234명을 대상으로 했던 당뇨병 예방 프로그램 연구에 따르면, 몸무게 7% 정도를 줄인 사람(만약 70kg 정도 나간다면 5kg 정도를 줄이는 것이다), 1주일에 5일 30분씩 운동하고 섬유소가 높고 포화지방이 적은 식단을 따라한 사람들은 당뇨병으로 진행될 위험을 크게 낮출 수 있었다. 사실, 이 간단한 계획은 슈거 솔루션의 식단과 아주 비슷한데, 당뇨병을 막는 데에는 당뇨병 약 중 인슐린 감수성 개선제인 메트포민보다 훨씬 더 효과적이라고 연구자들은 말하고 있다.

보스턴의 조슬린당뇨병센터 소장이자 DPP의 조슬린 지부 수석 연구원인 에드워드 호튼*Edward Horton*은 "어떤 사람이 당뇨병에 걸리지 않고 살 수 있다는 것은 다시 말하면, 고통이나 불편함, 장애, 그리고 병원비에 시달리지 않고 더 오랜 기간 동안 살 수 있다는 것을 의미한다"고 말한다.

복부 지방을 베타 세포로

질병 관리 및 예방 센터(the Center for Disease Control and Prevention)의 연구 결과에 따르면, 현재 약 4,100만 명 정도의 미국인이 당뇨병 전 단계의 증상을 보이고 있다고 추정하는데, 이는 2001년 수치에 비해 약 두 배에 달한다.

만약 공복 시 혈당을 측정해서(혈액 샘플이 채취되기 전 8시간에서

12시간 동안 아무것도 섭취하지 않아야 한다) 혈당이 100mg/dl에서 125mg/dl 사이를 보이거나, 포도당 부하검사에서 140mg/dl에서 199mg/dl 정도의 수치를 보였다면 당뇨병 전 단계라고 봐도 된다. 포도당 부하 검사가 더 오래 걸리기는 하는데, 당뇨병 전 단계를 확인하기에 보다 더 정확하고 예민한 측정도구다. 이 검사에서는 단식 후에, 포도당이 아주 많이 든 음료수를 마시게 한다. 두 시간 정도가 지난 후에 혈액을 뽑으면, 혈액을 뽑은 사람의 신체가, 식사 후에 당분을 얼마나 더 잘 처리하는지를 검사할 수 있다.

당뇨병 교육 전문가이자 채플힐의 노스 캐롤라이나 대학교(University of North Carolina at Chapel Hill) 의과대학의 존 부즈*John Buse* 교수는, "나는 당뇨병을 인간 질병의 로드니 데인저필드*Rodney Dangerfield*라고 부른다(Rodney Dangerfield는 미국의 유명한 코미디언으로서 '아무도 나를 신경 쓰지 않는다'라는 대사로 유명하다. ─ 옮긴이 주). 이 병에 주의를 기울이는 사람은 거의 없기 때문이다"라고 말했다. 심지어는 의사들조차 당뇨병의 위험성을 간과하고 있는 형편이기 때문이다.

초기 혈당 문제는 인슐린 저항성과 대사증후군에서 시작한다. 이런 문제는 활동 부족과 과식 등의 문제에 연결되어 있다. 부즈 박사는 "과식, 지방이 많이 함유된 식사, 그리고 복부 비만의 주원인인 내장 지방의 증가 등, 이런 것들은 모두 인슐린 저항성을 일으키는 데 밀접하게 연결되어 있다. 인슐린 저항성을 보이는 사람들은 체내의 불필요하거나 부적당한 곳, 예를 들면 근육 세포, 신장 같은 곳에 과도하게 지방을 축적하고 있어서 몸이 당분을 연료로 사용하는 것을 더 힘들게 만든다"라고 얘기한다.

인슐린 수치는 신체가 세포로 하여금 혈당을 흡수하게끔 재촉함에 따라 점점 더 높아지게 된다. 그런 후 당뇨병 전 단계는 새로운 문제를 더한다. 췌장에 있는 인슐린 생산 조직인 베타 세포는 몇 년간 혹사당한 다음에는 기력이 다하게 되고, 체내 혈당은 높아진다. 베타 세포의 기능 저하는 인슐린 저항성보다 훨씬 더 위험하다. 베타 세포는 일단 훼손되면 다시 회복시킬 수가 없기 때문이다.

베타 세포가 얼마나 빨리 항복하는가는 유전이 결정적인 영향을 미친다. 그리고 미국의 전체적인 비만 문제는 원래 주로 성인의 문제였으나 이제는 점점 어린 나이에도 나타나고 있다. 과체중 아동을 대상으로 했던 최근의 연구에 따르면 USC 의과대학 연구자들은 이 문제가 이미 열 살도 되지 않은 어린이들에게 나타난다는 것을 발견했다.

당분이 높은 식단은 베타 세포에 치명적인 영향을 줄 수 있다. 지방도 문제가 된다. 캘리포니아 샌디에이고의 의과 대학에서 수행한 실험 연구 결과, 지방이 과다하게 함유된 식단은 GnT-4a 글리코실트랜스퍼라제라고 불리는 효소를 억제한다. 이 효소는 베타 세포가 혈당 수준을 감지해서, 적당한 양의 인슐린을 생성하는 데 도움을 주는 것이다. UCSD의 세포 및 분자 약학 교수, 제이미 마스 _Jamey Marth_ 박사는 "이 분자 형태의 유인은 고혈당 문제에서부터 인슐린 저항성과 2형 당뇨병과 같은 일련의 생리적 반응을 자극하게 된다. 이 결과는 당뇨병의 예방과 치료에 대해서 새로운 접근이 필요함을 뜻한다"라고 말한다.

밝혀지지 않은 합병증

최근까지만 해도, 전문가들은 당뇨병 전 단계 수준으로 혈당이 높은 것은 별로 문제가 되지 않는다고 생각해 왔다. 그러나 최근에 당

뇨병의 모든 주요한 합병증들은 당뇨병 전 단계부터 이미 시작된다
는 무서운 증거가 나오고 있다. 다음이 그와 관련된 내용이다.

● 혈관 관련 질병 발병 확률이 1.5배로 높아지고, 치명적인 심장마비와 경련
위험이 증가한다.

높은 혈중 인슐린 농도(고인슐린혈증), 높은 혈압, 다양한 염증 반응
(inflammation), 동맥 내 혈전 형성 경향, 체내 지방 조절 능력 저하 등
은 심장마비와 뇌졸중으로 이어질 위험이 높다. 거기에 혈당이 높아지
면 위험 가능성은 한층 더해질 수밖에 없다. 왜일까? 혈당 수치가 높아
지면 불필요한 혈당이 혈관을 축소시키고, '나쁜' LDL 콜레스테롤의
분자를 더 끈적끈적하게 만들어서 동맥 혈관 내에 찌꺼기를 남길 가능
성이 크며, 또한 세포를 파괴시키는 유해한 물질을 만들고, 심장에 유
익한 HDL 콜레스테롤 수치는 낮추면서 반면에 위험한 트리글리세리
드 수치를 높이기 때문이라고 한다.

● 눈 모세혈관에 손상을 줌으로써, 시력을 악화시킨다.

최근의 NIH 연구에서는 당뇨병 전 단계를 보이는 사람들 가운데 약
8%가 당뇨병성 망막증(diabetic retinopathy) 소견을 보였다. 콜로라도
대학교(University of Colorado) 예방의학 및 생물 통계학과 교수이자
의대 학장인 리처드 함만*Richard Hamman*은 "시력 변화는 우리가 기
존에 생각했던 것보다 훨씬 더 일찍 그리고 훨씬 더 낮은 혈당 수준
에서도 시작될 수 있다"고 지적했다.

● 신경 손상

미시건헬스시스템(Michigan Health System)의 연구자들은 특별한 다

른 이유없이 최근에 손발이 따끔거리고, 얼얼하고 감각이 느껴지지 않는다고 호소하는 환자들 중 30%에서 50%가량이 당뇨병 전 단계 상태라고 보고한 바 있다.

● 신장 손상
국립보건연구소와 하버드 대학교 의대에서 연구한 결과에 따르면, 당뇨병 초기 단계에서 고혈압과 콜레스테롤, 혈당 수치가 높고, 신장 손상의 초기 증상들을 만들어낼 수 있고 한다. 2,398명의 남녀를 대상으로 실시한 7년간의 연구에 따르면, 당뇨병 전 단계 상태의 사람들은 그렇지 않은 사람들보다 65%가량 심장 관련 질환이 발병할 확률이 더 높다고 한다.

지금 당뇨병 전 단계를 멈추자

2001년, 미국 보건 서비스 (Health and Human Services)의 토미 G. 톰슨 장관은 아주 놀라운 사실을 발표했다. 당뇨병 전 단계를 보이고 있는 사람들 3,000명 이상을 대상으로 연구한 결과, 살을 약간 뺐고, 일주일에 5일 정도 30분가량 가볍게 걸었던 사람들, 포화지방이 낮으면서도 섬유소가 높은 건강 식단을 섭취한 사람들은 2형 당뇨병으로 진행될 확률이 71%에서 58% 정도 낮아진다고 한다. 반대로, 당뇨병 약인 메트포민을 섭취한 실험 참가자들의 연구 결과에서는 당뇨병 발병 위험이 단지 30% 정도 떨어졌을 뿐이었다. 톰슨은, "요즘에 급격하게 증가하는 비만과 당뇨병 비율을 감안하면, 이처럼 기쁘고 시기 적절한 소식도 없다"고 말했다.

그 이후 연구자들은 당뇨병 예방 프로그램에 참여하려는 실험 참가자들을 대상으로 계속해서 연구를 진행했다. 미시건 대학교 통계학자들이 분석한 DPP자료 분석 결과에 따르면, 건강한 생활 방식을 가지면 당뇨병의 발병을 11년 정도 늦출 수 있다고 한다. 한편 핀란드에서 수행되었던 비슷한 연구에 따르면, 체중을 줄이고 운동을 계속 한 사람들은 당뇨병이 발병되는 과정을 10년 이상 늦추었다고 한다.

당뇨병 전 단계에 맞서 싸우는 사람을 위한 슈거솔루션

더 이상 기다릴 것 없다. 전문가들은 아래에서 이야기하는 간단한 방법들로 평소 높게 나타났던 혈당 수치를 낮출 수 있다.

1 일단 테스트를 받으라 ———지금 혈당 검사를 받은 후에 어떤 변화가 있는지 알아 보기 위해 6개월이나 1년 정도가 지난 후에 다시 한 번 검사를 받으라.

2 살을 빼라 ——— 핀란드의 연구 결과에 따르면, 심지어 아주 과도하게 살이 찐 사람이라고 할지라도, 전체 몸무게의 5% 정도만 뺀다면 당뇨병에 걸릴 확률을 70% 이상 낮출 수 있다고 한다. 이것은 심지어 그들이 운동을 하지 않았을 때에도 그대로 적용된다.

3 지방을 제거하라 ——— 이제부터는 매일 섭취하는 열량에서 지방의 비중이 30% 미만을 차지하도록 식단을 구성하고, 특히 포화지방은

10% 미만이 되도록 하자. 이런 포화지방은 육류와 지방 함유량이 높은 유제품 등이 해당된다.

4 탄수화물을 좀 더 현명하게 섭취하라 ──── 이 말은 탄수화물을 섭취하더라도, 과일이나 야채, 그리고 정제하지 않은 무정백곡물 시리얼이나 비타민, 미네랄, 특별히 섬유소가 풍부한 빵 등을 섭취하라는 것을 의미한다. 특별히 섬유소는 체내에서 소화 과정을 다소 늦추고 포도당이 혈관으로 흡수되는 속도를 조절한다. 혈당을 낮은 수준으로 유지하는 데 결정적인 영향을 미친다.

5 야채와 과일은 하루 7가지에서 9가지를 먹어라 ──── 당뇨병 예방을 위해서는 하루에 과일과 야채, 9가지를 섭취하는 것이 좋다. 섬유소의 섭취를 더욱 높이기 위해서는, 매일 섭취하는 곡물(빵, 쌀, 그리고 파스타를 모두 포함해서) 중에 반 이상의 정제되지 않은 곡물로 먹는 것이 바람직하다.

6 점심시간에는 가볍게 걸어라 ──── DPP 연구자들은, 실험참가자들이 일주일에 150분 정도 걸었다고 한다. 이는 일주일 중 5일, 매일 30분 정도에 해당한다.

7 기록하라 ──── DPP와 핀란드의 실험 연구에서 참가자들은 계속해서 그들이 무엇을 얼마나 먹었는지, 그리고 먹은 음식 가운데 지방은 얼마나 되는지를 매일매일 꾸준히 기록했다. 그리고 이 기록은 참가자들이 다이어트 목표를 달성하는 과정에서 핵심적인 역할을 했다.

모린 마리넬리

1998년에 모린 마리넬리*Maureen Marinelli*는 내당능장애(impaired glucose tolerance)라는 진단을 받았다. 이 병은 별다른 자각 증상이 없어도, 혈당 수치가 정상보다 높아져 심각한 합병증 발병의 우려가 생길 정도다. 그리고 현재 2형 당뇨병이라고 규정되는 부류에 들어갈 정도로 높지는 않은 상태를 의미한다.

그녀의 생활 방식 자체가 커다란 위험 요소였다. 미국 보스턴 우체국의 우편 조합 관리인인 마리넬리는 49세로 하루 중 대부분을 복잡한 업무를 처리하고 거래 협상을 하는 데 보냈다. 집에서는 혼자 10대 아들을 키우는 싱글맘이기도 했다.

그녀는 이렇게 말한다.

"내 생활은 스트레스로 가득 찼다는 말 정도로는 부족할 지경이었어요. 나는 정말 밥을 급하게 먹었는데 좋아하는 점심은 엄청 큰 치즈버거, 감자튀김, 큰 컵에 담은 코카콜라 등이었습니다. 나는 몸무게가 86kg 정도 나갔는데, 콜레스테롤이 높고, 고혈압 증상이 있으며, 스트레스로 인해 구역질이 날 정도였죠."

그녀는 스트레스를 풀기 위해 한밤중에도 커다란 빵이나 감자칩 등을 자주 먹곤 했다. 그러면서도 원래 그렇게 좋아하던 탭댄스를 할 만한 시간은 거의 내지 못하고 살았다.

최고의 실력을 가진 영양사와 라이프스타일 상담가의 도움을 얻어 마리넬리는 일단 몸무게 8kg을 뺐다. 이제 그녀는 과일과 야채를 많이 먹고, 무정백곡물을 섭취한다. 그리고 일주일의 2~3번은 탭댄스를 추러 간다. 결과적으로 그녀는 당뇨병과 심장마비의 발병 위험을 일반적인 수준까지 낮출 수 있었다.

그녀는 "나는 요즘 아주 기분이 좋습니다. 예전보다 힘이 더 나고 내 건강을 보호하고 있다는 생각도 들죠. 나도 성인군자는 아니기 때문에 예전에 먹던 음식을 다 끊지는 못했지만, 이제 패스트푸드점에서도 치즈버거는 작은 것을 고르고 콜라는 다이어트용으로 고릅니다" 라고 말한다. 🙶

21

미국의 새로운 유행병

당뇨병

돈 웨스텔*Don Warkstell*의 좌우명은 바로 "확인하고, 확인하고 또 확인하라!"는 것이다. 전직 홈랜드 시큐리티의 검역관인 그는 달라스 포트워스 공항(Fort Worth Airport) 터미널A에서 오고 가는 수하물이 위험하지 않은지 확인하는 일을 했다. 2004년에 2형 당뇨병 진단을 받은 그는 일터에서 사용했던 '확인하고 확인하는' 철학을 그 자신의 혈당을 관리하는 데 적용하고 있다.

돈은 이렇게 말한다. "일단 자신의 혈당 수치가 얼마인지 알아야한다. 그것이 바로 혈당을 낮게 유지할 수 있고, 당뇨병으로 나타나는 모든 합병증을 미리 막을 수 있는 유일한 방법이다. 그래서 항상혈당을 체크하고 그 결과를 토대로 운동 계획을 짜고 식단을 만든다. 몇 달 간격으로, A1c라는 다소 오래 걸리는 검사를 받기도 한다. 당뇨병은 우리 집안에 내려오는 일종의 유전이기 때문에, 나는 그동안제대로 자기 관리를 하지 않으면 어떤 일이 일어나는지 잘 압니다." 라고 말한다.

그러나 미국에서 2형 당뇨병으로 진단받은 2,100만 명 미국인들중 대다수는 돈처럼 자기 조절을 하지 못한다. 정부에서 보조하는 건강 관련 캠페인과 신문과 TV들의 보도에도 불구하고, 대부분은 당뇨병을 부인하는 수준에서 벗어나지 못하고 있다.

● 미국에서 당뇨병 환자 가운데 1/3은 자신이 당뇨병인 줄 모르고 있다.

● 이 가운데 대부분은 상당히 위험한 상태다. 2005년 중반 15만 7,000명의 남녀 당뇨병 환자를 대상으로 했던 설문조사에 따르면, 거의 85%가 자신이 혈당을 잘 조절하고 있다고 생각하고 있는 반면에 실제로는 2/3가 혈당이 위험할 정도로 높은 수준으로서 신장 질환, 실명, 사지 절단, 심각한 심장마비, 뇌졸중으로 연결될 가능성이 있었다.

● 하버드 대학교 의과대학 연구진이 최근에 미국 전체 30개 대학병원의 당뇨병 치료 현황에 대하여 조사한 결과, 생각보다 치료가 느슨하게 이루어진다는 사실을 발견했다. 당뇨병 환자 가운데 절반은 혈당을 낮추는 약을 처방받지 않고 귀가했고, 그 결과 피할 수도 있는 합병증 위험에 노출되었다.

도대체 뭐가 잘못된 것일까? 당뇨병을 가진 사람들, 그리고 그들을 치료한 의사조차 혈당 조절이 얼마나 중요한지 인식하지 못하고 있다. 식단이나 운동, 스트레스 관리, 규칙적인 혈당 측정, 필요하면 혈당 약 처방에 이르기까지 혈당 관리는 시급한 사항이다.

실제로 UCLA의 최근 연구는 당뇨병을 가진 사람들에게 식단이 얼마나 중요한지 강조하고 있다. 이 소규모 연구는 2형 당뇨병을 가진

13명의 과체중, 또는 비만인 남성을 대상으로 6주간 통제한 결과, 그 가운데 6명이 정상 혈당 수치를 보이면서 막을 내렸다. 어떻게 그런 일이 가능했을까? 이 연구 참여자들이 먹었던 식단은 지방이 적고 (칼로리의 12%에서 15%), 단백질이 적당하고(12%에서 25%), 탄수화물이 풍부(65%에서 70%)하면서 정백 곡물 식품을 전혀 먹지 않은 것이 성공의 비결이라고 연구 보고서 집필자인 크리스찬 로버츠 박사는 말한다. 로버츠 박사는 예측하기를, 당뇨병 식단을 장기간 꾸준히 실천하면 당뇨병과 연계되기 쉬운 심장 질환도 해결될 것이라고 본다.

그러나 당뇨병이 과거 몇 년간 지속되었다면, 식사 조절만으로는 충분치 않을 수도 있다.

"당뇨병 때문에 병원을 갈 때마다, 치료 계획이 효과를 거두고 있는지 또 바꾸어야 하는 것은 아닌지 잘 의논해야 한다"고 보스턴에 있는 조슬린당뇨병센터의 케네스 스노우 박사는 말한다. "약을 몇 알 먹고 있는지 그것만으로 당뇨병 상태를 판단할 수 없다. 혈당을 측정해서 판단해야 한다. 그리고 치료 계획안에 식단, 운동, 약이 잘 조합되어 혈당을 낮추고 있는지 보아야 한다."

당뇨병 치료는 좀 더 공격적일 필요가 있다. 특히 당뇨병이 일찍 생긴 수백만 명의 사람들은 더욱 그렇다고 USC의 당뇨병 치료 프로그램 책임자인 앤 피터스 박사는 말한다. "만일 담당의사의 치료가 시대에 뒤진 것 같아 보이면 어떻게 된 일인지 물어보아야 한다. 특히 30대, 40대, 50대, 심지어 60대인 사람의 경우에도 그렇다. 젊었을 때 당뇨병 진단을 받을수록, 또 장수할 생각이라면 실수의 여지가 없어야 한다. 혈당이 높은 상태가 여러 해 계속 될수록 한층 더 위험하기 때문이다."

만일 목표치보다 혈당이 높다면, 담당의사는 다른 치료 방법을 써 보자는 이야기를 꺼내야 한다. 만일 의사가 먼저 이야기하지 않으면 환자라도 말을 꺼내야 한다.

당뇨병 기초

공복 시 혈당 검사에서 혈당이 혈액 1dl당 126mg 이상일 때, 2형 당뇨병이라고 한다. 경구혈당검사(금식한 후, 당분이 있는 음료수를 마 시고 2시간 후에 하는 혈액검사)에서 200mg 이상인 경우도 2형 당뇨병 에 속한다. 혈당이 이 정도로 증가했다면, 체내 혈당 제어 시스템의 거의 모든 면이 세포 자체에서 손상을 입었음을 의미한다.

당뇨병으로 진행되는 과정은 다음과 같다. 유전, 과체중, 운동 부 족, 복부 지방, 스트레스가 합해질 때, 체내 세포들은 인슐린에 저항 하게 된다. 즉, 인슐린이 혈당을 흡수하라는 신호를 세포에 보내도 세 포가 이 신호를 무시하는 것이다. 그러면 이를 보완하기 위해서 췌장 에 있는 베타 세포가 인슐린을 추가로 분비한다. 그러다가 결국 베타 세포마저 지친다. 인슐린 분비는 떨어지고 혈당은 오른다. 우선 당 수 치가 정상 수치보다 약간 더 높은 당뇨병 전 단계라 불리는 상태가 된 다. 하지만 더 많은 베타 세포들이 더 이상 일을 하지 않으면서, 혈당 은 공식적으로 당뇨병이라 부를 수 있을 만큼까지 올라가는 것이다.

많은 사람들이 수년간 혈당이 높은 줄 모르다가 밖으로 증상들이 나 타나기 시작해서야 비로소 당뇨병임을 알게 된다. 피곤, 목마름, 화장 실에 가기 위해 밤에 자주 일어나는 증상, 자주 감염 되고 잘 낫지 않는 상처, 섹스 문제(질 건조증과 발기 부전 등), 소화 장애(설사, 구토, 느린 소화 등 신경 손상으로 인한 증상) 등이 2형 당뇨병의 경고다. 위의 제시한 문제 중 하나라도 있다면 병원에서 혈당 검사를 받아 보라.

만약 당신이 2형 당뇨병이라는 진단을 받았다면, 이제 새로운 세계에 발을 들여 놓은 것이다. 갑자기 혈당 측정기 작동법을 배우고, 가방에 혈당 측정기를 가지고 다녀야 하며, 아무리 바빠도 혈당 잴 시간을 내야 한다. 식사할 때마다 탄수화물 몇 그램, 또 치환하면 몇 그램 이런 계산을 해가면서 혈당을 조절해야 하기 때문에 밥 먹는 일이 산수 문제가 된다. 게다가 약도 있다! 한두 가지 혹은 10~15가지 치료제를 먹어야 할지도 모른다. 이런 약은 혈당을 낮추고 고혈압과 나쁜 콜레스테롤 심장에 위험을 끼치는 당뇨병으로부터 우리의 몸을 보호하기 위한 것이다. 발을 걱정해야 하며(발에 아주 작은 타박상을 입거나 벤 상처가 심각한 감염으로 이어질 수 있다), 눈(고혈당은 시력 저하의 원인이 된다), 신장(과도한 혈당은 신장의 이상을 가져올 수 있다) 그 밖에도 여러 군데 신경을 써야 한다. 그러니 당뇨병을 가진 사람들이 스트레스를 더 받고 더 우울해 하는 것은 당연한 일이다.

Sugar Solution

아프지 않게 혈당 검사하기

혈당 검사하는 것이 아프다면 다음 전략을 동원하면 도움이 될 것이다.

■ 혈당 측정기를 조절해서 피침이 가능한 한 피부를 많이 뚫지 않게 하라.

- 검사할 때마다 새로운 피침을 사용하라. 한 번 사용했던 피침은 무뎌져 있어서 더 아프다.

- 혈액 샘플을 손가락 지문 부분이 아닌 손바닥이나 손가락 옆쪽에서 채취하라. 장딴지나 팔 위쪽에서 채취할 수 있는 측정기들도 있다.

- 인내심을 가져라. 혈당 체크가 머지않아 아주 간단해질 것이다. 인도의 새로운 연구에 따르면 혈당 수치를 관찰할 때 눈물이 혈액 샘플만큼의 효과를 지닌다고 한다. 이번 발견으로 연구자들은 눈 안쪽에 대기만 해도 혈당을 측정할 수 있는 새로운 테스트기를 구상 중이다.

슈거솔루션이 제안하는 혈당 조절 전략을 따르다 보면, 자기 몸을 잘 관리하고 통제하고 있다는 느낌을 가질 수 있을 것이다. 그 방법은 다음과 같다.

현명한 해결책 : 3단계 혈당 조절 계획

1단계
올바르게 먹고, 운동하고 그리고 쉬어라!

슈거솔루션이 제안하는 식이 요법의 기초는 고혈당을 빠르고 효과적으로 그리고 맛있게 길들이는 데 도움이 된다. 이 책에서 제시하는 음식들은 대체로 여러 가지 정보를 가지고 있어서 당뇨병이 있는 사람들은 이 시스템을 이용해서 건강식을 꾸준히 먹을 수 있다.

"기초적인 것부터 시작하라"고 내분비학자인 리차드 헬맨*Richard*

Hellman(미소리/캔자스 의과대학 교수)은 말한다. "훌륭한 당뇨병 치료의 기초는 건강한 식단과 규칙적인 운동이다. 종종 혈당이 내려가는 이유가 바로 이 덕분이다. 약을 더 많이 복용해야 하는 경우가 생기더라도 좋은 식단대로 먹으면 효과가 크다. 제대로 먹으면 체중 증가를 막아 주며, 중요한 영양분을 제공하고, 혈당에 계속 영향을 미치기 때문이다."

다음에서 슈거솔루션 계획을 당신에게 맞출 수 있는 방법을 소개한다.

● 정식 영양사나 자격증을 갖춘 당뇨병 전문가와 상담을 해보라

식사전문가들은 탄수화물 수치와 1인분 식사량을 정하여 몸 사이즈와 특별한 혈당 처리 '스타일' 에 맞출 수 있도록 도와준다. 이들은 또한 당신의 생활 방식에 맞는 계획을 세우는 것도 도와준다.

● 운동을 당신의 하루 계획에 맞게, 당신 방식에 맞게 하라

14장에서 걷기 프로그램과 각자의 성격에 맞는 운동법을 찾는 방식을 확인했을 것이다. 필자는 매일(혹은 매주 2일에서 3일) 10분에서 15분간 규칙적으로 근력 운동을 포함시키라고 권한다. 근력 운동은 혈당을 더 많이 연소시키는 근육 덩어리를 길러주기 때문이다. TV 옆에 아령이나 고무밴드를 놓으면 어떨까? 좋아하는 TV 프로를 보면서 근력 운동을 할 수 있을 것이다.

● 스트레스를 물리쳐라

듀크 대학교에서 2형 당뇨병을 가진 108명의 사람들을 대상으로 한

연구에서 스트레스를 줄이면 혈당이 감소한다는 것을 발견했다. 스트레스 감소 수업을 들은 사람들의 당화혈색소(HbAlc) 수치 (지난 2~3개월 간의 평균 혈당수치)는 1%만큼 감소했다. 편한 마음에서 '아아' 하고 감탄을 하게 되면 혈당 조절에 이득일 뿐 아니라 기분까지 좋아진다. 실험을 선도했던 리차드 서윗*Richard Surwit* 박사는 요가나 명상 등 주의력 집중을 기본으로 하여 스트레스를 감소시키고, 취미 생활로 긴장을 풀며, 카페인을 줄이는 것이 혈당 조절에 도움이 된다고 이야기했다(정신을 차리기 위해 마시는 커피 한 잔, 차 한 잔도 스트레스 호르몬과 혈당 수치를 증가시킬 수 있다).

2 단계
매일 혈당을 검사하라.
그리고 일 년에 2번에서 4번 Alc 수치를 검사하라.

건강을 유지하며 합병증을 피하기 위해, 혈당 조절을 엄격하게 해야 한다. 당신이 먹는 식단, 운동, 약에 대한 플랜이 정말로 효과를 나타내고 있는지 어떻게 확인할까? 매일 혈당 측정기로 자신의 혈당을 테스트해 보라. 그리고 1년에 여러 번 병원에 가서 당화혈색소 수치를 검사해 보라. 당화혈색소 검사는 지난 2~3개월간 평균 혈당을 보여 준다.

"일반 혈당 검사와 Alc 검사는 혈당을 다른 방식으로 보는 것이다"라고 프란신 카우프만*Francine Kaufman*(로스앤젤레스 아동 병동 당뇨병과 내분비센터 대표) 박사는 말한다. "매일 하는 혈당 검사는 폴라로이드 사진과 같다. 혈당 측정기로 측정을 하면, 당신의 혈당 수치를 즉시 알 수 있다. 하루 주요 시간대(아침 식사 전, 식사 전, 운동 후)에 당신의 혈당이 얼마나 높은지 간편하게 알 수 있다. 또는 식사 후 자연적인 혈당 증가를 당신의 몸이 얼마나 잘 대처하는지 볼 수 있는 방법이기도 하다."

반면, A1c 검사는 장편 영화와 같다고 카우프만 박사는 말한다. A1c 검사는 지난 두세 달 사이에 평균적으로 혈당에 어떤 변화가 있었는지 말해 준다.

"두 가지 테스트 결과를 통해, 당신의 당뇨병 관리 계획이 실제 혈당에 효과를 발휘하는지 아닌지 여부를 알 수 있다"라고 카우프만 박사는 설명한다. "매일 하는 혈당 검사가 낮아 보여도 A1c 검사에서 높게 나오면 어떻게 하겠는가? 매일 사용하는 혈당 측정기가 제대로 작동하지 않거나 하루 중 혈당이 당신 생각보다 훨씬 높은 때가 있다는 것을 의미할 수도 있다. 약 복용량을 바꾸거나 식사량이나 음식 종류를 조절하거나 스트레스를 풀려고 노력하거나 운동을 더 많이 하겠다는 결심을 해야 한다. A1c 검사를 몇 달에 한 번씩 받지 않는다면, 혈당에 문제가 있는지 전혀 모를 것이다."

A1c 검사는 혈류 내의 헤모글로빈에 붙어 있는 당분의 양을 측정한다. 적혈구 세포 내에서 발견되는 헤모글로빈은 폐에서 몸 전체의 세포로 산소를 운반하는 역할을 한다. 하지만 혈중 포도당과 같은 당분을 보내는 역할도 한다. 쿠키를 설탕 위에 굴릴 때처럼, 혈액 내 과도한 당분이 있다면, 헤모글로빈은 이러한 당분들을 끌고 간다. A1c 수치가 1% 상승할 때마다 심장마비, 뇌졸중, 눈, 신장 그리고 신경 손상의 위험을 상당히 증가시킨다는 연구 결과가 나왔다. A1c 수치가 7% 이상 증가한 경우, 심장마비 위험은 25%, 뇌졸중 위험은 30%, 다리와 발의 신경 손상의 가능성은 3배 증가시킨다. 그리고 눈의 신경 손상을 50%까지 증가시킨다. A1c 검사에서 1% 감소할 때마다 합병증

위험은 41%까지 줄어든다.

그러나 매일 혈당을 검사하는 것 역시 중요하다. "Alc 검사는 새로운 혈당 조절 전략이 효과적인지 아닌지 알려주는 신속한 결과를 보여주지는 못한다"고 카우프만 박사는 말한다. "약이 효과를 보이고 있는지, 새로운 음식이 당 수치를 너무 높게 올리지는 않았는지, 혹은 운동이 혈당에 어떻게 영향을 미쳤는지를 바로 알 필요가 있다. 모든 사람들의 몸은 다 다르다. 매일 혈당을 체크함으로써 당신의 몸이 어떻게 반응하고 있는지를 알 수 있을 때 계획 조정이 가능하다. 매일 하는 혈당 검사와 Alc 검사에 대해 다음을 참고하자.

Sugar Solution

매일 하는 혈당 검사

■ **검사 시기** —— 의사와 상의하라. 최근 당뇨병을 진단받았거나 새로운 약을 복용하기 시작했다면, 하루에 3~6회 혈당 검사를 해야 한다. 치료법이 효과를 보인다면, 검사 횟수를 줄여도 좋다. 하루에 한두 번 검사하는 경우라면, 날마다 이전과는 다른 시간대에 검사해 보라. 당 수치가 어떻게 오르고 내려가는지 개념을 완전하게 알 수 있을 것이다.

■ **목표 혈당치** —— 공복 시 혈당 검사(아침에 일어나서 식사 전에 하는 혈당 검사) 혹은 식전에 검사했을 때 혈당이 90~130mg/dl이 되도록 하고, 식후 2시간 후에는 180mg/dl 이하가 되도록 하라.

■ 최고의 혈당 검사 장비 ──── 새로 나온 지 2, 3년 이내의 포도당 모니터를 사용하거나, 혹은 좀 더 오래 되었더라도 주치의가 조정해 준 검사 장비를 사용하라. "얼마 지나면 검사 장비도 닳는다." ADA 건강 보호와 교육 프로그램의 회장이자 솔트레이크 시티의 세인트 마크 병원의 당뇨 전문 교육강사인 카르민 쿨카르니*Karmeen Kulkarni*가 말한다. "새로운 미터기들은 몇몇 장점들을 가지고 있다. 이전 수치들의 기록이 가능하며 컴퓨터에 다운로드할 수도 있다."

■ 비용 ──── 기본 측정 모델의 경우 2~3만 원대부터 몇 십 만 원대의 기능이 다양한 측정기까지 다양하다. 채혈을 위한 피침과 같은 보완품들은 별도로 구매해야 한다. 당신이 들고 있는 보험회사가 어떤 측정기를 제공하고 있는지, 얼마나 할인해 주는지 확인해 보라. 몇몇 보험회사들의 경우 테스트 장비의 비용을 제공하는 경우도 있다.

■ 스마트 테스트 팁 ──── 테스트 결과를 적어두어라. 테스트 수치를 자동으로 기록하지 않는 미터기를 사용하지 않는다면, 혈당 기록일지에 날짜, 시간, 식전 측정치인지 식후였는지를 기록하라. 수치에 영향을 줄 수 있었을 요인들에 대한 언급도 덧붙여라. 스트레스를 준 경험이나 방금 끝낸 운동 습관, 혹은 새로운 음식(혹은 호사스런 유흥) 등이 예가 될 수 있다. 혈당 검사를 할 때마다 기록을 해서 의사와 같이 검토해보라.

Alc 테스트

■ 검사 시기 ──── 혈당이 높다면 2-3개월의 한 번씩이 좋다. 오랜 기간 동안(적어도 일년간) 철저하게 조절을 해왔다면, 담당의가 일 년에 두어 번 Alc 테스트를 받아도 좋다고 허락할 수 있다.

■ **목표 혈당치** ──── Alc 수치 6.5~7 %. "당뇨병이 없는 사람들의 보통 Alc 수치는 6% 혹은 그 이하이다"라고 분비학과 당뇨병 연합 소속의 당뇨병 전문가인 제이미 A. 데이비슨*Jaime A. Davidson*은 말한다. "정상에 가까워질수록, 더 좋겠지만 합리적이 되자. Alc 수치를 감소시키기만 해도, 합병증 위험을 줄일 수 있다."

■ **최고의 혈당 검사 장비** ──── 담당의가 사용하는 것 혹은 상업적 실험실에서 사용하는 종류. 가정용 Alc 테스트는 저렴한 가격에 구입 가능하지만, 전문가들은 실험실에서 테스트 받기를 권한다. 좀 더 일관된 결과를 얻을 수 있으며 의사가 결과를 보면서 도표로 정리해 주기 때문이다.

■ **스마트 테스트 팁** ──── 많은 의사들은 1년에 한 번만 Alc 수치를 테스트한다. 좀 더 자주 검사하도록 요청하라고 데이비슨 박사는 제안한다. 특히 새로운 약을 복용하기 시작했거나 매일 혈당을 조절하는 데 어려움을 겪는 경우에 의사에게 Alc 테스트를 요청하라.

Alc 수치를 건강한 범위(전문가들은 당뇨병을 가진 사람들의 경우 6.5에서 7%, 혹은 그 이하를 추천한다)내로 유지하는 것이 심각하고 두려운 합병증에서 벗어날 수 있다고 수많은 연구들이 밝히고 있다. Alc 테스트는 지난 2~3개월간의 평균 혈당치를 측정한다. Alc 수치가 높다는 것은 다음과 같이 건강이 위협받고 있다는 뜻이다.

● **심장 질환** ──── 최근 2형 당뇨병을 앓고 있는 10,232명의 여성과 남

성을 대상으로 영국 케임브리지대학교 연구원들은 A1c 수치가 1포인트 증가할 때마다 남성의 경우 심장 질환의 위험이 24%, 여성의 경우엔 28% 증가함을 발견했다. 다른 연구에서는 심장 질환 위험이 2배 증가했다.

● 뇌졸중 —— 같은 연구에서 A1c 수치가 7 이상으로 증가하자 뇌졸중의 위험은 30% 증가하였고 수치가 10 이상으로 증가했을 때는 3배 증가한 결과를 보였다.

● 말초혈관질환 —— 툴레인 대학교(Tulane University) 연구진은 A1c 수치가 7 이상인 4,526명의 남성과 여성을 대상으로 한 연구에서, 이들의 말초혈관질환 발병 위험이 3배에 달했다고 보고했다. 신경 손상까지 합병된 경우, 당뇨병을 가진 사람들이 발과 다리의 절단을 받게 될 확률이 높아진다.

● 실명 —— 오스트레일리아 국제당뇨병기구(International Diabetes Institute)가 약 11,000명의 여성과 남성을 대상으로 한 연구에서 4년간 A1c 수치가 7.5% 이상 지속됐을 때 당뇨병성 망막증, 즉 망막 내부의 미세한 혈관의 손상의 가능성이 25% 증가했으며 8년 이상 지속됐을 때는 50%까지 증가함을 발견했다.

● 신장 손상과 기능 정지 —— A1c 수치가 높을수록 신장 기능이 감소한다고 이스라엘 연구진들은 말한다. 고혈당, 고혈압, 높은 콜레스테롤 수치는 당뇨병을 가진 사람들의 경우 신장 손상의 위험이 증가한다.

● 긍정적인 면 ──── 옥스퍼드 대학교 과학자들은 Alc 수치를 줄임으로써(혈당 조절을 엄격하게 함으로써) 이러한 위험들의 가능성을 극적으로 줄일 수 있다고 말한다. Alc 수치를 1포인트만 떨어트려도 심장마비의 위험이 14% 줄어들며, 심장 기능 감소의 위험을 16% 낮아지고, 뇌졸중의 위험은 21% 줄어든다. 그리고 말초 혈관 질병에 의한 절단의 위험은 41%, 실명과 신장 기능 정지의 위험은 35%까지 감소한다.

3 단계
당뇨병 치료제에 대한 태도를 새롭게 하라

"2형 당뇨병을 지닌 대부분의 사람들은 시간이 갈수록 더 많은 치료제가 필요하다. 그리고 이는 그들의 잘못이 아니다." 보스턴 조슬린당뇨병센터(Joslin Diabetes Center)의 성인 당뇨병부의 부장인 케네스 J. 스노우*Kenneth J. Snow* 박사는 말한다. "당뇨병의 자연스런 발전 과정 때문이다. 하지만 의사들은 이를 항상 설명해 주지 않는다. 그래서 사람들은 증상이 달라지면 놀라고 문제라고 여긴다."

당뇨병은 진행하고 있다는 것을 이해하는 게 중요하다. 2형 당뇨병의 경우, 인슐린을 생산하는 췌장 내 세포들이 감소한다. 인슐린 수치가 줄어들면 혈당은 지속적으로 증가한다. 영국 과학자들이 2형 당뇨병임을 진단 받은 지 얼마 안 된 4,075명의 남성과 여성 그룹에게서 당뇨병의 변화 과정을 쫓은 결과, 9년 후 이들 중 75%는 혈당을 조절하기 위해 복합 치료제가 필요하다는 결과가 나왔다. 오직 9%의 사람들만이 식단과 운동만으로 안전한 범위 내로 혈당을 유지했다. 연구진들은 당뇨병 전 단계 진단 후 10년 이내로 2형 당뇨병을 진단

받은 대부분의 사람들은 혈당을 낮추기 위해 인슐린 주사가 필요하다는 결론을 내렸다.

식단, 운동, 스트레스 감소는 당뇨병 치료의 기본이다. 하지만 도움이 더 필요하다면 요청하라. "당뇨병으로 의사를 찾을 때마다, 치료 계획이 얼마나 효과를 보이고 있는지, 그리고 치료법에 변화가 필요한지를 의사와 상의해야 한다"라고 스노우 박사는 말한다. 의사가 조정을 제안하는 걸 기다리지 말라. 570명의 당뇨병 환자들을 12년간 연구한 카이저 퍼머넌트 노스웨스트의 연구진들은 의사들이 고혈당을 가진 당뇨병 환자들의 치료 계획을 몇 달 혹은 몇 년 갱신하지 않고 지연시키고 있음을 발견했다.

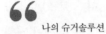

나의 슈거솔루션

마지 로페즈

플로리다, 포트 오렌지의 마지 로페즈는 2형 당뇨병을 앓고 있었다. 라틴 아메리카계 사람들 특유의 풍만한 허리둘레도 위험 요소가 되었다. "항상 피곤하고 목이 말랐어요. 화장실에 시도 때도 없이 들락거렸죠"라고 콜센터의 작업 관리자인 로페즈는 말한다.

당시 아직 30대에 불과했기 때문에 로페즈는 자신이 당뇨병 환자라고는 생각도 못했다. 하지만 주치의는 당뇨병을 의심했고 혈액 검사를 받도록 하였다. 진단 결과는 2형 당뇨병이었다. 치료법은 체중 감소와 건강식이었다.

로페즈는 건강한 생활을 위해서 엄청난 변화를 감수했다. 빵, 쌀, 녹말

식품을 줄였고 음식점에서 식사를 할 때도 건강식을 선택했다. 일이 끝난 후, 매일 30분씩 걷기 시작했다. 그것이 5년 전의 일이었다. 요즘 로페즈는 14.5kg을 뺐고 고등학생 때보다 기분이 더 좋다. 당뇨병 치료제인 로지글리타존을 복용하고 하루에 적어도 2번씩 혈당을 체크한다.

로페즈의 남편인 살바도르는 170cm의 키에 몸무게가 122kg였다. 그도 로페즈를 보고 자극을 받아 혈당 검사를 했더니 역시 2형 당뇨병이라는 진단을 받았다.

"살바도르는 그 진단을 받고나서 22.6kg을 감량했고 요즘은 즐겁게 생활하고 있어요" 라고 로페즈가 말했다. 그녀의 딸인 19살의 엘리자베스 역시 먹는 것을 조심하고 있다. 🖊🖊

22

불임의 숨은 장본인

다낭성
난소증후군

체중 증가, 생리 불순, 여드름, 불임, 머리카락은 빠지는데 얼굴과 몸에 털이 왕성하게 돋는 것까지! 마치 조각난 퍼즐처럼 다낭성 난소증후군(PCOS : Polycystic Ovarian Syndrome)을 예고하는 징후들은 얼핏 보아서는 하나의 문제점에서 시작된 것처럼 보이지 않는다.

20세기 내내 의사들은 PCOS의 증상들을 하나씩 따로 치료하면서 서로 관련 있는 문제로 다루지 않았다. 그러던 것이 1976년 사정이 달라졌다. 각 증상을 검토하다보니 두 가지 공통 분모를 발견한 것이다. 즉, 인슐린 수치의 증가와 인슐린 저항성이 있었다. 그로 인해 PCOS에 대한 진단과 치료가 달라지기 시작했다. "인슐린 수치가 높다는 것만이 PCOS에 관한 유일한 요인은 아니지만, 적어도 매우 중요한 것만은 틀림없다." 휴스턴에 있는 베일러 의과대학(Baylor College of Medicine)의 내분비학자 샌드라 카슨*Sandra Carson*의 말이다. "인슐린 수치가 높으면 난소에 영향을 미쳐서 남성호르몬이 나오도록 자극할 수 있다. 그 결과 배란이 멈추고, 몸무게가 자꾸 늘면서 여드름이 생기고 심지어 얼굴과 몸에 비정상적으로 털이 많이 생길 수 있다." 오래 지속되면 당뇨병, 심장 질환, 그밖에 여러 종류의 암으로 연결될 위험이 있다.

이 정도면 심각한 문제다. 그럼에도 불구하고 PCOS라는 진단을 받고 제대로 치료받는 일은 거의 없다. 미국 여성에게 나타나는 가장 광범위한 호르몬 문제로서, 약 1,300만 명의 여성과 관련이 있는데도 말이다. "미국의 가임 연령 여성 10명 가운데 1명은 PCOS로 고통받고 있다. 그러나 그 가운데 3/4는 자신이 PCOS인줄 모르고 있다." 뉴욕시에 위치한 마운트시나이 의과대학(Mount Sinai School of Medicine)의 임상 교수이자, 미국 임상 내분비학회 전 회장인 로다 코빈Rhoda H. Cobin 박사의 말이다. "이런 여성들에게 PCOS와 관련된 질병이 얼마나 복잡한지 알려야 한다. 초기에 발견하고 신중하게 관리하면 예방할 수 있다."

게다가 PCOS는 성인 여성만의 문제가 아니다. 아동기 비만이 광범위하게 확산되면서 또 다른 건강 문제가 나타나고 있다. 미국 임상 내분비학회가 최근 경고한 바에 따르면, PCOS로 진행 중인 어린 소녀들의 인구가 점차 늘어나는 추세다. 어린 나이에 체중이 늘면 생리 주기에 문제를 유발하고, PCOS와 난소 문제가 생길 위험이 높다. "이전에는 대체로 20대, 30대 여성이 PCOS라는 진단을 받았다. PCOS가 점차 어린 나이에도 발견되면서 아주 어린 경우에는 11세 여자아이에서도 나타났으며 그 나이에도 여러 가지 심각한 합병증 위험이 있었다." 버지니아 커먼웰스 의과대학(Virginia Commonwealth University of School of Medicine)의 존 네슬러John Nestler 교수는 말한다. PCOS가 있는 사춘기 소녀들은 대사증후군과 2형 당뇨병의 위험에 노출되어 있었다.

혈당과의 관계

PCOS은 광범위하게 건강을 위협한다. PCOS가 있는 여성 가운데 80%는 인슐린 저항성이 있으며, 33%는 당뇨병 전 단계이고, 10%는 40세가 되기 전에 2형 당뇨병으로 진행된다고 시카고대학교의 연구진은 말한다. PCOS는 살면서 언젠가는 당뇨병이 될 가능성이 정상인에 비해 7배 내지 10배 높으며, 심장마비나 뇌졸중을 일으킬 위험도 두 배나 높다. 게다가 유방암이나 자궁암 등 여러 종류의 암이 생길 위험도 높다. 최근 연구가 밝혀낸 바로는 다음과 같은 위험도 있다.

● 심장을 위협하는 염증 ──── 이스라엘의 램밤 메티컬 센터 *Rambam Medical Center* 는 여성 210명을 대상으로 했던 연구 결과, PCOS 증상을 가진 여성 가운데 40%가 C 반응성 단백질(C-reactive protein : 몸 안의 염증상태를 나타내는 단백질)이 위험한 수준임을 알아냈다. 이에 비해 PCOS가 아닌 여성은 10% 정도만 위험 수준이었다. C 반응성 단백질은 동맥 경화, 혈전 형성, 고혈압 등 몸에 이상이 있음을 알려주는 단백질이다.

● 동맥 경화(clogged arteries) ──── 피츠버그대학교의 심장병학자들은 267명의 30~44세 젊은 여성의 경동맥을 스캔한 결과, PCOS가 있는 실험 자원자들의 경우 동맥벽에 위험한 침전물이 쌓일 가능성이 10배나 높다는 것을 발견했다. 경동맥에 혈전이 쌓인다는 것은 심장병이 유발할 수 있는 이야기이다.

● 신진대사 증후군 ──── PCOS가 있으면 신진대사 증후군과 다양한

심장관련 질병의 발병 가능성이 2배나 높아진다. 여기에는 고혈압, 트리글리세라이드 수치가 높은 것, 심장을 보호하는 HDL 콜레스테롤 수치가 낮은 것 등이 포함된다고 버지니아 커먼웰스 대학교의 내분비 연구진은 말한다. 그들은 161명의 PCOS 여성을 스캔한 결과 이런 위험을 발견했다고 한다. 연구 책임자였던 존 네슬러 박사는 말하기를 "PCOS 여성은 대사증후군에 대한 검사를 자동적으로 실시해서 심장 혈관 관련 질병을 예방해야 한다"고 말한다.

● 수면중 무호흡 —— 시카고대학교 연구진은 PCOS 여성 40명을 검사한 결과 그 가운데 약 75%가 수면중 무호흡 위험도가 높다는 것을 알아냈다. 이런 여성들은 또한 인슐린 수치가 높았으며, 이는 당뇨병에 걸릴 위험이 높다는 이야기다.

● 암 —— PCOS는 자궁내막암 발생 위험을 3배나 증가시킨다. 또 PCOS 여성은 정상 여성에 비해 유방암 발생 가능성도 3~4배가 높다.

PCOS의 다각적인 특징

PCOS가 있는 여성 가운데 일부는 사춘기에 생리 불순을 겪는 등 일찌감치 경고 증상이 나타난다. 또 일부는 아무런 뚜렷한 증상이 없다가 불임과 유산으로 번번이 좌절을 겪을 때야 비로소 알게 되기도 한다. PCOS는 다음과 같은 여러 가지 문제를 일으키는 원인이다.

● 생리 관련 문제 —— PCOS가 있으면 생리 불순(지나치게 오랫동안

생리를 하거나, 생리양이 너무 적거나 너무 많고, 또 드문드문 한다), 비정상적으로 긴 생리 주기(때로는 생리주기가 6주 이상 벌어지기도 한다), 무월경(아예 생리가 없는 것) 등의 문제가 생긴다.

● 만성적인 골반 통증 ——— PCOS는 성관계 중에 골반에 심한 통증, 심한 불쾌감을 유발하는데, 심하면 3배 이상의 통증을 불러일으킨다.

● 부종 및 수분 저류 ——— 호르몬 작용이 복잡하게 상호작용하면서, 체액 균형에 영향을 미친다. 그 결과, PCOS 여성은 생리전 증후군(premenstrual syndrome)에 지속적으로 시달린다.

● 다모증 ——— 다모증(多毛症)은 여성들이 원치 않는 곳에 털이 비정상적으로 많이 나는 증상이다. 얼굴, 목, 가슴, 배, 손가락, 발가락에 털이 많이 나고 짧은 구레나룻도 난다.

● 탈모 ——— 특히 머리의 제일 윗부분에서 머리카락이 현저하게 줄어든다. 머리카락이 벗겨져 올라가는 앞머리 선보다 머리 꼭대기의 부분이 더 심하다.

● 피지 과다, 여드름, 비듬 ——— 남성호르몬 (안드로겐) 수치가 올라가면 피지가 지나치게 많이 분비된다. 피지는 번들거리고 끈적이는 물질로 모공을 막아 여드름, 염증을 유발한다. 또한 두피가 잘 벗겨져 비듬도 많이 생긴다.

● 피부 트러블 ——— PCOS 여성은 쥐젖이 생기기 쉽다. 쥐젖이란 쌀

튀밥처럼 생겼으며 호르몬에 의해 분비된 말랑한 것으로 목, 눈꺼풀, 겨드랑이, 상체, 사타구니 등에 생긴다. 또한 흑색 극세포증이 생길 수 있는데, 이는 가슴 아래, 목, 겨드랑이, 팔꿈치, 무릎, 손, 사타구니 등의 피부에 검은 반점으로 나타난다. 검은색 반점은 인슐린 수치가 높음을 나타내는 표시이며, 인슐린 민감성이 나아지면 점차 사라질 수 있다.

● 불임 —— 6개월에서 12개월 사이에 임신이 되지 않는다면, 위에 나열한 여러 가지 중에 어느 한 가지 증상이라도 있다. 의사와 상담해야 한다.

● 비만 —— PCOS 때문에 체중이 증가하면 복부에 살이 찔 수 있다. 복부는 여성 특유의 매력을 발산하는 부위인데 말이다. 흔히 '사과형'이라고 하는 복부 비만은 엉덩이와 넙적다리에 살이 찌는 '배형' 비만에 비해 심장병과 2형 당뇨병의 위험을 한층 더 높인다.

Sugar Solution

의학상의 획기적인 약진

PCOS와 인슐린의 관련성을 밝히는 일은 PCOS를 이겨내 출산도 하고 건강한 삶을 꾸리고 싶은 여성들에게 새로운 장을 여는 중요한 일이다. PCOS를 인슐린과 연결시킨 연구 가운데서도 최첨단 연구는,

인슐린 민감성을 주는 여러 당뇨병 약을 PCOS 여성에게 처방하는 것이었다. 그 결과 다음과 같은 사실이 새롭게 밝혀졌다.

■ 로지글리타존 *Rosiglitazone*은 임신 가능성을 높이는 데 도움이 된다.

최근 스탠포드 대학에서 PCOS 여성 42명을 대상으로 했던 연구에 의하면, 로지글리타존 당뇨병 약을 12주 동안 먹었던 여성들의 경우, 배란이 이루어졌고 인슐린 저항성과 인슐린 수치가 떨어졌다.

또한 메트포르민*metformin*은 심장혈관의 위험을 완화시켜 준다. 이탈리아의 연구자들은 PCOS 여성 30명에게 메트포르민을 6개월간 복용하게 한 결과, 심장 혈관의 건강 상태가 개선되었다. '유해한' LDL 콜레스테롤은 감소하고, '유익한' HDL 콜레스테롤은 증가했으며, 동맥은 훨씬 유연해졌다. 현재 미국의 여러 대학에서도 678명의 PCOS 여성에게 메트포르민과 배란촉진제, 크로미드*clomid*를 함께 복용하게 하여 임신이 이루어지는지 지속적으로 연구 중이다.

반드시 진찰을 받아라

만일 PCOS일 가능성이 있다는 생각이 들면 이 장 마지막에 나와 있는 퀴즈를 풀어 보라. 그 다음 의사에게 상담하라. PCOS처럼 보이는 증상을 유발하는 다른 건강상의 문제일 가능성은 없는지 살펴 볼 것이다. PCOS와 비슷한 증상을 나타내는 것으로는 갑상선 기능저하증(hypothyroidism : 갑상선호르몬 분비가 너무 적은 경우), 고프로락틴혈증(hyperprolactinemia ; 뇌하수체에서 배란을 조절하는 호르몬인 프로락틴을 너무 많이 분비하는 경우), 난소종양이나 부신종양 등이 있다.

"PCOS 여성에게는 흔히 생리주기, 체중, 피부 세 가지 문제가 나타 난다. 이 3가지가 모두 문제인 경우에 PCOS라는 진단이 나올 가능성 은 거의 95% 이상이다"라고 사무엘 대처 *Samuel Thatcher* 박사는 말 한다. 만일 PCOS이라는 생각이 들면, 담당 의사가 거기에 맞도록 처 방할 것이다. 또한 그러면 당뇨병과 심장 질환의 위험에 대해서도 알 수 있고 또 임신 가능성에 대해서도 알 수 있게 된다. 통상적으로 다 음과 같은 검사가 진행된다.

● 금식 후에 광범위한 생화학검사를 한다(일종의 혈액 검사로서 단백 질과 효소를 측정하여 간 기능 및 신장 기능을 알아낸다). 또한 지방질 검 사도 한다(지방질 검사는 LDL, HDL, 전체 콜레스테롤 수치, 트리글리세라 이드 수치 등을 측정한다).

● 인슐린 수치 검사를 동반한 2시간짜리 당부하검사(glucose toler- ance test GTT)를 실시한다.

● 생식선자극호르몬(luteinizing hormone, LH)과 여포자극호르몬 (follicle-stimulating hormone, FSH)의 비율을 측정하는 검사를 한다. 이 수치는 난소의 건강을 나타낸다. 폐경 전 여성은 LH와 FSH가 대 다수 1 : 1에 가까운 비율을 보인다. 하지만 LH가 FSH보다 높다는 것 은 PCOS의 가능성을 시사한다. 일부 의사들은 LH : FSH가 2 : 1이거 나 3 : 1이면 PCOS를 의미한다고 본다.

● 2세 생산에 영향을 미치는 호르몬을 검사한다. 그런 호르몬으로는

디히드로에피안드로스테론 설페이트*dehydroepiandrosterone sulfate* (DHEA), 성호르몬 결합 글로블린 (sex hormone binding globulin SHBG), 안드로스텐디온*androstenedione*, 테스토스테론*testosterone* 등이 있다.

PCOS 완화 작전

PCOS라면 체중을 줄일 필요가 없을 지도 모른다. PCOS 여성 가운데 40%에서 50%는 정상 체중을 유지하고 있기 때문이다. 그러나 만일 과체중이라면 전체 몸무게의 5%에서 10% 정도를 줄여라. 그러면 인슐린 저항성과 안드로겐 수치를 감소시켜서 생리 불순이 나아지고 피부가 한결 좋아진다. 실제로 며칠 동안 열량 섭취를 줄이는 것만으로도 나아지는 경우도 있다.

PCOS 여성의 경우 체중을 줄이기 매우 힘들 수도 있다. 그 이유는, 인슐린 수치가 높아서 몸으로 하여금 지방 비축을 촉진하고 지방 연소를 방해하기 때문일 수도 있다. 수많은 PCOS 클리닉에서 영양사들이 글리세믹 지수가 낮은 식단을 권장한다. 이런 식단은 몸에 좋은 지방과 기름기 없는 단백질, '좋은 탄수화물' (과일, 야채, 무정백곡물 등)을 중심으로 하는 등 슈거솔루션의 식단과 유사하다. 이는 혈당을 낮게 지속시켜 준다. 최근 연구가 새롭게 시사하는 바는, 인슐린 저항성이 있는 사람이 글리세믹 지수가 낮은 식단으로 식사할 경우 인슐린 수치를 낮춰 주기 때문에 몸이 지방을 더 많이 연소할 수 있고, 그 결과 체중을 줄이는 효과를 본다(물론, 글리세믹 지수가 낮은 식단을 먹을 뿐만 아니라 전체적으로 열량을 줄여서 먹기도 해야 한다. 좋은 탄수화물만 먹는다고 만사형통은 아니다!). "체중 감량은 PCOS 여성에게는 힘든 일이기는 하지만, 체중을 줄이면 인슐린에 민감해질 수 있다." 대처 박사가 말한다.

글리세믹 지수가 낮은 식사와 간식은 혈당이 순식간에 올라가지 않도록 막을 수 있다. 이처럼 혈당이 올라가면 췌장을 자극하여 인슐린을 분비하도록 만든다. 이 때 인슐린 수치를 낮게 유지하면 테스토스테론 수치를 낮출 수 있지 않을까 연구자들은 생각하고 있다. 호주 시드니 대학교(University of Sydney)의 글리세믹 지수 연구진은 심지어 저 GI 식단이 인슐린과 테스토스테론 수치를 낮추어서 PCOS 관련 신진대사 문제를 완화하는 정도까지 가능할 것으로 보고 있다. 즉, 저 GI 식단이 생리 불순, 피로, 다모증, 여드름, 조울증 같은 PCOS 관련 증상을 어느 정도 해소하는 역할을 할 것으로 생각하고 있다.

위험 진단

당신의 PCOS 가능성은?

PCOS는 의사만이 진단할 수 있다. 하지만 다음에 나올 간단한 퀴즈는 PCOS협회에서 나온 것으로서, 자신이 PCOS를 염려해야 할 상황인지 스스로 진단할 수 있다.

1 불규칙적인 생리
피임약을 먹지 않았을 때, 다음에 나열한 문제가 생기는가? 해당하는 항목

옆에 ✔ 표시를 하라. (별다른 지시사항이 없는 한, 각 항목은 기본 1점)

☐ 1년에 생리가 8번 이하다.

☐ 상당기간(4개월 이상) 동안 생리가 없다.

☐ 생리가 아무 때나 시작했다 아무 때나 멈춘다.

☐ 불임 관련 문제가 있다.

　　(만일 불임 때문에 배란촉진제를 복용하거나 불임 전문의에게 진료를 받는 중이

　　라면 2점을 더하라.)

2 피부 문제

다음 해당 항목에 ✔ 표시를 하라.

(별다른 지시사항이 없는 한, 각 항목은 기본 1점)

☐ 성인 여드름, 혹은 심한 청소년기 여드름

☐ 몸이나 얼굴에 털이 지나치게 많이 난다. 특히 윗입술, 턱, 목, 가슴, 배

　에 많이 난다.

☐ 쥐젖이 생긴다.

☐ 대머리가 되려고 하거나 머리카락이 줄어든다.

☐ 목이나 사타구니, 팔 아래, 그밖에 살이 접히는 곳에 검은 반점이 생긴다

　(2점을 더하라).

3 체중 문제 및 인슐린 문제

다음 해당 항목에 ✔ 표시를 하라.

(별다른 지시사항이 없는 한, 각 항목은 기본 1점)

☐ 과체중이거나 체중을 유지하기 힘들다(허리 둘레가 특히 살쪄 있다면 2점

　을 더하라).

☐ 갑자기 별다른 이유도 없이 살이 찐다.

☐ 몸이 떨리고 집중을 잘 못한다. 허기가 지면 참을 수 없고, 식사 후 2시

간 이상이 지나면 기분의 기복이 심하다.

□ 가족 중에 2형 당뇨병, 심장 질환, 고혈압이 있는 사람이 있으면 2점을 더하라.

4 기타 관련 문제

다음 문제들은 아직 연구가 충분히 이루어지지는 않았지만 PCOS 여성은 상당수 고통을 호소하는 것들이다. 해당 항목에 √ 표시를 하라.

(각 항목은 기본 1점)

□ 편두통

□ 우울, 불안

□ 빠른 맥박/불규칙한 심장 박동

□ 임신성 당뇨병, 양수 과다 등 임신관련 합병증

[평가]

0~4점   PCOS일 가능성이 희박함.

5~9점   만일 평소에 건강상태를 걱정하고 있었고 이번 퀴즈에서 이 범위의 점수가 나왔으면 의사에게 PCOS에 대해서 상담해 보라. 또 다른 장애애 대해서도 상담해 보라.

10~14점 PCOS로 진단받은 여성은 대체로 이 범위에 들어간다. PCOS일 가능성이 있는지 의사에게 진료를 요청하라.

15~20점 이 정도 점수면 PCOS와 관련해서 빨리 의사에게 진료를 받아야 한다. 그 밖에 내분비 관련 장애에 대해서도 진료를 받아야 한다.

지닌 스캇

"두 달밖에 안 걸렸다니까요!"

지닌 스캇은 4개월 된 딸 에이바를 보면서 웃었다.

"남편과 나는 아기를 가지려고 1년이나 노력했어요. 그러다가 한 연구에 참여했는데 2개월 만에 아기가 생겼어요. 정말 축복받은 느낌이었어요."

지닌 스캇은 20대 후반에 딸 에이바를 낳았다. 그녀는 678명의 PCOS 여성을 대상으로 한 전국 규모의 연구에서 성공한 첫 번째 예였다. 이 연구의 목적은 불임 치료였다. 즉, 미국에서 가장 빠르게 주요 불임 원인으로 성장하고 있는 PCOS와 대사증후군의 상관 관계를 새롭게 밝혀내는 것이었다.

연구자들은 아직도 3가지 PCOS 관련 불임 치료 방법이 어떻게 여성들에게 임신과 건강한 아기 출산을 가능하게 했는지 밝히려고 하고 있다.

지닌 스캇에게 PCOS는 놀라운 진단 결과였다. 그녀는 일반적인 PCOS의 증상들, 예컨대 체중 증가, 여드름, 다모 등의 증상이 없었다. 1년 동안 아기를 가지려고 노력해도 계속 실패하다가 검사를 받아 본 후에야 난소 낭종이 있다는 사실을 알았다. 난소 낭종도 일부 여성의 경우 PCOS 증상 가운데 하나다. 그러나 모든 PCOS 여성의 경우에 나타나지는 않는다(일부 여성은 난소 낭종이 있어도 PCOS가 아니다. 그리고 새로 나온 연구 결과에 의하면 낭종이 없는 여성도 PCOS일 수 있다). 연구에 참가하겠다고 등록하면서 자주 혈당 검사를 했고, 임신한 지

2주 안에 그 사실을 알 수 있었다고 지닌은 말한다(그 시점에서는 모든 투약을 중지했다).

"딸아이의 머리카락이 아빠를 꼭 닮아서 갈색이에요, 그리고 눈은 저를 닮아서 파랗지요."

그녀는 딸을 보면서 기쁨을 감추지 못한다. **99**

23

아이와 엄마를 위협하다

임신성 당뇨병

엄마의 자궁 속에 있는 아기가 건강하게 자라고 성숙하려면 점점 더 많은 연료가 필요하다. 보이지도 않고 느껴지지도 않지만, 일단 임신하면 몸 안의 혈당 체계가 완전히 재편되어, 쑥쑥 빠른 속도로 자라나고 있는 아기에게 여분의 에너지가 전달되게끔 변화한다.

이 과정은 매우 섬세하다. 태반이 분비하는 호르몬은 점차 몸을 인슐린 저항성으로 만든다(이 과정은 출산과 동시에 멈춘다). 혈당은 차츰 올라가는데 이는 태아가 성장할 수 있도록 여분의 에너지를 공급하기 위해서다.

그러나 임신부 가운데 적어도 6%는 출산 전 '태아를 위한 음식'을 잘못 이해하여 섭취하곤 한다. 그러다보면 혈당이 지나치게 많이 올라가서 임신성 당뇨병으로 이어진다. 이는 산모와 태아 모두에게 위험한데, 산모에게는 조산, 난산, 제왕절개, 요로 감염, 출산 전 고혈압, 임신성 당뇨병에 이어 2형 당뇨병의 위험을 초래한다. 임신성 당뇨병은 출산 시 태아가 과체중일 위험이 있으며 따라서 출산 과정에서 태아가 다칠 위험이 커진다. 또한 위험한 수준의 저혈당, 신생아

황달, 출산 후 호흡 곤란 등의 문제를 불러일으킨다.

"임신성 당뇨병을 가능한 한 빨리 감지하고 치료하는 것이 중요하다"고 UC샌프란시스코 대학교 산부인과 교수 러셀 라로스 2세는 말한다. 이에 못지않게 중요한 또 한 가지는 임신하기 전에 임신성 당뇨병이 생길 위험 가능성을 최대한 낮추는 것이다. 일부 요인은 조절할 수 없는 것도 있다. 예를 들면 연령(25세 이상인 경우), 인종(히스패닉, 아프리카계열 미국인, 아메리카 원주민, 태평양군도 출신 등), 유전적인 요인(2형 당뇨병 환자가 가족 가운데 있을 경우) 등은 어쩔 수 없다. 그러나 임신 전에 3가지 요인을 조절하면, 즉 먹는 것, 움직이는 것, 체중을 조절하면, 임신성 당뇨병의 가능성을 상당히 낮출 수 있다는 연구 결과가 점점 신뢰를 얻고 있다.

위험 진단

당신이 임신성 당뇨가 될 가능성은 얼마일까?

아래 질문을 풀어 보고 임신성 당뇨병의 가능성에 대해서 알아 보라.

1 임신성 당뇨병의 위험도가 높은 남미, 아프리카 출신인가?
☐ 예   ☐ 아니오

2 과체중이거나 비만인가?
☐ 예   ☐ 아니오

3 가족 중에 현재 당뇨병이거나, 전에 당뇨병이었던 사람이 있는가?

☐ 예　　　　☐ 아니오

4 25세 이상인가?

☐ 예　　　　☐ 아니오

5 과거 임신 중에 당뇨병이었던 적이 있는가?

☐ 예　　　　☐ 아니오

6 과거에 사산했던 적이 있는가? 혹은 과거에 매우 큰 아기를 출산한 적이 있는가?

☐ 예　　　　☐ 아니오

7 내당능장애 상태이었던 적이 있는가?

☐ 예　　　　☐ 아니오

[점수확인]

■ 만일 위 질문에 대하여 '예'를 2번 이상 대답하였다면 임신성 당뇨병이 발생할 가능성이 매우 높다.

■ '예'가 한 번이었다면, 임신성 당뇨병이 생길 가능성은 반반이다.

■ 만일 한 번도 '예'라는 답을 하지 않았다면 임신성 당뇨병이 생길 가능성이 매우 낮다.

자신의 건강과 아기의 건강은 스스로 조절하자

과체중, 움직임 없는 생활 방식, 지방과 당분 함유가 많은 식단 등은 몸으로 하여금 인슐린에 둔감하게 만든다. 이 인슐린은 당분을 세포로 이끌어가는 호르몬이다. 임신 중이 아니라면 인슐린 저항성이 계속될 수 있고 감지되지 않을 수 있다. 수년간 인슐린 저항성이 있으면서도 완전한 당뇨병으로 진행되지 않을 수도 있다.

그러나 임신 중이라면 모든 것이 달라진다. 갑자기 몸은 '임신부 지방'을 엉덩이와 몸통 부분에 비축한다. 동시에 태반은 태반 락토젠, 프로게스테론 progesterone, 렙틴 leptin, 종양 괴사 인자 등의 호르몬을 분비하고 이는 인슐린에 대한 민감성을 저하시킨다. 만일 당신이 임신했을 때 이미 인슐린 저항성이 있는 상태라면, 당뇨병 수준까지 확대될 수도 있다.

임신 전 체중은 임신성 당뇨병의 가능성을 예측하는 데 매우 중요한 요인이다. 만일 몸이 여윈 편이라면 가능성은 3% 정도다. 과체중인 경우에는 가능성이 2배다. 하버드 공중보건 대학원의 연구진은 아기를 키우는 14,000여 명의 여성을 5년 동안 추적하여 관찰한 모자 보건 연구를 실시한 적이 있었는데, 그 연구 결과에 의하면 과체중의 여성은 정상의 경우보다 임신성 당뇨병에 걸릴 가능성이 3~4배나 높다.

또한 체중을 통해서 임신성 당뇨병이 어느 정도 위험한 수준일지 예측할 수 있다. 임신성 당뇨병이 있었던 캐나다 여성 624명 가운데, 임신 전 체중이 가장 높았던 그룹은 정상 임산부보다 제왕절개를 할 가능성이 3배나 높았고, 임신 중독에 걸릴 가능성이 4배 높았다.

또한 점차 많은 여성들이 과체중 때문에 임신성 당뇨병에 걸릴 위험에 노출되어 있다. 뉴욕 주에 위치한 버팔로 대학교 연구진은 1999년에서 2003년 사이에 임신했던 여성 79,000명의 건강 기록을 조사한 결과, 처음 임신이 될 시점에 과체중이었던 여성 숫자가 5년 동안에 11%나 증가하였다는 사실을 알아냈다. 게다가 비만인 여성 숫자도 8%나 증가하였다.

기다리지 말라. 일찍 검사하고 일찍 혈당을 낮추자

새로운 연구 결과가 시사하는 바에 의하면, 임신성 당뇨병 검사를 정상 시기보다 2개월 일찍 받으면, 일반적으로 임신 24주에서 28주 사이에 하지만 이보다 빨리 임신 16주에 실시하면 합병증을 크게 줄일 수 있다. 그러나 임신성 당뇨병의 가능성이 높은 임신부대부분에게 이런 조기 검사는 일반적인 것이 아니다. 이런 임산부들이 모든 임신부가운데 절반을 넘는 많은 숫자인데 말이다.

부인과 전문의들은 표준적인 혈당 검사를 통해 당뇨병에 대한 정확한 결과를 알려면 적어도 임신 24주가 지나야 한다고 오랫동안 생각해 왔었다. 그러나 듀크 대학교 연구진은 255명의 임산부에게 임신 16주에 임신성 당뇨병 검사를 실시하고 임신 24주에 다시 임신성 당뇨병 검사를 실시한 결과, 16주에 했던 조기 검사도 99.4%의 정확성을 나타낸다는 사실을 발견했다. "임신 16주에 검사를 해보는 것이 임신성 당뇨병을 예측하기에 더 좋다"고 듀크 대학교 메디컬센터 산부인과 교수 제라르 네이엄*Gerard Nahum* 박사는 말한다. "조기 검사를 하면 위험도가 높은 여성은 일찌감치 병에 걸린 가능성을 알수 있다. 게다가 임신 초기에 다른 검사를 위해서 채혈했더라도 이 검사를 같이 할 수 있기 때문에 지극히 실용적이기도 하다."

임신성 당뇨병 검사는 간단한 경구 당부하검사(oral glucose tolerance test)면 된다. 즉, 8시간에서 12시간 동안 금식한 다음 공복에 혈당 체크를 하는 것이다. 그 다음 포도당 100g이 함유된 당분 음료를 마시고 3시간 후 혈당을 잰다. 만일 임신성 당뇨병이 있다면 다음 두 가지 결과 가운데 하나가 나타난다. 첫째, 공복 시 혈당이 95mg/dl 이상이다. 둘째, 당분 음료를 마신 다음 1시간 후 혈당이 180mg/dl 이상, 2시간 후 55 mg/dl 이상, 3시간 후 140mg/dl 이상이다.

고혈당은 산모와 아기에게 모두 위험하다

임신성 당뇨병을 가진 임신 중 여성의 건강을 위협하는 이유는 다음과 같다.

● 임신중독의 위험이 거의 2배에 이른다. 임신성 고혈압은 산모에게 간질을 유발할 수 있으며 조산, 저체중아 출산, 심지어 사산까지 유발할 수 있다. 뉴욕 컬럼비아대학교의 세인트 루크-루스벨트 병원 센터는 임신성 당뇨병 환자 1,664명의 기록을 추적한 결과, 10명 가운데 1명은 임신 중독이었음을 밝혀냈다.

● 제왕절개를 할 가능성이 2배다. 임신성 당뇨병이 있었던 여성 가운데 약 30%에 이르는 여성이 제왕절개를 했다. 이에 비하여 임신성 당뇨병이 없었던 여성의 경우 17%만이 제왕절개를 했다.

● 계획에 없던 조산 위험이 약 42%가 더 높다. 이 수치는 캘리포니아 오클랜드의 카이저 퍼머넌트Kaiser Permanente의 연구진이 46,000여 명에 달하는 여성들의 출산 기록과 혈당 수치를 검토한 결과 나온 것이다.

● 거의 확실하게 2형 당뇨병으로 진행된다. 임신성 당뇨병이 있었던 여성 가운데 10%는 출산 후 1년 이내에 당뇨병으로 발전했고, 70%는 10년 이내에 당뇨병으로 발전했다. 28년 후에는 그 가운데 92%가 당뇨병에 걸릴 위험이 있을 것이라고 핀란드의 헬싱키 대학병원 연구진은 예측하고 있다.

   임신성 당뇨병이 아기에게 위험한 점은 다음과 같다.

● 태어날 때 체중이 높다. 즉, 4kg 이상일 수 있다. 이렇게 체중이 많이 나가면 출산 도중에 신생아의 쇄골이 부서지거나 목의 신경이 상처를 입을 수 있다.

● 출생 후에 저혈당이 될 수 있다. 자궁에 들어 있을 때, 태아의 췌장은 모체에서 추가로 오는 혈당을 소화하기 위해 인슐린을 대량 분비했을 것이다. 출생 후에는 더 이상 모체로부터 혈당을 받지 않는데도 태아가 이미 분비해 놓은 인슐린이 작용하기 때문에 저혈당이 오며 이는 간질을 일으키거나 신경계 손상을 일으킨다.

● 조산과 신생아 중환자실에 갈 위험이 2~6배 높다고 토론토대학교 연구자들은 보고하였다. 토론토 대학교에서는 혈당 문제가 있었

던 임신부624명의 아기를 추적 조사하여 이런 결과를 보고하였다. 또한 신생아는 황달과 호흡 곤란 문제도 있었다.

임신성 당뇨를 예방하기 위한 현명한 해결법

임신 계획이 있다면 임신성 당뇨병이 시작하기 전에 물리칠 수 있는 현명한 슈거 솔루션의 방법이 있다(주의 : 이미 임신한 상태라면 의사에게 상담하라. 슈거 솔루션은 이미 임신한 여성의 영양과 열량 조절을 위해 고안된 것은 아니다).

● 인슐린 저항성이 될 가능성을 낮추려면 글리세믹 지수가 낮은 식품을 먹어라. 혈당을 낮고 안정적인 상태로 유지시켜 줄 수 있는 식품을 먹어라. 예를 들면 인스턴트 오트밀, 흰쌀, 흰 빵을 먹지 말고 그 대신 귀리, 보리, 무정백곡물 빵을 먹는다. 이렇게 하면 저지방 식단을 먹는 것보다 인슐린에 대한 민감성을 2배 높게 만들 수 있다. 이는 미네소타 대학교에서 18세에서 40세 사이의 과체중 남녀 39명을 대상으로 했던 연구를 통해 얻은 결과다. 이 연구에서 실험 참가자들이 먹었던 식단은 슈거 솔루션에서 제안하는 식단과 상당히 비슷하다. 참가자들은 정제 탄수화물과 포화 지방을 먹지 않은 대신 신선한 식품을 많이 먹고, 무정백곡물, 몸에 좋은 지방(심지어 디저트도 먹었다)을 먹었다.

● 무리하게 자전거 운동을 하지 않아도 된다. 가벼운 운동만으로도 몸의 인슐린 민감성을 높일 수 있다. 시애틀의 스웨디시 메디컬센터가

909명의 여성을 대상으로 실시한 연구에 의하면, 임신 전에 일주일에 4시간 운동을 하면 임신성 당뇨병의 위험을 76% 줄일 수 있었다.

이미 임신한 상태라면 어떻게 할까? 의사에게 상담하여 부드럽게 몸을 움직이는 운동을 선택하여, 일상화하라. 버팔로 대학교가 12,000여 명의 임신부 연구에서 발견한 바에 의하면, 과체중 여성 가운데 시간과 형태에 상관없이 규칙적으로 운동한 여성은 임신성 당뇨병의 가능성을 절반 이하로 줄일 수 있었다. 임신 중에 안전하게 운동하기 위해서는 우선 의사에게 상담해서 어떤 운동이 당신에게 잘 맞는지 확인해야 한다. 운동 시간은 45분 이하여야 체온을 안전한 범위 안에서 유지할 수 있다. 운동 전후, 운동하는 중간에 틈틈이 물을 조금씩 마신다. 그리고 운동은 반드시 부드럽게 할 수 있는 것을 선택해야 한다. 마라톤처럼 힘든 운동은 안 된다. 임신 기간은 운동 수위를 높일 때가 아니다. 매주 쇼핑몰에서 30분 정도 걸어 다니거나 집 근처를 산책하고 천천히 30분 정도 수영하는 것으로 충분하다.

● 긴장을 풀어라. 잠을 충분히 자고 일부러라도 조용한 시간을 가져라. 수많은 연구에서 발견된 바에 따르면, 휴식을 취하면 인슐린 저항성을 감소시킬 수 있다. 스트레스를 해소하면 한층 더 효과적이다. 스트레스 호르몬은 혈당을 추가하게 만들고, 군것질 거리를 찾게 만들며, 복부에 엄청난 열량을 쌓아두게 만든다(이는 인슐린 저항성을 불러 올 수 있는 위험 요소다).

출산 전 상태를 연구하는 전문가들은 산모의 스트레스 수치와 아기의 출산 이후 건강 상태는 대단히 밀접한 관계가 있음을 발견했다. 영국 브리스톨 대학교가 10세 아동 74명의 침 샘플에 함유된 코티졸 수치를 조사한 결과, 코티졸 수치가 가장 높았던 아이들은 그 엄마가 임신 말기에 가장 불안도가 높았음을 알아냈다.

● 담배는 끊어라. 담배는 산모 건강에도 좋지 않고 아기 건강에도 좋지 않다. 임신성 당뇨병의 가능성을 50%까지 높인다.

● 출산 후 6주에서 12주 사이에 공복 혈당 검사를 하라. 일단 임신성 당뇨병에 걸렸다면 앞으로 살아가면서 2형 당뇨병으로 발전한 위험이 매우 높다. 출산 후 3개월 이내에 혈당 검사를 하고, 그 이후로도 가능한 한 당뇨병을 일찍 발견하려면 해마다 재검사를 하도록 하라.

Sugar Solution

만일 2형 당뇨병이라면

미국당뇨병협회는 1형 당뇨병과 2형 당뇨병에 걸린 여성들에게 임신을 시도하기 전 적어도 3개월에서 6개월 동안 철저하게 혈당 관리를 하라고 권장한다. 왜냐하면 임신 초기는 태아의 신체 기관이 형성되는 시기로서, 이 시점에 혈당이 높다는 것은 선천성 결손의 위험을 정상에 비해서 2배에서 5배까지 높일 수 있다는 의미이기 때문이다.

보스턴 조슬린당뇨병센터의 최근 연구는 왜 이런 위험이 생기는지 설명해 준다. 임신 첫째 주 태아가 초기 발달 단계를 보일 때, 당분이 과다하면 태아는 산소를 빼앗긴다. 이 시기는 임신했는지 미처 깨닫기도 전이다. 산소가 부족하면 태아의 발달이 중단될 수 있다. 왜냐하면 세포에 손상을 입히는 자유기라는 물질들이 분비되기 때문이라고, 조슬린당뇨병센터의 발달 및 줄기 세포 생물학 분야의 과학자이자 하버드 의과대학 교수인 메리 뢰켄*Mary Loeken*은 말한다. 또한 뢰켄 박사는 "당 수치가 높고 산소 수치가 낮으면 신경관과 심장 발달에 관련된 유전자의 발달이 이루어지지 않을 수 있다"고 말한다.

혈당이 높은 산모를 위한 현명한 해결법

만일 임신 전에 이미 2형 당뇨병을 가지고 있다면, 또 임신 중에 당뇨병으로 진행되었다면, 다음에 소개할 전문가들의 팁을 활용하여 혈당 관리와 합병증 예방에 도움을 받자.

● 혈당 측정기를 사서 자주 혈당을 재라. 2형 당뇨병을 가지고 있는 사람과 마찬가지로, 임신성 당뇨병이 있었던 여성은 반드시 혈당을 자주 재야 한다. 잠자리에서 일어난 직후, 식전, 식사 후 1, 2시간 후 등 혈당이 엄마와 아기 모두를 위해 안정적인지 확인하자. 혈당 검사 결과를 토대로 담당의사가 당신이 목표로 삼아야 할 혈당 수치를 알려줄 것이다. 그러면 혈당 일지를 만들어서 혈당 검사 결과, 식단, 운동, 또 지나친 스트레스 등 혈당에 영향을 미칠 수 있는 요소들을 기록하라. 일반적으로 임신성 당뇨병이 있는 여성들의 목표 혈당은 다음과 같다.

- 아침에 잠자리에서 깼을 때 105mg/dl 이하

- 식후 1시간 후 155mg/dl 이하

- 식후 2시간 후 130mg/dl 이하

인슐린 치료를 준비하라. 임신성 당뇨병을 가지고 있었던 여성 가운데 최고 39%는 임신 중 혈당 관리를 위해서 인슐린 주사를 필요로 한다. 인슐린은 안전하고 효과적이다. 또 인슐린의 효과는 태아가 있는 태반까지 미치지 않는다.

24

소아 당뇨병

14세의 사춘기 소년은 갑자기 기분이 침울해졌다. 또 수업 시간에 졸려서 견딜 수가 없다. 원래는 공부를 잘 했는데 어느새 성적이 떨어지기 시작한다. 과체중인데다가 팔 아래 피부에 갈색 반점이 나타난다. 이 아이에 대한 진단은 2형 당뇨병이다.

4세 여자 아이가 106cm 키에 몸무게는 42kg이 나간다. 어린이 발달 평균에 비해서 키가 너무 크고, 몸무게도 너무 많이 나간다. 이 아이는 원래 조산아였고, 아이가 건강하게 잘 자라기를 바라는 부모 덕분에 끼니마다 지나치게 많은 음식을 먹고 있다. 그렇지만 부모 생각대로 되지 않았다. 이 아이 또한 2형 당뇨병이다. 혈당과 인슐린 수치가 정상인의 2배나 된다.

세계 각국에서 과체중에 운동 부족인 자녀를 둔 부모들이 계속 놀라운 소식을 접하고 있다. 병과 전혀 상관없어 보이는 이 아이들이 2형 당뇨병이라는 것이다. 예전에 당뇨병은 성인병이었으나 점차 어린이들에서도 나타나고 있다. 1994년 이후 2형 당뇨병이라는 진단을 받은 어린이들의 숫자가 6~10배까지 늘어났다. 이제 소아과에서는 당뇨병 합병증도 관리하기 시작했다. 예를 들어, 혈당 때문에 10대도 안 된 소아 눈의 망막이 손상되거나, 11살 소녀의 혈압과 콜레스테롤 수치가 높거나 심지어 생식 기능에 문제가 있음을 알리는 징후가 나타나는 것이다. 생리불순에 배란이 잘 되지 않는 등 혈당 문제가 발생하고 있다.

"2형 당뇨병이라는 진단을 받은 성인의 경우, 심장병, 뇌졸중, 실명 등 여러 장기적인 주요 합병증으로 진행되기까지 10년에서 20년이 걸린다. 그러나 이제는 30대, 20대, 심지어 10대에서도 당뇨병이 생기기 때문에, 합병증도 이 나이에서부터 나타날 수 있다"라고 보스턴 조슬린당뇨병센터의 회장인 로날드 칸 박사는 말한다. "전 세계적으로 어린 나이의 2형 당뇨병 인구가 꾸준히 늘고 있다. 내가 가장 두렵게 생각하는 것은 앞으로 15년에서 20년 후에는 당뇨병이 하나의 전염병처럼 될 것이고 당뇨병으로 인한 합병증이 인류, 정부, 의료 체계 자체에 엄청난 짐이 될 것이라는 점이다."

탄산음료, 감자튀김, 비디오 게임이 낳은 전염병

10년 전만 해도, 어린이 당뇨병 환자는 거의 대부분 1형 당뇨병이었다. 1형 당뇨병은 유전적인 질병이며, 면역체계가 췌장의 인슐린 분비 세포를 손상시켰기 때문에 혈당이 많이 오르는 것을 말한다. 2형 당뇨병은 성인 당뇨병이라고 불렸는데, 모든 환자가 30세 이상이었고, 또 대부분은 중장년층이었기 때문이었다. "10년 전에는 2형 당뇨병이 있는 어린이 환자를 진료한 경우는 1년에 한두 번뿐이었다"라고 LA의 어린이 병원 당뇨병 전문의이자 미국당뇨병협회의 전임 회장인 프란신 카우프만 박사는 말한다. 이제 미국 전체의 어린이 병원이나 소아과에서 새로 당뇨병으로 진단받는 경우의 46%가 2형 당뇨병에 속한다. 아주 어린 경우에는 4세 어린이도 있다고 카우프만 박사는 말한다.

앞으로는 더 충격적인 일이 생길 수 있다. 미국 질병관리 및 예방센터(The Centers for Disease Control and Prevention, CDC)의 판단에 의하면, 2001년에 태어난 아기 3명 가운데 1명은 앞으로 언젠가는 2형 당뇨병에 걸릴 가능성을 가지고 있다고 한다. 그리고 아프리카 계열 아메리칸, 히스패닉, 아시안, 네이티브 아메리칸의 경우에는 그 가능성이 거의 2명 가운데 1명꼴이라고 CDC의 당뇨병 역학 분야 책임자인 벤켓 나라얀K. M. Venkat Narayan 박사는 말한다.

한편, 초등학생 연령기의 아동 8명 가운데 1명은 대사증후군, 즉 당뇨병으로 가는 조짐을 가지고 있을 수 있다고 노스캐롤라이나대학교 채플 힐의 연구진은 말한다. 이 연구자들은 3,203명의 어린이를 대상으로 연구했는데, 그 가운데 42%는 '유익한' HDL 콜레스테롤 수치(대사증후군이 있음을 나타내는 표시)가 낮았고, 9%는 트리글리세라이드가 높았다. 이는 또 다른 당뇨병의 전조다. 16%는 인슐린 수치가 높았고 거의 8% 가까이는 혈압이 높았다. 5%는 당뇨병 전 단계로서 혈당이 당뇨병 수준까지 지속적으로 올라가고 있었다.

과체중 블루스

이 전염병은 특별히 주범이라고 꼽을 만한 바이러스나 박테리아가 없다. 손쉽게 치료할 만한 백신이나 알약도 없다. 2형 당뇨병은 생활 방식의 질병, 즉 체지방의 질병이다. 텔레비전을 너무 많이 보고, 움직임은 너무 없다. 게다가 열량이 높은 군것질거리를 너무 많이 먹어서 혈당을 치솟게 만들고 아이들의 작은 배를 두둑하게 만든다. 소아 당뇨병의 증가는 소아 비만의 증가를 그대로 반영한다. 미국 어린이 가운데 30%는 과체중이고, 15%는 비만이다.

"2형 당뇨병을 가진 어린이 가운데 최소 80%는 과체중이다"라고 워싱턴 소재 국립 당뇨·소화기관·신장질병연구소 내분비학자인 쥬디스 프래드킨*Judith Fradkin* 박사가 말한다. 일부 어린이들은 유전적으로 2형 당뇨병에 걸릴 기질을 타고 났지만, 실제로 당뇨병에 걸리는 이유는 거의 과체중과 활동 부족 때문이다.

프래드킨 박사는 이렇게 말한다. "예전에는 체지방이란 그저 남아도는 열량을 쌓아두는 것이라고만 생각했다. 그러나 지방 조직은 생물학적으로 볼 때 활발하게 작용하며, 호르몬과 각종 신호를 전달하는 물질들을 몸의 구석구석으로 보내어 인슐린의 작용에 저항하도록 만든다." 영양 전문가들은 아이들이 단 음료수를 너무 많이 마시게 된 것도 하나의 이유라고 보고 있다. 어린이들은 학교 식당에 설치된 자판기에서 쉽게 다디단 음료수를 살 수 있다. 최근 한 연구에서는 과체중 어린이 가운데 당분, 특히 달콤한 음료수를 가장 많이 마시는 그룹은 인슐린을 분비하는 베타 세포의 기능이 저하되는 증상을 보였다. 2형 당뇨병을 의미하는 무서운 조짐이다.

또한 아이들은 움직이는 대신 하루 6.5시간 동안 텔레비전을 보고, 컴퓨터 앞에 앉아 있으며 비디오 게임을 하는 것으로 추정된다. 많은 초등학교에서 쉬는 시간을 줄인다. 될 수 있으면 하루 동안 학교에 나와 있는 동안 수업 시간을 많이 몰아 놓기 위해서다. 중학교 단계에서는 체육 수업을 필수로 지정하는 학교가 3개 학교당 한 학교

정도밖에 되지 않는다. 1969년에는 학교에서 1마일 거리 안에 살고 있는 어린이들은 모두 걸어가거나 자전거를 타고 학교에 갔다. 오늘날에는 그런 학생이 16% 미만이다. 나머지는 버스를 타고 가거나 자가용을 타고 간다. 일부 부모들은 심지어 버스를 타는 곳까지 그 짧은 거리를 차로 태워다 주기도 한다.

Sugar Solution

과체중을 해결하자

당신의 아이가 혹시 좀 통통한 편인지 아니면 위험할 정도로 뚱뚱한지 알고 싶은가? 다음은 소아과 의사들이 권장하는 방법으로서 당신이 정확하게 사태를 파악하는 데 도움이 될 것이다. 우선 줄자, 정확한 체중계, 인터넷이 연결된 컴퓨터가 필요하다.

1단계 : 체질량 지수(boy mass index : BMI)를 차트로 그려라 ——— 아이의 키와 몸무게를 재서 써 놓는다(키를 잴 때는 신발을 벗고 재야 한다). BMI 측정이 가능한 사이트에서 계산기에 그 두 가지 숫자를 입력한다. 그러면 한 가지 숫자가 나오는데 그것이 바로 키 대비 몸무게의 비율이다(일반적으로 16에서 30 사이의 숫자가 나온다).
*인터넷에도 BMI를 측정할 수 있는 사이트가 있다.

2단계 : 체질량 지수가 건강한 편인가? ——— 어린이와 10대에게 건강한 체질량 지수는 나이에 따라 오르락내리락 한다. 또한 성별에 따라 차이도 있다. 당신 아이의 체질량 지수를 판단하기 위해서는 BMI 측정

사이트에서 내놓은 새로운 성장 차트를 참조하라.

3단계: 의사에게 상담하라. —— 아이에게 문제가 있다고 미리 단정 짓지 말고 의사에게 상담하라. 아이의 성장 패턴을 검토하고(일부 어린이들은 몇 주, 몇 달 동안 갑자기 몸무게가 좀 불어나기도 한다), 아이의 체형과 그 밖에도 체질량 지수가 너무 높거나 너무 낮을 만한 특별한 요인이 있는지 검토하라.

치명적인 유산

2형 당뇨병을 가진 어린이들은 어른 못지않은 고민거리를 안고 있는 셈이다. 캐나다에서는 18세에서 33세 사이의 미국 원주민 51명을 대상으로 연구한 바 있었다. 그들은 모두 17세 이전에 2형 당뇨병으로 발전했는데, 3명 모두 신장 투석을 하고 있었고, 한 명은 26세에 실명했고, 한 명은 발가락 하나를 절단했고, 2명은 심장마비로 사망했다. 그들은 모두 합해서 56차례 임신이 되었는데 그 가운데 21번 유산이나 사산으로 끝났다.

"가장 우려했던 일이 현실로 닥치고 있다"고 데이비드 루드윅 박사(보스턴 어린이병원의 책임자)는 말한다. "우리가 가지고 있는 기록은, 10대에 당뇨병으로 처음 진단을 받고 그 이후 10년이 지난 사람들의 것이다. 그들은 이제 20대 후반인데, 신장에 문제가 생겼고, 몸의 일부를 절단해야 하는 사람도 있다. 예상했던 것보다 훨씬 더 빠른 속도로 죽어가고 있다."

가장 무서운 사실임에도 가장 자주 무시되는 문제는 다음이다. 혈당과 인슐린 수치가 높기 때문에 20대 당뇨병 환자들은 심장 혈관 쪽에 문제가 있다. 예전에는 이런 질병이 나이 많고 몸매가 엉망으로 살찐 성인들, 예를 들면 고혈압, 고콜레스테롤, 동맥에 침전물이 잔뜩 앉은 성인들에게서 나타났다. 이런 심장혈관 관련 질병은 이른 나이에도 심장마비와 뇌졸중을 불러 온다. "이것은 유례가 없었던 사태인데다가 바로 눈앞에 임박해 있는 재난이다"라고 루드윅은 말한다.

현명한 해결법 :
2형 당뇨병을 없앨 수 있는 가정 치료법

당신의 자녀에게 2형 당뇨병이 반드시 일어나란 법은 없다. 2형 당뇨병은 얼마든지 예방할 수 있다. 당뇨병이 생길 위험에 처한 성인들에게 적용하여 효과를 입증한 방법이 있는데, 이를 따라하면 당뇨병 없는 상태를 계속 유지할 수 있다. 온 가족이 함께 건강하게 먹고 활동하기만 하면 된다. "비만 치료를 받는 어린이 가운데 가장 열심히 하는 어린이들의 경우에는, 그 부모가 그냥 아이를 뒷바라지하는 데 끝나는 것이 아니라 건강한 생활 방식 프로그램에 함께 참여하고 있다"라고 루드윅 박사는 말한다. 소중한 우리 아이가 2형 당뇨병에 걸리지 않도록 예방하기 위해서는 어떻게 해야 할까?

첫 번째 목표
건강한 식생활을 하라

다음을 기본적인 먹거리로 삼는다. 과일, 야채, 무정백곡물, 기름기 없는 단백질, 오메가3 지방산이 풍부한 생선(예를 들면 야생 연어), 저지방 유제품, 올리브유나 카놀라유에 많이 들어 있는 불포화지방산. 이는 보스턴 어린이병원의 최적 체중 프로그램에서 영양학 부분을 책임지고 있는 얀 P. 한젠이 제안하는 것이다.

저지방 우유를 많이 마시고, 탄산 음료는 줄여라. 하버드 의과대학 연구진이 발견한 바에 따르면, 과체중인 성인들 가운데 유제품 섭취를 가장 많이 하는 그룹은 가장 적게 섭취하는 그룹에 비해서 대사증후군으로 발전할 가능성이 66% 적다. 목표량은 하루에 2~3번 우유, 요구르트, 저지방 치즈를 먹는 것이다.

코넬 대학교 영양학자들은 탄산 음료, 주스, 그 밖에도 설탕이 많이 들어 있는 음료수들이 아이들을 뚱뚱하게 만든다고 경고한다. 최근 그들은 6세에서 13세 사이의 어린이 30명을 2개월 동안 지속적으로 관찰했는데, 하루에 450g 이상 설탕이 들어간 음료수를 마셨던 어린이들은 평균 1.1kg이 늘었다는 사실을 알아냈다. 이 어린이들은 열량 높은 음료수를 마셨다고 해서, 그 열량에 해당하는 만큼 다른 음식을 줄여 먹지는 않았기 때문이다.

가능한 한 집에서 저녁을 먹어라. 집에서 직접 만들어 먹는 음식은 대체로 지방도 적고 열량도 적다. 게다가 식사 분량을 조절하기가 더 수월하다. 미네소타 대학교에서 내놓은 최근 연구에 따르면, 3,031명의 젊은 성인을 15년 동안 추적한 결과, 1주일에 패스트푸드를 두세 차례 이상 먹은 사람들은 한 번 이하 먹은 사람들에 비해서 약 4.5kg

이상 더 나갔고, 인슐린 저항성일 가능성이 2배 이상이었다. 외식을 할 경우에는, 아이가 주문한 음식의 절반만 식당에서 먹게 하고 나머지 절반은 처음부터 포장해 달라고 하라. 어린이 메뉴조차도 분량이 너무 많기 때문이다.

▎두 번째 목표
▎움직여라

아이와 어른이 함께 운동하면 좋다. 가족이 함께 운동하면 제일 효과적이고 재미있고 또 어른이나 아이 모두 몸이 필요로 하는 활동량을 채울 수 있는 가장 확실한 방법이다. 골프 연습장 가기, 동네 수영장에서 수영하기, 미니 골프 치기, 인라인 스케이트 함께 타기, 이도 저도 아니면 함께 산책하기 등 같이 할 수 있는 운동은 많다. 건강한 몸과 건강한 습관을 키울 수 있을 뿐만 아니라, 텔레비전이나 패스트푸드점에서는 결코 찾아볼 수 없는 인생의 아름다움을 아이에게 직접 보여줄 수 있다.

TV 보는 시간은 하루 최대 한두 시간으로 줄여라. TV를 보는 동안에는 아이들은 전혀 운동량이 없을 뿐만 아니라(TV를 보는 것은 책을 읽거나 블루마블 게임을 하는 것보다도 더 열량 소모가 적다), 군것질 거리 광고를 끝없이 보면서 거기에 사로잡힌다.

갓난아기도 움직이게 해야 한다. 아기들을 바닥에 내려놓고 장난감을 손이 조금 못 미치는 곳에 놓아라. 그렇게 해서 아기가 장난감을 집으러 기어 다니거나 구르게 만들자.

세 번째 목표

노력에 대한 보상을 하라

아이에게 보상을 해주려면 몸무게를 얼마나 줄였는지를 기준으로 할 것이 아니라 건강한 습관을 기른 것을 기준으로 해야 한다. 부모들이 가장 저지르기 쉬운 실수는 몸무게를 줄인 것에 대해서 먹는 것으로 상을 주는 일이다. 건강한 몸무게를 만드는 것은 한 순간의 행사가 아니라 연속되는 과정이다. 오랜 시간이 걸리는 일이고 때로는 생활 방식을 영구적으로 바꾸는 일이다.

만일 아이가 콩과 당근을 다 먹었으니 상으로 사탕을 달라고 하면, 사탕 대신 당신을 적극 선물로 주어라. 함께 손가락 인형극을 하고 레고블록으로 멋진 성을 만들고 인형 옷 갈아입히기 놀이를 하라. 무엇이든 아이가 좋아하는 일을 함께 하라.

부모들은 아이들이 잘하고 있는 일에 대해서는 계속 격려해 주고 가끔 아이들 스스로 실수할 수도 있음을 알게 해야 한다. "체중이나 신장, 건강에 관해서 항상 자기도 모르게 약간의 죄책감과 수치심이 있을 수 있다. 아이가 두려움을 느끼지 않도록 하고 자기 자신도 바뀔 수 있다는 점을 깨닫게 해야 한다"고 한젠 박사는 말한다.

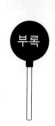

부록

한국형 식품별 GI

한국형 식단, 운동 프로그램

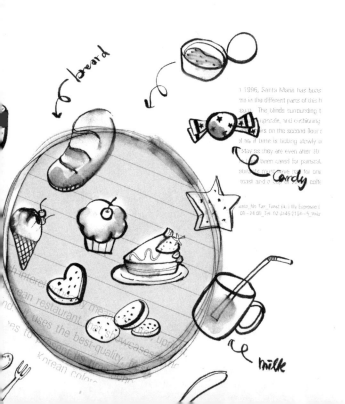

한국형 식품별 GI

GI 전문 업체 NGiC(NeoNutra Glycemic Index Center)는 (주)네오뉴트라와 서울 백병원 임상영양연구소 공동으로 국내/외 식품(일반 식품 및 가공식품 등)의 GI 평가 작업을 수행하기 위해 국내 최초로 설립된 기관이다. NGiC는 가공식품의 'GI 검사 서비스'를 통해 일반인들의 저(低) GI 식품에 대한 인식을 재고하여 식품 업체의 저GI 식품 개발을 권장하고 있다.

Glycemic Index(GI)는 탄수화물에 포함되어 있는 당분의 양을 기초하여 혈당치 상승률을 비교한 값이다. GI 수치는 먹는 식품의 형태, 식품 입자의 크기, 가공 과정 그리고 전분의 특징에 따라 달라진다(특히 탄수화물 입자의 크기와 형태가 중요하며, 가공 과정을 적게 거칠수록 GI 수치가 낮다). 다음의 GI 표는 탄수화물 등급을 0~100으로 나눈 것이며, 1회에 섭취하는 분량을 예상하여 GI 수치를 나타내었다. GI 수치가 높을수록 피해야 할 식품이다.

* NeoNutra Glycemic Index Center 웹사이트 : www.gitest.co.kr

식품 정보	GI (포도당=100)	1회 분량(g)
탈지우유	32	250
우류(저지방, 초콜릿, 가당)	34	250
산딸기 요구르트(지방 0.9%)	31	200
과일요구르트(인공감미료가 들어간 저지방 제품)	14	200
과일 칵테일 통조림	55	120
파인애플 주스(무가당)	46	250
파인애플(생 것)	66	120
복숭아(시럽 넣은 통조림 제품)	58	120
복숭아(생 것)	42	120
사과머핀	44	60
사과주스(무가당)	40	250
말린 사과	29	60
사과(중간 크기)	38	120
포도주스(무가당)	48	250
포도(생 것)	25	120
배(생 것)	38	120
망고	51	120
키위	58	120
수박	78	25
자두(생 것)	39	120
바나나	52	120
살구	57	120

식품 정보	GI (포도당=100)	1회 분량(g)
치즈 피자	60	100
수퍼슈프림팬피자(지방 11.4%)	36	100
수퍼슈프림크리스피쎈피자(지방13.2%)	30	100
패스추리	59	57
팬케이크(혼합가루로 제조)	67	80
와플	76	35
스파게티(5분 동안 삶은 흰 면)	38	180
쌀국수(삶은 것)	40	180
파운드케이크	54	53
햄버거 빵	61	30
베이글	72	70
크로아상	67	57
블루베리 머핀	59	57
다이제스티브 비스킷(2개)	59	25
딸기잼	51	30
오렌지 마멀레이드(호주산)	48	30
포테이토칩	57	50
연어초밥	48	100
콘칩	42	50

식품 정보	GI (포도당=100)	1회 분량(g)
돼지고기	0	120
소시지(기름에 튀긴 것)	28	100
참치	0	120
쇠고기	0	120
보리	25	150
쌀(백미)	86	150
현미	66	150
쌀밥	92	150
생선	0	120
계란	0	120
당근(껍질 벗겨 데친 것)	41	80
고구마	44	150
구운 감자	85	150
치즈	0	120

*NeoNutra Glycemic Index Center 제공

한국형 식단, 운동 프로그램

　이 책에서 다루고 있는 식이 요법은 미국의 실정에 맞게 고안된 것으로서 미국 사람들이 섭취하는 음식이 다르기 때문에 당연히 음식 재료도 한국과 다르다. 식사 방법에 관하여는 '8장, 혈당 조절을 위한 식사 전략' 부분을 참고하여 응용하도록 하며, 식단은 부록에서 한국 실정에 맞는 것을 제시하고자 한다. 다음에 제시된 식단과 운동 프로그램은 현재 영동세브란스병원 당뇨병센터에서 시행하고 있는 것이다.

식사 프로그램

　영동세브란스병원 당뇨병센터에서 실시하고 있는 식사 프로그램은 양에 대한 개념이 우선이다. 환자 개인별로 적절한 식사 열량을 구하고 가지고 있는 병의 종류를 고려하여 식사 구성을 계획하고 있다. 환자를 교육할 때에도 식단은 부수적인 참고 자료로 제공한다.

　즉, 식품 하나하나의 GI의 수치를 따져서 먹는 식사 방법은 아니고, 전체적으로 GI 수치가 낮은 식품을 선택하도록 하며, 충분한 섬유소 섭취를 권장하는 쪽으로 교육을 하고 있다. GI 수치를 기준으로 하는 식단은 현재도 계속 연구하고 있다.

　다음에 제시된 식단은 일일 1,800kcal를 기준으로 작성된 일주일 분량의 식단이다. 이 식단은 당뇨병을 예방하고자 하는 사람에게 적용할 수 있고, 당뇨병 환자에게도 실행이 가능한 예이다.

* 영동세브란스병원 당뇨병센터 영양팀 제공

	월	화	수	목	금	토	일
아침	잡곡밥 북어포무국 쇠불고기 호박나물 버섯잡채 배추김치	잡곡밥 시래기된장 병어양념구이 느타리청경 채볶음 마늘쫑무침 파김치	잡곡밥 미역국 쇠사태조림 가지들깨즙 볶음 깻잎찜 나박김치	잡곡밥 모시조개탕 삼치구이 오이무침 피망잡채 배추김치	잡곡밥 아욱된장국 참조기구이 느타리버섯 볶음 연근초 열무김치	잡곡밥 북어포무국 쇠불고기 가지볶음 시금치나물 배추김치	잡곡밥 배추된장국 이면수양념 구이 깻잎나물 버섯잡채 총각김치
간식	저지방우유	두유	저지방 요거트	저지방우유	두유	저지방 요거트	저지방우유
점심	잡곡밥 시금치된장국 삼치조림 도라지오이 생채 섭산적 열무김치	잡곡밥 모시조개탕 너비아니 부추무침 새우살전 배추김치	잡곡밥 무된장국 돼지완자조림 호부추잡채 꽁치구이 총각김치	잡곡밥 버섯들깨국 돼지불고기 상추쌈 오징어볶음 깍두기	잡곡밥 미역바지락국 장산적 아스파라거스 다시마초회 팔보채 열무김치	잡곡밥 호박된장국 갈치조림 더덕생채 두부선 배추김치	잡곡밥 콩나물국 제육된장볶음 부추겉절이 가자미조림 배추김치
간식	사과	배	토마토	키위	참외	귤	딸기
저녁	잡곡밥 근대된장국 연두부찜 비름나물 숙주나물 나박김치	잡곡밥 팽이버섯된 장국 가자미구이 참나물 도라지숙채 배추김치	잡곡밥 콩나물국 동태조림 우엉조림 무미나리생채 열무김치	잡곡밥 된장찌개 닭가슴살구이 취나물 양상추샐러드 배추김치	잡곡밥 콩나물국 가자미양념 구이 마늘쫑무침 양송이 파프리카볶음 배추김치	잡곡밥 무조개맑은국 닭조림 오이볶음 도토리묵 야채무침 열무김치	잡곡밥 미역바지락국 쇠불고기 곤약야채조림 취나물 된장무침 총각김치

운동 프로그램

　규칙적이며 적절한 운동은 당뇨병 관리에 있어 매우 중요하다. 아울러 운동은 당뇨병 환자뿐만 아니라 일반인들에게도 혈당 조절과 체중 조절의 효과를 주고, 합병증의 예방에 도움이 되며, 나아가서는 지속적인 당뇨병 관리와 예방에 자신감을 준다.

　또한 운동은 세포에서의 인슐린의 효과도 증가시킴으로써 혈당을 떨어뜨린다. 이미 몸 안에 저장되어 있던 지방 조직을 분해하고 소모시킴으로써 과체중을 막고 혈중 지방도 감소시켜 동맥경화를 방지하는 효과를 볼 수 있다.또한 혈관 합병증의 위험 요소를 줄인다.

▌운동 효과

- 인슐린 효과가 증가되어 혈당을 낮춘다.
- 혈압 조절에 효과적이다.
- 나쁜 콜레스테롤을 줄여주고, 좋은 콜레스테롤을 증가시킨다.
- 동맥경화증을 호전시켜 혈관 합병증의 위험 요소를 줄인다.
- 체중 조절에 도움이 된다.
- 심폐 능력을 강화시킨다.
- 혈액 순환을 개선시킨다.
- 스트레스를 해소하는 데 도움이 된다.
- 체력이 향상된다.
- 관절의 유연성을 유지시킨다.

운동의 구성

운동 종류	■ 유산소 운동 ■ 산보, 경보, 달리기, 제자리 뛰기, 줄넘기, 맨손체조, 자전거타기, 수영, 등산 등 ■ 가벼운 운동 → 차츰 강도가 높은 운동
운동 빈도	■ 1주일에 5회 이상
운동 시간	■ 처음에는 5~10분으로 시작하여 점차적으로 늘려 30~45분 정도 한다. ■ 준비운동 5~10분 : 스트레칭, 맨손 체조, 본 운동 20분 ■ 마무리운동 5~10분 : 스트레칭, 맨손 체조
운동 강도	■ 최대심박수의 50~70% 정도 ■ 등에 약간 땀이 나면서 옆 사람과 이야기를 할 수 있는 강도로 한다. ■ 강도가 약한 운동을 오래하는 것이 효과가 좋다.

주의할 점

● 너무 격렬하게 운동을 하면 혈당강하제를 사용하는 환자에게는 저혈당이 오는 경우도 있으므로 주의해야 한다.

● 운동 전, 후 혈당 검사를 하여 저혈당을 예방한다. 운동 전 혈당이 100mg/dl 이하이면, 운동 전 약간의 탄수화물을 섭취하고 300mg/dl 이상 혈당이 높은 경우, 혈당 조절 후 운동을 시작한다. 혈당이 조절되지 않는 상황에서는 등산, 수영 등 격렬한 운동을 하면 오히려 혈당이 더 올라가기 때문에 처음에는 가벼운 산책부터 꾸준히 하는 것이 좋다.

- 공복 시의 운동이나 장시간 산행을 피한다.
- 신장, 눈 합병증이 있는 경우 정도에 따라 운동 방법을 달리해야 하므로 주치의와 상의한다.
- 몸이 아플 때는 충분한 휴식을 취하며 쉬도록 한다.
- 시력 장애가 심한 경우 부상의 우려가 있으므로 주의한다.
- 면양말과 편안한 운동화를 착용하고 운동 전 후 발의 상태를 잘 살피는 습관을 들인다.
- GI 인식표와 저혈당 간식을 지참한다.
- 운동을 했다고 해서 열량이 많이 소모되었다고 믿고 음식물을 많이 섭취하는 일은 피해야 한다. 운동량에 비해 소모되는 열량은 의외로 적다.

100kcal 를 소모시키는 운동량

산보	28분	등산	24분	자전거 하이킹	22분
계단오르기	120단	수영	10분	스키	14분
탁구	24분	배드민턴	12분	핸드볼	18분
속보	10분	자전거 정지형	6분	체 조	25회
제자리 뛰기	6분	윗몸일으키	18분	골 프	19분
볼 링	16분	농구	12분	테니스	15분

*영동세브란스병원 당뇨병 센터 제공

*영동세브란스 당뇨병센터 웹사이트
www.yds.or.kr 〉 전문진료센터 〉 내분비 · 당뇨병센터

지은이 소개

앤 피탄트

미국 시애틀에 있는 스웨디시 의료센터 병설 조슬린당뇨병센터(Joslin
Diabetes Center)에서 당뇨병 교육을 담당하고 있다. 또한 바스티르 대
학교 Bastyr University 부교수이기도 하다.

프리벤션 매거진

1950년 설립된 〈프리벤션 매거진〉은 건강한 생활 방식을 대중화하는
데 앞장서고 있는 미국의 잡지사로서, '작은 변화, 큰 기대'라는 간
결하고도 힘 있는 사명에 근거하여 건강, 의학 잡지를 발간하고 있다.
〈프리벤션〉은 잡지를 통해 건강에 관한 생명력 있고, 믿을 수 있으며,
객관적인 정보를 제공한다. 2007년 1월에 이르러 1,100만 독자를 확
보하게 됨으로써 미국 대표 건강 잡지사로 거듭나고 있다.

옮긴이 소개

안 철 우

2002년에 연세대학교 의학과 박사학위를 취득하고, 현재 영동세브란
스 당뇨병센터의 내분비과 당뇨병 전문의로 활동하고 있다. 특히 비만,
고지혈증, 골다공증을 전문으로 진료하고 있으며, 당뇨병 치료와 함께
당뇨병 예방책 개발에도 주력하고 있다. 2006년부터 서울시 산학연 협
력 사업인 대사증후군과 관련된 연구 과제의 책임자를 역임하고 있다.

전 제 아

이화여자대학교 영어영문학과를 졸업하고, 2004년 스탠포드 대학교에
서 석사학위를 받았다. 〈 Journal of American Dental Association〉
의 한국판 번역물 외에 다수의 번역물을 출판하였고, 2006년부터 전문
인 출판번역 연구회 'VOX POP'의 대표로 활동하고 있다.

한언의 사명선언문

Since 3rd day of January, 1998

Our Mission — · 우리는 새로운 지식을 창출, 전파하여 전 인류가 이를 공유케 함으로써 인류문화의 발전과 행복에 이바지한다.

— · 우리는 끊임없이 학습하는 조직으로서 자신과 조직의 발전을 위해 쉼없이 노력하며, 궁극적으로는 세계적 컨텐츠 그룹을 지향한다.

— · 우리는 정신적, 물질적으로 최고 수준의 복지를 실현하기 위해 노력하며, 명실공히 초일류 사원들의 집합체로서 부끄럼없이 행동한다.

Our Vision 한언은 컨텐츠 기업의 선도적 성공모델이 된다.

저희 한언인들은 위와 같은 사명을 항상 가슴 속에 간직하고
좋은 책을 만들기 위해 최선을 다하고 있습니다.
독자 여러분의 아낌없는 충고와 격려를 부탁드립니다.
· 한언 가족 ·

HanEon′s Mission statement

Our Mission — · We create and broadcast new knowledge for the advancement and happiness of the whole human race.

— · We do our best to improve ourselves and the organization, with the ultimate goal of striving to be the best content group in the world.

— · We try to realize the highest quality of welfare system in both mental and physical ways and we behave in a manner that reflects our mission as proud members of HanEon Community.

Our Vision HanEon will be the leading Success Model of the content group.